幸福中医文库

王幸福　主编

医海纵横

皮肤病临床医案精选

巩和平　编著

中国科学技术出版社

·北京·

图书在版编目（CIP）数据

医海纵横：皮肤病临床医案精选 / 巩和平编著 . — 北京：中国科学技术出版社 , 2024.6

ISBN 978-7-5236-0631-5

Ⅰ . ①医… Ⅱ . ①巩… Ⅲ . ①皮肤病－中医临床－经验－中国－现代 Ⅳ . ① R275

中国国家版本馆 CIP 数据核字 (2024) 第 071025 号

策划编辑	于　雷　韩　翔
责任编辑	于　雷
文字编辑	卢兴苗
装帧设计	佳木水轩
责任印制	徐　飞

出　　版	中国科学技术出版社
发　　行	中国科学技术出版社有限公司发行部
地　　址	北京市海淀区中关村南大街 16 号
邮　　编	100081
发行电话	010-62173865
传　　真	010-62179148
网　　址	http://www.cspbooks.com.cn

开　　本	710mm×1000mm　1/16
字　　数	249 千字
印　　张	17
版　　次	2024 年 6 月第 1 版
印　　次	2024 年 6 月第 1 次印刷
印　　刷	北京顶佳世纪印刷有限公司
书　　号	ISBN 978-7-5236-0631-5/R·3236
定　　价	49.00 元

幸福中医文库编委会名单

内容提要

　　皮肤病是指发生于人体皮肤、黏膜及皮肤附属器的疾病。中医皮肤病学的发展源远流长，在几千年的发展传承中逐渐形成自身独特的优势。

　　全书共5章，先后论述了皮肤病常用药及有效方，临床医案精选解析，名医妙方良药精选和皮肤病外用制剂配方。笔者在中医学整体观和辨证论治理论指导下，根据"形诸外，责之内"的原则，对皮肤病进行研治，透过现象探求本质，遵循外病内治的原则，总结出临床实用的专药、专方、特效方。同时守正创新，将经方、时方、验方、专药有机结合起来，有效提高了临床治愈率。

　　本书汇集了当代皮肤科名家的临床精粹，并结合笔者自身20余年的临床经验，集实用性及专业性于一体，适合广大中医师及中医药爱好者参考阅读。

前　言

近年来，中医皮肤科在临床上蓬勃发展，取得了令人瞩目的成就，但在学术理论上面临着继承与创新的瓶颈。皮肤科的名老中医们长期从事临床实践，有其独特的学术思想；而中青年医师的成才之路就在于学习、传承前辈们的理论和经验，并结合临床所得，不断创新。因此，挖掘、整理、学习皮肤科名老中医的临床经验和学术思想是创新中医皮肤科理论、促进中医皮肤科事业发展的重要途径。

近年来，在救治严重急性呼吸综合征（SARS）及新型冠状病毒病（COVID-19）等疾病过程中，突出了中医药的多方面优势，也让我们深刻体会到中医药的神奇疗效。作为一名中医人，我们有责任将中医药文化继承好、发展好、利用好，以造福更多的患者。

《医海一舟》出版后，有赞誉，有鞭策，有呼声。中医从全面治疗不分科，到逐渐形成特色专科，因更精细更专业，临床治愈率不断提高，应广大中医皮肤科同道及学生徒弟的一再要求，抽出时间撰写了这部《医海纵横：皮肤病临床医案精选》。本书与《医海一舟》一脉相承，汇集了当代皮肤科名家的临床精粹，结合自己二十多年的临床经验汇聚而成，打造了皮肤科临证诊治专著。书中如有偏颇之处，敬请同道见谅指正。

有人说："名医不治癣，治癣必丢脸。"这也反映了癣的难治程度，虽然有可能丢脸，但是病人有病痛，我们就要为其治疗。这几年，我在中医学整体观和辨证论治理论指导下，采取辨病和辨证相结合的方法，根据"形诸外，责之内"的原则，对皮肤病进行研治，透过它的现象探求本质，遵循外病内治原则，不断研究方药及各家学说，尽量将皮肤病的辨证简单化、治疗用药统一化，并总结出临床实用的专药、专方、特效方。同时守正创新，把经方、时方、验方、专药有机结合起来，有效提高临床治愈率。现整理归纳出来与同道分享。

编写本书的过程也是自我提升和积累的过程，可以把平时零散的知识点总结出来，更系统，更精练，达到异病同治和同病异治的双向治疗思维效果。

在本书编撰出版过程中得到了恩师王幸福先生、董泽老师、董生岐先生及徒弟杨弘彬的支持和指导，并得到了中国科学技术出版社的大力支持，在此表示衷心的感谢，同时对古今皮肤科名老中医们为中医皮肤科事业所作出的贡献表示由衷的钦佩和崇高的敬意。

巩和平

于龙城太原

目　录

第1章　皮肤病常用药

第2章 皮肤病常用有效方

第3章 临床医案精选解析

第4章 名医妙方良药精选

第5章　皮肤病外用制剂配方

第1章 皮肤病常用药

一、半枝莲

【性味归经】味辛、苦，性寒。归肺、肝、肾经。

【功效】清热解毒，散瘀止血，利水消肿。

【主治】热毒痈肿，毒蛇咬伤；跌打损伤，瘀滞肿痛；血热吐血，衄血，血淋；小便不利，水肿，腹水；胃癌、食管癌、直肠癌、宫颈癌等。

【文献摘录】《泉州本草》：清热，解毒，祛风，散血，行气，利水，通络，破瘀，止痛。内服主血淋，吐血，衄血；外用治毒蛇咬伤，痈疽，疔疮，无名肿毒。

《南京民间药草》：破血通经。

【用法用量】煎服常用量：15～30g。

【药理作用】半枝莲抗肿瘤效果明显，具有调节机体免疫、诱导肿瘤细胞凋亡、抑制端粒酶活性、抑制肿瘤细胞增殖等作用。

【皮科应用阐微】银屑病多因血分热盛，或湿热蕴肤，复为风热之邪相招引，内外合邪，相搏肌肤而发病。病久入络，瘀阻络脉，营卫不和，肌肤失养，而致病情加重。故银屑病发病多与风（湿）热、血热、血瘀有密切关系。半枝莲清热解毒而无凝滞气机之弊，利水消肿使邪从下走而无燥伤阴液之虑；此外，其还兼有散瘀通络之功，既能通调营卫，以充养肌肤，使邪气无外犯之机；又可调达肌肤络脉，使瘀滞于血络的邪气外出有路。

临床常以本品作为治疗银屑病之要药，血热或风热型银屑病，以及热证夹湿、夹瘀型银屑病均可应用。

对于银屑病证属风热者，常伍以金银花、连翘、荆芥、防风、菊花、蝉蜕等，多用半枝莲方加减；证属邪阻络瘀者，伍以当归、赤芍、红花、威灵仙、乌梢蛇、全蝎等，多用桃红四物汤化裁；证属热入血分，热瘀互结者，合用牡丹皮、丹参、生地黄等，多用凉血四物汤加减。

二、蝉蜕

【**性味归经**】味甘，性寒。归肺、肝经。

【**功效**】散风热，息风止痉。

【**主治**】外感风热，温病初起；咽痛音哑；麻疹不透，风疹瘙痒；急慢惊风；目赤翳障，破伤风。

【**文献摘录**】《本草分经》：甘，寒，轻清。散风热，发痘疹，退目翳。治皮肤疮疹及小儿夜啼。

《医林纂要》：缓肝养肺，去血热，除风湿。

《本草备要》：其气清虚而味甘寒，故除风热；其体轻浮，故发痘疹；其性善退，故退目翳，催生下胎；其蜕为壳，故治皮肤疮疡瘾疹；其声清响，故治中风失音；又昼鸣夜息，故止小儿夜啼。

《本草纲目》：蝉，主疗一切风热之证，古人用身，后人用蜕。大抵治脏腑经络，当用蝉身；治皮肤疮疡风热，当用蝉蜕。

《医学衷中参西录》：无气味，性微凉。能发汗，善解外感风热，为温病初得之要药。又善托瘾疹外出，有皮以达皮之力，故又为治瘾疹要药。与蛇蜕并用，善治周身癞癣瘙痒。若为末单服，又善治疮中生蛆，连服数次其蛆自化。为其不饮食而时有小便，故又善利小便；为其为蝉之蜕，故又能脱目翳也。蝉蜕去足者，去其前之两大足也。此足甚刚硬，有开破之力。若用之退目翳，消疮疡，带此足更佳；若用之发汗，则宜去之，盖不欲其于发表中，寓开破之力也。

【**用法用量**】煎服常用量：3～10g。一般病症用量宜小；止痉则需大量。

【**皮科应用阐微**】蝉蜕性味甘咸而凉，轻浮宣散，长于清散风热，开宣肺窍，清肝热，为治风热外感、温病初起之要药，对发热、咽痛音哑尤为适宜；又为宣散风热、透疹之要药，为瘾疹、皮肤瘙痒常用之品。以本品伍入辨证方中，治疗神经性皮炎、荨麻疹、银屑病、玫瑰糠疹、过敏性紫癜等属风热袭表、热郁腠理者，常收良效。

治疗小儿风热型荨麻疹或丘疹性荨麻疹，证属风热或风热夹湿者，常用蝉蜕 8g，地肤子 15g 煎汤，以红糖调味，疗效较好，且味甘适口，便于小儿服药。

三、白鲜皮

【性味归经】味苦，性寒。归脾、胃、膀胱经。

【功效】清热燥湿，祛风止痒，解毒。

【主治】湿热毒疮，湿疹，疥癣；湿热黄疸，风湿热痹。

【文献摘录】《本草原始》：白鲜皮，入肺经，故能祛风，入小肠经，故能祛湿，夫风湿既除，则血气自活而热亦去。治一切疥癞、恶风、疥癣、杨梅、诸疮热毒。

《本草求真》：白鲜皮，阳明胃土，喜燥恶湿，一有邪入，则阳被郁不伸，而热生矣。有热自必有湿，湿淫则热益盛，而风更乘热至，相依为害，以致关节不通，九窍不利，见为风疮疥癣，毛脱疸黄，湿痹便结，溺闭阴肿，咳逆狂叫，饮水种种等症，治宜用此苦泄寒咸之味，以为开关通窍，俾水行热除，风息而症自克平。奈世不察，猥以此为疮疡之外用，其亦未达主治之意耳。然此止可施于脾胃坚实之人，若使素属虚寒，切勿妄用。

《药性论》：治一切热毒风，恶风，风疮、疥癣赤烂，眉发脱脆，皮肌急，壮热恶寒。

【用法用量】临床内服外用均可。内服用量不宜过大，煎服常用量 6～10g，量大每致人腹胀恶心；外用洗剂可用至 30g，煎水洗或研末敷。

【皮科应用阐微】皮肤病属热证者为多，因白鲜皮，苦能泄热，寒能清热，又能"入肺经，故能祛风，入小肠经，故能祛湿，夫风湿既除，则血气自活而热亦去"，故临床凡见到皮肤瘙痒、潮红、脱屑等症，辨证属于风热湿毒结聚肌肤腠理者，每可辨证伍入。本品常用治各种瘙痒性皮肤病，如神经性皮炎、皮肤瘙痒症；以及过敏性疾病，如荨麻疹、湿疹、接触性皮炎、药疹、日光性皮炎；还用于治疗多种红斑鳞屑性皮肤病，如银屑病、类银屑病、玫瑰糠疹、脂溢性皮炎。如《本草正义》谓其"气味甚烈，故能彻上彻下，通利关节，胜湿除热，无微不至也"。临床应用时，常与蒺藜、白茅根配伍，合称止痒三白，有透热散邪、祛风止痒之效。另外，临床以本品配伍除湿解毒之龙胆草、黄芩、蛇床子等治疗外阴湿疹等症，亦颇有效验。

除热证外，临床上也常取其止痒之功，灵活配伍，治疗其他病因所致的皮肤病症，尤其是伴有瘙痒症状者。如与养血润燥之制何首乌、当归等合用，治疗血虚风燥之老年性冬季皮肤瘙痒症；或配伍温阳散寒之桂枝、干姜等，治疗风寒袭表之寒冷性荨麻疹。

四、苦参

【性味归经】味苦，性寒。归心、肝、胃、大肠、膀胱经。

【功效】清热燥湿，杀虫止痒，利尿。

【主治】湿热泻痢，便血，黄疸；湿热带下，阴肿阴痒，湿疹湿疮，皮肤瘙痒，疥癣麻风；滴虫性阴道炎，湿热淋痛，尿闭不通。本品还可治疗三焦湿热，是治疗各类皮肤病的首选药。

【文献摘录】《本草正义》：苦参，大苦大寒，退热泄降，荡涤湿火，其功效与芩、连、龙胆皆相近，而苦参之苦愈甚，其燥尤烈，故能杀湿热所生之虫，较之芩、连力量益烈。近人乃不敢以入煎剂，盖不特畏其苦味难服，亦嫌其峻厉而避之也。然毒风恶癞，非此不除，今人但以为洗疮之用，恐未免因噎而废食耳。

《长沙药解》：《金匮》苦参汤，治狐惑蚀于下部者，以肝主筋，前阴者宗筋之聚，土湿木陷，郁而为热，化生虫䘌，蚀于前阴，苦参清热而去湿，疗疮而杀虫也。当归贝母苦参丸，用之治妊娠小便难，以土湿木陷，郁而生热，不能泄水，热传膀胱，以致便难，苦参清湿热而通淋涩也。

《名医别录》：疗恶疮下部疡。

陶弘景：恶病人酒渍饮之，患疥者服亦除，盖能杀虫。

《药性论》：治热毒风，皮肌烦躁生疮，赤癞眉脱。

《滇南本草》：凉血，解热毒，疗癞，脓窠疮毒。疗皮肤瘙痒，血风癣疮，顽皮白屑，肠风下血，便血。消风，消肿毒，痰毒。

【用法用量】煎服，4.5～9g。临床用量：12～30g。外用适量，煎汤洗患处。大剂量使用有食欲减退，恶心等消化道反应，所以常配甘草，甜叶菊等。

【药理作用】苦参主要含苦参碱、氧化苦参碱，有镇静、抗过敏、抑杀金黄色葡萄球菌、痢疾杆菌、阿米巴原虫滴虫、皮肤真菌等作用。苦参煎剂具有抑制皮肤真菌和结核杆菌的作用，对多种病毒和细菌也有抑制作用。

【皮科应用阐微】本品用作内服时，常在辨证方中伍入以治疗多种湿热郁伏所致的皮肤病，如荨麻疹、湿疹、神经性皮炎、结节性痒疹、皮肤瘙痒症。本品配入丹栀消风汤中，治疗神经性皮炎、慢性湿疹等；合荆芥、防风、金银花、连翘、赤芍、地肤子、蝉蜕、白鲜皮等，治疗慢性荨麻疹等。

本品清热燥湿，兼利小便，故能治疗湿热火毒下移所引发的淋证、带下、阴部溃烂等病变。如与黄柏、龙胆草等合用，治疗赤白带下、阴部瘙痒；配伍车前草、木通、瞿麦、甘草等，治疗湿热或心火下移之淋证；配伍浙贝母、当归等，治疗泌尿系感染、前列腺炎及前列腺增生所致的小便不利、淋漓涩痛等；配伍黄柏、土茯苓、败酱草、炒槐角等药，合入甘草泻心，治疗湿毒上冲而复下注，上下交病的狐惑病。

《素问·至真要大论》曰："诸痛痒疮，皆属于心。"《类经·病机》亦曰："热甚则疮痛，热微则疮痒，心属火，其化热，故疮疡皆属心也。"故热邪蕴结肌肤血络是导致皮肤产生"诸痛痒疮"的主要病因。《本草经百种录》云："苦参，专治心经之火，与黄连功用相近。"故本品善治皮肤"痒疮"，配伍当归、丹参、白花蛇舌草、连翘等可治疗头面生疮、粉刺疙瘩、湿疹刺痒、玫瑰痤疮等。

需注意的是，本品入煎剂内服时，用量宜少，且不宜久服，以免伤人正气。正如《本草汇言》所言："盖此药味苦气腥，阴燥之物，秽恶难服，惟肾气实而湿火胜者宜之；若火衰精冷，元阳不足，及年高之人，胃虚气弱，非所宜也。况有久服而致腰重者，因其专降而不升，实伤肾之谓也，何有补肾补阴之功乎？"

本品外用治疗皮肤病症时，应用范围非常广泛。如本品与山豆根、威灵仙、黄柏、生百部、生地榆、生商陆等组成生地榆方水煎药浴或湿敷，治疗热郁肌肤，或热邪夹风、夹湿搏结肌肤所致的银屑病；与黄柏、白鲜皮、白矾、生地榆、苍术、马齿苋相伍，组成漏洗散，治疗急性湿疹、手足癣、体股癣、疥疮、阴虱等证属湿热蕴肤或虫毒作痒者；《女科经纶·前阴诸证》言："妇人阴痒，多属虫蚀所为，始因湿热不已。"故在治疗湿热下注，腐化生虫所致之外阴瘙痒症、滴虫性或真菌性阴道炎，以及湿毒下行"蚀于前阴"的白塞综合征等，常用漏洗散或以苦参合蛇床子、百部、黄柏等煎汤熏洗；对尖锐湿疣反复发作者，在行二氧化碳激光治疗后1周，待创面结痂后，以本品配伍香附、木贼、露蜂房、板蓝根、生牡蛎、土贝母、生薏苡仁等，进行药物坐浴治疗。

按：消风散为治疗风疹、湿疹的处方，具有疏风除湿，清热养血的功效。针对顽固性湿疹或皮炎，渗出液较多，皮损基底较红，有剧痒和口渴者，临床常用于急性荨麻疹、湿疹、过敏性皮炎、药物性皮炎、神经性皮炎等皮肤病。渗出液较多者，加茵陈、薏苡仁；皮肤较红，口干明显者，加大生地黄用量或用赤芍、牡丹皮、槐花、紫草等清热凉血；瘙痒严重者加徐长卿（有免疫抑制和抗变态反应的作用）；夜间瘙痒加首乌藤（有止痒安神的功效）。

消风散组成：当归9～15g，生地黄15～20g，防风6～10g，蝉蜕6～9g，知母6～10g，苦参10～40g，胡麻仁10～20g，荆芥6～10g，苍术6～10g，牛蒡子10～15g，石膏15～30g，甘草6～9g，木通3～6g。

消风散内有荆防，蝉蜕胡麻苦参苍，知膏蒡通归地草，风疹湿疹服之康。

五、皂角刺

【**别名**】皂荚刺，皂刺，天丁。

【**性味归经**】味辛，性温。归肝、胃经。

【**功效**】消肿托毒，排脓，杀虫。

【主治】痈肿，疮毒，疠风，疥癣；胎衣不下。

【文献摘录】《本草图经》：米醋熬嫩刺针作浓煎，以敷疮癣。

杨士瀛：能引诸药上行，治上焦病。

《本草衍义补遗》：治痈疽已溃，能引至溃处。

《本草纲目》：治痈肿，妒乳，风疠恶疮，胞衣不下，杀虫。

《本草崇原》：去风化痰，败毒攻毒，定小儿惊风发搐，攻痘疮起发，化毒成浆。

《四川中药志》：治风热疮疹，并能通乳。

《仁斋直指方》：治妇人乳痈。皂角刺烧存性一两，蚌粉一钱。和研，每服一钱，温酒下。

【用法用量】3～10g。外用适量，醋蒸取汁涂患处。

【皮科应用阐微】中医学中没有细菌和病毒的说法，但是有毒和虫的说法，如热毒、湿毒、蛔虫，其实也就是现代医学的细菌和病毒，所以攻毒、解毒、杀虫，也就相当于消炎、抗病毒、抗癌。本品主要功能是拔毒散结，类似穿山甲，虽然穿山甲的拔毒散结，消肿排脓功效很强，但因穿山甲现为国家一级保护动物，故临床常用本品来代替。

本品在临床上主要用于乳腺病，类似三七，都具有双向作用。三七的功效是有瘀血可以活血，有出血可以止血；本品是没有成脓的可以直接消脓，已经成脓的直接排脓，对红肿硬结无论是不是乳腺疾病都可以使用。皂角刺的作用在于量，小剂量10g左右可以托毒排脓，大剂量60～120g可以消肿散结。乳痈、乳腺增生以其为重药，常是破关斩疾，速收卓效。

在治疗乳痈（乳腺炎）时，常用本品配合五味消毒饮，3～5剂即可解决问题，其中的关键就在于本品要用100～200g，少则疗效不佳。

在治疗乳癖（乳腺增生症）时，我过去常不得法，用舒肝解郁，活血散结法时，按《中华人民共和国药典》（简称《药典》）常规用量，服药二三十剂，也没有改善，甚为着急，恨无良方效药，而患者更是看效果不佳，离而去之。后勤求古训，精研效方，发现本品是治疗乳腺病的妙药，且有不少老中医运用此药，效果斐然，如山东妇科名医郑长松、湖北名老中医李幼安、天津名老中医胡慧明均是运用此药治疗乳腺病的高手。前贤有辙，后学效之，自此大胆验于临床，顿起效用。

在治疗乳癖时，我一般是用柴胡疏肝散合消瘰丸，并重用本品（90～150g）加减，常收良效。"皂角刺消散之力亦甚大，大概用皂角刺不过五六分至二三钱而止便是托药，用至四两是消药。"乳癖用至90g以上是取其消散之力。《本经逢原》谓："其性善开泄也。"《中药新用》谓："复方中重用皂角刺治疗……纤维瘤及其他腹腔肿瘤属实证者，有较好疗效。"《用药心得十讲》谓："皂角内服，有消痰积、破癥结、下风秘的作用……皂角刺偏用于活血、散结。"

【验案】徐某，女，28岁，西安市北草滩人。

病史摘要：乳腺增生病史3年，多处寻医治疗，服用大量中草药，以逍遥散为主，外敷专用膏药，效果不佳，经人介绍找到我，求再诊治。

刻诊：中等个子，偏瘦，面略黄，舌质略红，苔白，脉弦细，性急躁，月经基本准时，量少，色黑。饮食一般，二便正常。查两乳房偏小，内各有一鸡蛋大小包块，不规则，每次来月经时胀痛。

诊断：乳癖。

处方：柴胡12g，当归30g，赤芍15g，川芎12g，青皮、陈皮各15g，牡丹皮10g，栀子12g，香附15g，枳壳15g，海藻30g，甘草30g，浙贝母18g，生牡蛎30g，玄参30g，皂角刺90g。14剂，每日3次，水煎服。

二诊：服药后无异常，脾气好转，查乳腺增生包块已松软，略为缩小。上方去牡丹皮、栀子，加大当归至50g，皂角刺至120g，续服50余剂，包块消失。3年后，因其他病再见面时，询之，乳腺增生愈后未再复发。

按：我在临床重用皂角刺治疗乳癖颇多，在此仅举一例，治疗成功的关键点都在于重用皂角刺一药。其中个别患者服后，诉胃不舒服，未见有中毒表现，可减量或对症用药。除乳腺病，外科上红肿热痛的痈病也可以加入皂角刺，以缩短疗程，效果也是满意的。

曾有朋友总结本品：古传圣药号天丁，破结溃疮有神功；当年曾治肝血结，只用两月病无踪。

六、连翘

【性味归经】味苦，性微寒。归肺、心、小肠经。

【功效】清热解毒，消肿散结。

【主治】疮痈肿毒，瘰疬痰核；风热外感，温病初起；热淋涩痛。足以看出清热解毒的代表方剂就是银翘散，辛凉解表剂。其实此药还有更大的作用，就是治疗无论是大人还是小孩的热呕，另外，还有食积化热的清内热作用，如保和丸。

【用法用量】常用剂量：15～30g。

【药理作用】抗过敏作用，可用于免疫性疾病及过敏性疾病；且有镇吐作用。

【皮科应用阐微】本品为疮家圣药，是治疗皮肤热毒疮疡之要药，代表方剂银翘散。治疮痈肿毒，常与金银花、蒲公英、野菊花等解毒消肿之品同用。若疮痈红肿未溃，常与穿山甲（代）、皂角刺配伍，如加减消毒饮。若疮疡脓出，红肿破溃，常与牡丹皮、天花粉同用，如连翘解毒汤。另外，还可治疗大人、小孩的热呕。

七、萆薢

【性味归经】味苦，性平。归肾、胃经。

【功效】利湿浊，祛风湿。

【主治】膏淋，白浊，风湿痹痛，遗精，湿热疮毒，湿疹等。

【文献摘录】《万全护命方》：凡人小便频数不计度数，便茎内痛不可忍者……宜用萆薢一两，煎服。

《本草纲目》：治白浊，茎中痛，痔瘘坏疮。

《医学衷中参西录》：拙拟醒脾升陷汤中，曾重用萆薢治小便频数不禁，屡次奏效，是萆薢为治失溺之要药可知矣。

【用法用量】《药典》用量：9～15g，临床用量：15～30g。

【皮科应用阐微】本品配伍土茯苓是治疗痛风必不可少的主药，取其清湿热，利湿浊之功效。朱良春前辈擅以通泄化浊法治疗痛风，降泄浊毒重用土茯苓、萆薢两味药，每方必用，一般土茯苓用量 30～120g，萆薢用量 15～45g。本品还可治疗遗尿属湿热下注证，且伴有很浓的尿浊臊味症状。临床也常用萆薢分清饮治疗小便白浊，频数无度，漩面如油，凝如膏糊。需要注意的是有热无湿的患者不可用，因热淋阴虚者使用后容易造成癃闭点滴不出，故临床还需稍加鉴别诊断。

八、土茯苓

【性味归经】味甘、淡，性平。归肝、胃经。

【功效】解毒除湿，通利关节。

【主治】杨梅毒疮，肢体拘挛；淋浊带下，湿疹瘙痒；痈肿疮毒。

【文献摘录】《本草纲目》：祛风湿，利关节，止泄泻，治拘挛骨痛。

《本草纲目》：搜风解毒汤：土茯苓、金银花、薏苡仁、白鲜皮、防风、木瓜、木通、皂荚子，治梅毒筋骨挛痛。

【用法用量】《药典》用量：15～60g。临床常用剂量：15～60g；大剂量：30～60g。水煎服，外敷。

【药理作用】土茯苓含落新妇苷、异黄杞苷、胡萝卜苷、琥珀酸、β 谷甾醇，还含黄酮、皂苷、树脂类、多糖、淀粉、挥发油等成分。本品可选择性地抑制细胞免疫反应，有抗炎、抗菌、抗真菌作用；同时，对急性和亚急性棉酚中毒有保护作用，且不影响棉酚抑制精子生成的作用。

【皮科应用阐微】临床常用土茯苓汤（经验方，组成为土茯苓、金雀根、黄芩、黄连、甘草）治疗复发性口腔溃疡、白塞综合征、银屑病、天疱疮、湿疹等免疫性黏膜皮肤疾病，为治疗免疫病口腔和阴部溃疡之最佳中药。用于治疗类风湿关节炎、银屑病关节炎、白塞综合征关节炎、痛风性关节炎等，与金雀根、山稔根、徐长卿、红藤等同用。用于治疗红斑狼疮，白塞综合征，银屑病之口腔溃疡和阴部、眼部、皮肤的炎症，皮疹，疱疹，溃疡，常与黄连、白鲜皮、苦参同用。用于治疗病毒和细菌感染引起的口腔、咽喉炎症或溃疡，与大青叶、黄连等同用。用于治疗梅毒、淋病、尖锐湿疣、衣原体感染和病毒引起的性传播疾病，与苦参、蛇床子等同用。

土茯苓是我在临床治疗皮肤病中最常用的一味药。凡是难治的顽固病，都离不开一个"湿"字，因其重浊黏滞的特性而难以祛除，无论是风湿还是湿热或寒湿，治疗起来往往比较棘手。比如风湿性关节炎，风湿性心脏病，湿疹，痛风，关节病性银屑病，现代医学除了免疫抑制剂和镇痛药，没有其他好办法，但长时间服药又会导致肝肾功能损害。这时候就能够突出中医药的优势。凡是湿热瘀久，湿毒邪盛，进而伤正者，都可以重用本品来治疗。我在对湿疹、牛皮癣、痛风的治疗中，都将其放在第一位来使用。本品配伍萆薢是治疗痛风的最佳搭档，可以起到清热除湿，化瘀通络，分清泌浊而消肿止痛，降低血尿酸的作用。症见湿热都可以用本品治疗，包括口唇周围脾胃湿热的痤疮。

九、土荆皮

【性味归经】味辛，性温，有毒。归肺、脾经。

【功效】祛风除湿，杀虫止痒。

【主治】疥癣，湿疹，神经性皮炎，皮肤瘙痒。

【用法用量】外用适量，醋或酒浸涂搽，或研末调涂患处。因其有毒，临床内服一定要小量，一般6～9g。

【药理作用】本品根皮所含乙醇提取物具有止血作用，适宜各种创伤导致的出血患者使用。所含的有机酸、乙醇浸膏及苯浸膏，对红色毛癣菌、铁锈色小孢子菌、紫色毛癣菌、犬小孢子菌、许兰毛癣菌、絮状表皮癣菌、石膏样小孢子菌等均有一定的抗抑作用，常用于顽癣、疥疮、湿疹、神经性皮炎等疾病的治疗。

【皮科应用阐微】笔者曾在临床上用含本品12g的方子治疗牛皮癣，患者服用第一天出现腹痛恶心症状，第二天症状消失，再服几剂而愈，可见本品疗效显著，是治疗牛皮癣不可或缺的要药。

荨麻疹俗名风疹块，也有称风疙瘩，是由六淫中风邪所引起的疾病，现代医学认为其是一种过敏性疾患，部分顽固的慢性荨麻疹难以治愈。

这时可用土荆皮 5～6g，苦参片 12g，蛇床子 10g，地肤子 12g，白鲜皮 10g，蝉蜕 6g，生地黄、赤芍各 15g。水煎服。疗效显著。

按：外用药物不能内服并不是绝对的。一次偶然的机会打破了土荆皮不能入煎剂的禁区，在以后的临证中有意用其内服来治疗顽固的慢性荨麻疹，取得了良好疗效。需要注意内服剂量相较外用需大大减小（5～6g）。一般服后第一天会有腹痛恶心，大便增加 1～2 次症状，第二天以后症状会逐渐减轻，需要提前告知患者，以免造成误会，影响疗效。

十、椿皮

【**别名**】樗白皮，臭椿。

【**性味归经**】味苦、涩，性寒。归大肠、胃、肝经。

【**功效**】清热燥湿，收涩止带，止泻，止血。

【**主治**】赤白带下，湿热泻痢，久泻久痢，便血，崩漏。

【**文献摘录**】《饲鹤亭集方》愈带丸：椿根皮、黄柏、当归、熟地、川芎、白芍、高良姜，治疗赤白带下，经浊淋漓。

《丹溪心法》：赤白带下皆属血，出于大肠小肠之分。肥人多是湿痰，海石、半夏、炒黄柏、滑石、椿皮、川芎、海石。如无海石，以蛤粉亦可。

《圣济总录》：治肠风下血不止，如神丸方。樗根皮一味，于腊月内日未出时，取背阴地北引者，不以多少，用东流水净洗锉碎，于透风处挂令干，杵罗为细末，每秤二两，入寒食面一两，搅拌令匀，再罗过，新汲水和丸，如梧桐子大阴干。

《本草纲目》：樗根皮，治疗下血经年。

【**用法用量**】临床常用剂量：3～12g，一般不大剂量使用。使用方法：水煎服。

【**药理作用**】根皮含臭椿苦内酯、乙酰臭椿苦内酯、臭椿苦酮、苦木素、新苦木素等内酯类成分，还含有鞣质、川楝素、赭朴酚。本品所含鞣质具有石榴皮样的收敛作用，所含川楝素能促进肠蠕动并增加分泌液，具有滑肠泻下的作用。苦木素和臭椿酮具有抗癌作用，对小鼠淋巴细胞白血病有抑制作用。臭椿苦酮有较强的抗阿米巴原虫作用。

【皮科应用阐微】本品是治疗湿疹和寒湿型牛皮癣的良药。用于宫颈炎或宫颈癌所致赤白带下属湿热证，常与黄柏、白芷、白芍等同用。用于细菌性痢疾或阿米巴痢疾属湿热证，慢性结肠炎和肠易激综合征腹泻等，常与黄连、黄芩、木香等同用。用于血热所致的月经过多、漏下不止等症，常与龟甲、白芍、黄芩等同用。此外，本品煎汤外洗，可用治皮肤疮癣。

十一、槐花

槐花为豆科植物槐的干燥花蕾及花，夏季花未开放时采收其花蕾，称为"槐米"；花开放时采收，称为"槐花"。成熟果实入药，称为"槐实"。

【性味归经】味苦，性微寒。归肝、大肠经。

【功效】凉血止血，清肝泻火。

【主治】善清泄大肠之火热而止血，多作为血热所致痔血、便血之专药。主治便血，痔血，血痢，崩漏，吐血，衄血，肝热目赤，头痛眩晕。

【文献摘录】《药品化义》：槐花味苦，苦能直下，且味厚而沉，主清肠红下血，痔疮肿痛，脏毒淋漓。

【用法用量】水煎服，6～9g；严重血证可用至30g。

【皮科应用阐微】本品功擅凉血，外敷内服皆效，临床多取其苦降下行之性。取鲜品捣敷两侧太阳穴，能防治颅内出血；配伍连翘、红枣内服治血小板减少性紫癜。凡肌肤出现紫癜，多与脾经伏热有关，可与连翘、升麻、生地黄等同用，即在清胃散中加入本品以清阳明之热，佐以生蒲黄活血止血，效果显著。若大便近血，多由肠中湿热所致。可与黄芩同用以清热，佐防风以胜湿，湿热去而血止，如局方槐角丸。

本品性凉，善祛血中之热，用于荨麻疹等皮肤病效果明显。荨麻疹类似于中医学瘾疹，临床有风寒、风热之辨。对于风寒型荨麻疹，可取桂枝汤加减；对于风热型荨麻疹，可用麻黄蝉衣汤（本品与麻黄、西河柳等配伍）治之，疗效明显。

十二、浮萍配伍西河柳

（一）浮萍

【性味归经】味辛，性寒。归肺经。

【功效】宣散风热，透疹，利尿。

【主治】斑疹不透，风疹瘙痒，水肿，尿少。

【用法用量】3～9g。外用适量（60～90g），煎汤擦洗。

（二）西河柳

【性味归经】味甘、辛，性平。归心、肺、胃经。

【功效】发表透疹，祛风除湿。

【主治】麻疹不透，风湿痹痛。

【用法用量】3～6g。外用适量（60～90g），煎汤擦洗。

【皮科应用阐微】风邪外袭肌肤，或夹湿，或夹热，或夹寒；夹湿则肿，夹热则红疹，夹寒则作痛。二药合用，同气相求，共奏祛风清热、解毒透疹之功。

湿疹多因正气不足，肺卫不固，外邪侵袭，日久湿热内生，出现瘙痒剧烈等皮肤病症。因肺主皮毛，司腠理，故皮肤病当以疏风宣肺法治之。又肺与大肠相表里，二者相互为用，肺卫不固者，可加用通腑之品，以助药力，并伍以清热化湿药治疗。临床常用二药配伍麻黄、蝉蜕、生槐花、土茯苓等治疗皮肤湿疹，以发挥其祛风清热、解毒透疹之功。

荨麻疹多为外感风邪、湿热内生所致，治之当以祛风清热、解毒透疹为要。临床治疗荨麻疹，尤其伴有瘙痒、红疹等症状时，常用二药配伍活血化瘀之川芎、丹参以增其效，若热甚者，可加大黄、赤芍、牡丹皮等。

十三、首乌藤

【别名】夜交藤。

【性味归经】味甘，性平。归心、肝经。

【功效】养血安神，祛风通络。

【主治】血虚身痛，失眠多梦，风湿痹痛，皮肤瘙痒。

【用法用量】《药典》用量：9～15g；临床常用剂量：15～30g；最大剂量：30～60g。

【药理作用】镇静催眠，止痒。

【皮科应用阐微】临床常用治疗失眠的方剂如下。

甲乙归脏汤：首乌藤、珍珠母、龙齿、柴胡、薄荷、生地黄、当归、白芍、丹参、柏子仁、合欢花、沉香、红枣，主治彻夜不寐。

夜交藤汤（沈丕安经验方）：首乌藤、金雀根、葎草，主治失眠、多梦、早醒。

【验案】患者，男，46岁，山西太原烟草公司员工，2015年8月初诊。

病史：皮肤瘙痒5～6年。用过多种药膏（具体不详），仍反复发作。

刻诊：颈部正中有一直径大约5cm的癣，皮肤组织增厚，基底潮红，表皮有白色皮屑，但不多，略有开裂。舌红苔干少津，脉象正常。

诊断：牛皮癣；阴虚血热，血热生风，发于督脉。

治法：滋阴清热，凉血活血。

处方：凉血活血汤。丹参20g，赤芍15g，生地黄30g，白茅根50g，鸡血藤30g，槐花30g，紫草15g，白鲜皮15g，甘草15g。7剂，水煎早晚温服。

二诊：自诉虽皮损减轻，但瘙痒仍然剧烈。原方基础上加首乌藤50g。配合外洗方，荆芥、野菊花、金银花、首乌藤、地骨皮。每天3～4次，热敷外洗。7剂。

三诊：自诉症状消失，为求巩固，再次来诊。遂给予二诊方7剂以巩固。后未再就诊。

按：牛皮癣就是现代医学所说的神经性皮炎。该患者二诊时症状并未有所好转，猜测患者所说皮损减少是碍于面子，不好意思直说没有效果。三诊时患者进门就说不用继续吃药了，我感到困惑，难道是没有效果，患者不愿意服药了吗？我说先看看再说，需要根据病情来规划治疗的时间。患者说已经好了，痊愈了。我仔细观察，发现确实已经痊愈，遂问其有无服用其他药物，患者说只是服用中药和外洗药。在患者离开后，我又找出了之前开的方子，仔细研究，猜测是首乌藤起了很大的作用。神经性皮炎，和神经有关，而首乌藤不仅可以镇静安神，还可以止痒，特别是夜间瘙痒难耐。白鲜皮是治疗皮肤病的要药，其性苦咸寒，入肺、大肠、脾、胃四经，功能清湿热而疗死肌，为风热疮毒，皮肤痒疹特效药，服之可使溃烂、坏死、角化之皮肤，迅速层层脱落而愈，对症加入15～30g效果明显。后再遇牛皮癣患者，用此药试验均数剂而愈。临床中遇到这样的病症大家可以用该方一试。

凉血活血汤原方：丹参20g，赤芍15g，生地黄30g，白茅根50g，鸡血藤30g，槐花30g，紫草15g。

为了方便记忆，还编了一句口诀：单身（丹参）吃（赤芍）鸡（鸡血藤）毛（白茅根）生（生地黄）孩（槐花）子（紫草）。

十四、白僵蚕

【性味归经】味辛、咸，性平。归肝、肺、胃经。

【功效】祛风止痉，化痰散结，解毒利咽。

【主治】惊风抽搐，口眼歪斜，破伤风；头痛目赤，咽喉肿痛；瘰疬痰核；风疹疥癣。

【文献摘录】《名医别录》：女子崩中赤白，产后余痛，灭诸疮瘢痕。

【用法用量】3～10g；散剂每剂1.5g。散风热宜生用，一般多炒制用。

【皮科应用阐微】本品用于肝风内动或挟痰热所致惊风抽搐，可与全蝎、天麻、胆南星等同用。用于脾虚久泻、慢惊抽搐，可与党参、白术、天麻等同用，如醒脾散。用于中风口眼歪斜，可与全蝎、白附子配伍，即牵正散。本品还能疏散肝风，以祛风止痛。用于肝经风热、头痛目赤，可与荆芥等同用。用于风热咽喉肿痛、声音嘶哑，可与防风、桔梗、甘草等同用。用于风疹瘙痒，可与蝉蜕、薄荷等同用。用于痰气互结的瘰疬痰核，可与夏枯草、玄参、浙贝母等同用。另外本品具有治疗妇科疾病，美容祛斑的功效。消斑汤内服外用方均以僵蚕祛风解毒，通络消斑为主药，再辅以滋肾疏肝，活血化瘀之药，多能取得良好的疗效。

本品还可治疗黄褐斑。黄褐斑是发生于面部的一种色素沉着性皮肤病，以育龄妇女多见，多与妇科疾病及内分泌失调有关，与中医文献记载的"黧黑斑""面暗"等相似，中医学认为与血瘀、肝郁、肾虚关系极为密切。笔者临床中重用僵蚕为主药，自拟消斑汤及外敷方治疗黄褐斑多例，均取得了显著的疗效。

自拟消斑汤：僵蚕 15g，白芷 12g，当归 10g，川芎 10g，牡丹皮 10g，红花 6g，柴胡 10g，白术 12g，茯苓 12g，生地黄、熟地黄各 10g，怀山药 12g，淫羊藿 10g，山楂 12g，生甘草 3g。每日 1 剂，分 3 次温服，30 天为 1 个疗程。

外敷方：僵蚕 15g，白芷 15g，白术 12g，山奈 15g，红花 6g，珍珠粉 3g。上药碾细粉，用牛奶适量加花生米大小的蜂蜜将药粉调成糊状，面部清洁后使用，30 分钟后洗净，隔日 1 次。

十五、牛蒡子

【性味归经】味辛、苦，性寒。入肺、胃经。

【功效】疏散风热，宣肺透疹，解毒利咽。

【主治】风热感冒，温病初起；麻疹不透，风疹瘙痒；痈肿疮毒，丹毒，痄腮喉痹。

【文献摘录】《用药法象》：其用有四，治风湿瘾疹，咽喉风热，散诸肿疮疡肿毒，利凝滞腰膝之气是也。

甄权：利腰脚。

《本草正义》：凡肺郁之邪，宜于透达，而不宜于抑降者，如麻疹初起犹未发泄，早投清降，则有遏抑气机，反致内陷之虞，惟牛蒡则清泄之中，自能透发，且温热之病大便自通，亦可少杀其势，故牛蒡最为麻疹之专药。

《食疗本草》：炒过末之，如茶煎三匕，通利小便。

【皮科应用阐微】《外科正宗》立阳和解凝膏温经行阳，行气活血，祛风散寒，化痰通络以治疮疡阴证、乳癖，以牛蒡子根茎叶（鲜者）1.5kg入药，确属高明之举。盖牛蒡子味辛质润，是辛香通络，辛柔和血，宣痹散结之妙品，其苦寒之性入血分而属肝象，兼之质润味辛，当属通络散结之润剂，用于阴疽漫肿、乳癖不消、骨质增生、糖尿病足、坐骨神经痛及硬皮病，多有显效。笔者曾治一糖尿病足患者，其患糖尿病已7年余，近两年来脚部疼痛难忍，活动后减轻，以致夜不能寐（每夜只能睡1～2小时），近期足大趾出现如大豆黑斑。给予处方熟附子30g，丹参30g，细辛45g，牛蒡子40g，豨莶草60g，炙麻黄20g，白芥子30g，紫草30g，制马钱子8g，山慈菇24g，毛冬青30g，制乳没各20g，刘寄奴24g，皂角刺30g，生甘草30g。煎汤外洗。后复诊诉已能睡6～8小时，大趾黑斑已除。

临床治疗骨质增生患者，无论是腰部、颈部，还是膝部，用蔓荆子60g，大青叶60g，白芷60g，川续断60g，牛蒡子60g，独活60g，透骨草60g，羌活60g，刘寄奴60g，红花90g，芙蓉叶90g，血竭40g，粉甘草40g，醋拌、酒蒸、外熨皆效。

盖本品辛香入络，宣通肺窍，而高原水治，水道通调；子质富含油脂，润肠通便，故多用于上焦气滞而引起的二便不通，加之苦寒入血，清血分之热毒，兼有散瘀通络之功，多用于急慢性肾炎，尤其是慢性肾炎因罹患感冒而引起的浮肿、小便不利、大便不爽之症。还可配伍其他药物，用于老年虚性便秘。笔者曾治一慢性肾炎因罹患感冒而急性发作者，出现咽红肿痛，面部及下肢浮肿，大便不爽，小便时带血而短涩，脉细数，舌苔黄质红。给予处方：夏枯草20g，土茯苓30g，牛蒡子24g，紫草15g，泽兰20g，小蓟30g，白茅根30g，益母草30g，车前子15g，丹参30g，玉米须30g，生地黄30g，当归24g，生甘草15g。患者服药10剂后，诸症消失，之后服用健脾益肾，活血通络之剂调理，病情稳定。

本品作为祛风除湿止痒良药，《古今录验方》用"牛蒡子（炒）浮萍各等分二钱，入薄荷煎汤服，日二次"以治疗风湿瘾疹。《外科正宗》载消风散治疗湿疹，接触性皮炎，牛皮癣等。本品辛寒入气分，疏风散热，清气分之热邪，透热达表；苦寒入血分，清血分之热毒；化气分之湿滞，兼之活血通络，则血和风息；通利二便，则湿热毒邪从二便而出，不失为活血祛风除湿止痒之佳品。

因本品具有清热之功，故临床多用于疮疡初期。如《东垣十书》曾载普济消毒饮方中用牛蒡子治疗乳痈初中期；《医宗金鉴》载瓜蒌牛蒡汤治疗乳疽、乳痈；善用牛蒡子之张锡纯不但将其用于外伤咳嗽，而且与山药配伍，还用于内伤久嗽，并载"燮理汤"用于治痢，症见下痢赤白，腹痛，里急后重，数日不已，取本品能通大便，自大便以泻寒火之凝结之意。由此不难看出，历代医家对牛蒡子有一种误解，认为其为疏风散热之剂，清热解毒之品，实则不然，牛蒡子用于疮疡初起、乳痈初起、痢疾久而不愈，实赖于其清热解毒，凉血散结之功。

《灵枢·痈疽》云："寒邪客于经络之中，则血泣，血泣则不通，不通则卫气归之，不得复返，故痈肿。寒气化为热，热胜则肉腐，肉腐则为脓。"由此可见，血瘀、热毒乃是疮疡形成的两大要素，因此清热解毒，凉血散结便是治疗疮疡的两大重要法门，本品除具有以上两种特性，更兼通利二便，因此不失为疡科要药，广泛用于疮疖疔毒、痈疽漫肿，乳痈、肠痈、急慢性痢疾，随手见效。

（摘自靳瑞英《牛蒡子的临床应用》）

十六、习惯用药心得

韩世荣教授在数十年皮肤病临床实践中，积累了丰富的用药经验，其中部分是对传统认识的继承，更多的是个人在临床实践中的发挥，经大量病例证明，疗效确切，安全可靠，无副作用，现总结如下。

（一）止痒之"三白"

白鲜皮、白蒺藜、白茅根。

白鲜皮味苦，燥湿而善走，内达关节，外行肌肤，用于湿热引起的皮肤病，如慢性湿疹、皮肤瘙痒、丘疹性荨麻疹、神经性皮炎等。

白蒺藜带刺，疏风止痒之效更强，常用于顽固的皮肤瘙痒性皮肤病。

白茅根清热，解毒抗菌，常用于清血热，多用于毒热入血而致的血热发斑类疾病。

"三白"虽同时使用，但偏重各有不同。其中白鲜皮偏于清热解毒，除湿止痒；白蒺藜偏于疏肝祛风止痒；白茅根偏于凉血解毒。在皮肤病的治疗中白茅根还有祛湿作用，且白茅根质轻，具上扬之性，还可用于头面部的血热、烘热之症，典型病例即脂溢性皮炎、脱发、湿疹等。

（二）祛斑之"五花"

红花、菊花、凌霄花、玫瑰花、月季花。

凌霄花性善上行，善治面鼻的血瘀、血热之症。玫瑰花和月季花为同科近亲植物，玫瑰花偏于行气解郁、利血散瘀而祛斑；月季花因每月开花，与女子月经暗合，故除具玫瑰花主治，更有调经祛斑的作用。因"诸花皆升，旋覆独降"，故"五花"均具有上行头面之效，配合而善治血瘀型之黄褐斑及其他色素沉着。

（三）紫癜之"群炭"

生地炭、大蓟炭、小蓟炭、侧柏炭、棕榈炭、地榆炭，以及白茅根、仙鹤草、墨旱莲、茜草、三七。

生地炭、大蓟炭、小蓟炭三药均堪重任，凉血止血，同奏"塞流"之功；侧柏炭、棕榈炭、地榆炭，性兼苦涩，三药同用，所谓"涩可去脱也"。白茅根补中益气，主治"劳伤虚羸"；仙鹤草止血之中兼有补益，善治脱力劳伤；墨旱莲滋肝益肾、凉血止血；三药可看作是止血药中的补益药。茜草和三七均具有活血止血之功，可看作是止血药中的活血药。

韩教授认为紫癜一症不可一味止血，应佐以少量活血补益之药，以达止不留瘀，活不伤正的效果。

（四）青蒿、地骨皮

此二药为韩教授对抗激素副作用的必用之药。另外，经过大量临床实践发现，两药对紫外线过敏也有良效。

（五）忍冬藤、萆薢、土茯苓

忍冬藤除具有金银花之清热解毒作用外，还具有藤类的通经活络作用，且物美价廉。萆薢与土茯苓作用相近，皆具有解毒、祛湿、通经络、利关节之效。韩教授常以二药治疗发生于下肢的红斑，静脉曲张及扁平苔藓等症。

（六）寒证三药

附子（川乌、草乌）、麻黄、桂枝。

附子位居温阳药之首，但其有毒，用之者少。韩教授认为，对于阴寒重症，舍此别无他药，故在处方中辄用30～60g，甚至更多。

麻黄为肺经专药，中空而纯表无里，在皮肤病治疗中，应把握其用途：①抗过敏作用。如荨麻疹及各种外感初起的皮肤病。②发汗及与汗出相关疾病。如无汗症、皮损部位出汗较少的瘙痒症、鱼鳞病、汗疱疹。韩老师经常用麻黄、白矾（外用）治疗汗疱疹等。③皮肤病引经药。因"肺主皮毛"，所以麻黄可以作为广义的皮肤病引经之药，如常用的"麻杏苡甘汤"治疗扁平疣即是此意。④助附子加强温通作用。附子（川乌、草乌）与麻黄、桂枝同用，能显著增强附子的温通作用，《医学衷中参西录》早有明训。⑤引邪外出。近几年，有学者提出，银屑病是由于"感受风寒、表邪内陷"而引起，此说可以解释部分病例，典型用药即是"麻桂各半汤"。

桂枝有和营、通阳、利水、下气、行瘀、补中六大作用，和营为其最重要的作用，故病关营卫不和者首选桂枝，典型病例即风寒型荨麻疹。同时，因桂枝为肉桂的嫩枝，故善治人体四肢头面之病，用作引经之药。

（七）白斑专药

八月札、无花果、自然铜、补骨脂、沉香、白芷、姜黄、白蒺藜、青龙衣。

八月札，疏肝理气而治白斑；自然铜归肝经，其中的铜离子可补人体铜元素之不足；姜黄归肝脾经，破血行气而治色素脱失；白蒺藜归肝经，疏肝祛风而治白斑，尤宜于患处瘙痒明显者；补骨脂、白芷、无花果皆含光敏成分，可刺激黑色素生长；其中沉香、姜黄、白蒺藜为治疗白斑之古老验方；青龙衣即胡桃青皮，盛夏季节，取之涂擦白斑部位，使其自然汁液均布白斑，疗效确切，但错过这一季节即不易找到。近年有人试用于神经性皮炎的治疗，也有一些疗效。

（八）羌活、白蒺藜

这是韩教授治疗神经性皮炎常用的一组药对。其作用基本囊括了神经性皮炎的好发部位和主要症状特点。

（九）白花蛇舌草、半边莲、半枝莲

三药皆有清热解毒作用，其中白花蛇舌草解毒兼利湿，宜于粉刺、油性脱发、酒渣鼻及其他皮脂分泌旺盛的疾病；半边莲兼能行湿消肿，宜于渗出的湿疹及皮炎类疾病；半枝莲根据临床使用效果来看，对湿热型、血热型银屑病有良好疗效。

（十）软坚散结五兄弟

皂角刺、连翘、夏枯草、浙贝母、牡蛎。

对于需要软坚散结的硬皮病、瘢痕、囊肿结节类疾病，五兄弟全选，症状减轻后，可只用生牡蛎、夏枯草。穿山甲软坚散结作用更好，但因药源稀缺且价格昂贵，可以此五味代之。

（十一）漆疮三药

机木、韭菜、野菊花。

机木药名鬼箭羽，是习传已久的漆疮外用药；韭菜捣烂外敷治漆疮也有佳效；野菊花煎水外洗治疗漆疮简便易行，疗效肯定。以上三药治疗漆疮皆为民间效方，机制不甚明了，民间相传治漆（七）要比漆（七）大，而机木占"八"，韭菜占"九"，野菊花为"九月"也占"九"。细究其理不外乎清热解毒而已。然药有选择性作用，专病用专药，且通过民间长期大量的临床验证，足资临床选择。

（十二）润燥五将

黄精、生地黄、白及、鸡血藤、地骨皮。

这是韩世荣教授外用治疗干燥、皲裂、脱屑性皮肤病的一组药，主要治疗手足干燥、皲裂等。"外治之理即内治之理""燥者润之"，五药相合，共奏滋阴润燥、凉血生肌，并有"补隙填缺"之能，疮疡久不收口也可选用。韩世荣教授特别指出，皮肤病的外治选药也应坚持辨证论治原则，坚决摒弃某些医者遇皮肤病就一概施用黄柏、苦参、花椒、白矾等清热燥湿之品的套路，避免"以燥治燥"之弊。

（十三）浮萍

其在皮肤病防治上主要有六点作用：一是发汗之轻剂，可在不需要麻黄强力发汗时使用；二是祛风止痒，适用于风疹、湿疹、荨麻疹等；三是用于白癜风之治疗，韩教授研发之"萍香丸"即以浮萍为君药；四是善治各型脱发，与升麻同用效果更好；五是浮萍可以引药达表，作为引经药使用；六是良好的解酒作用，用于因酒而引起的各种皮肤病。

（十四）地肤子与蛇床子

二药皆具止痒作用，但地肤子性凉，适宜治疗发于全身的瘙痒；蛇床子性温，适宜发于阴部的湿疮、神经性皮炎、疥疮等，同时也可作为生殖器部位疾病的引经药。

（十五）土荆皮

土荆皮为传统燥湿杀虫药，功能杀虫止痒、软坚散结，为治疗皮肤疥癣的特效药。

（十六）口咽唇舌之良药鸡冠花

鸡冠花除常用于血热发斑的病症，云南傣族医学认为本药还能治疗咽喉肿痛及口腔溃疡。韩教授经过长期实践，认为此药可广泛运用于口腔溃疡、白塞综合征、唇炎、扁平苔藓，对发于口、咽、唇、舌之病，在辨证用方基础上加入此味，疗效会大大提高。用量宜 20～30g。

十七、朱仁康辨治皮肤诸证，巧用乌梢蛇、蝉蜕

乌蛇蝉衣汤是在验方乌蛇败毒散的基础上，经过长期临床实践总结

出来的一首方剂。治疗湿疹、风疹、疱疹、荨麻疹等，临床效果颇为满意，治疗红斑狼疮、黑变病等疑难杂病，收效也好。

药物组成：乌梢蛇 15g，蝉蜕 6g，僵蚕 6g，露蜂房 6g，牡丹皮 9g，赤芍 9g，苦参 9g，土茯苓 30g，虎耳草 30g，千里光 30g，白鲜皮 9g。

本方具有清热解毒，除湿通络，祛风止痒，化瘀消疹之功效。

（一）湿疹

湿疹急性期用乌蛇蝉衣汤加防风通圣丸或牛黄解毒片；亚急性期加薏苡仁、茯苓等除湿之品；慢性期加四物汤等养血之剂。

徐某，男，16 岁。1974 年 9 月 30 日初诊。

病史：1 周前，全身发现米粒样丘疹，阴部尤甚，瘙痒甚剧，大便干燥，小便黄赤，夜烦不眠，口渴，舌红苔黄，脉滑数。

诊断：湿疹；风邪热毒，蕴结肌肤。

治法：清热解毒，通腑泄热。

处方：乌梢蛇 15g，蝉蜕 6g，牡丹皮 9g，赤芍 9g，千里光 30g，虎耳草 30g，牛耳大黄 15g。

防风通圣丸 6 包，每次 1 包，每日 2 次。

3 剂，疹退痒稍减。按此方加减又服 4 剂，痒除病愈，至今未复发。

（二）风疹

风疹用乌蛇蝉衣汤加银翘、荆芥、防风等祛风解毒之品。

曾某，女，15 岁。1974 年 10 月 15 日初诊。

病史：患者 2 天前发热恶寒，咳嗽，流涕，次日出现全身红色斑疹，抓痒，遇热痒甚，二便调，舌红苔薄黄，脉浮数。查枕后淋巴结肿大，咽喉明显充血。

诊断：风疹；风热犯肺。

治法：疏风清热，宣肺解表。

处方：乌梢蛇 15g，蝉蜕 6g，蜂房 6g，荆芥 9g，防风 9g，瓜蒌皮 9g，白鲜皮 9g，银花藤 30g，连翘 9g，千里光 30g，鱼腥草 30g。

3 剂，疹退病减，再服病愈。

（三）荨麻疹

刘某，男，6岁。1975年5月3日初诊。

病史：反复全身荨麻疹2年，时出时没，早晚较剧。近几天复发，瘙痒甚剧，夜寐不安，纳可，舌红苔薄白。

诊断：荨麻疹；风热束表。

治法：疏风解表。

处方：乌梢蛇10g，蝉蜕6g，赤芍9g，防风6g，荆芥6g，薄荷6g，千里光30g，虎耳草30g，白鲜皮6g。

银翘丸10丸，每次1丸，每日3次。

3剂，疹消病愈。续服2剂，巩固疗效。

（四）脓疱疮

临床分湿热和脾虚两种类型，以湿热多见。治以清热解毒，除湿排脓。方用乌蛇蝉衣汤合五味消毒饮。

张某，男，65岁。1974年7月12日初诊。

病史：1周前头面、四肢起红疹，瘙痒，搔后出现脓疱，溃后糜烂流黄水，烦躁不安，纳呆，口渴，大便2天未解，小便黄，舌质深红，苔黄腻，脉滑数。

诊断：脓疱疮；湿热内蕴，熏蒸皮肤。

治法：清热解毒，除湿排脓。

处方：乌梢蛇9g，蝉蜕6g，土茯苓15g，金银花15g，薏苡仁15g，野菊花15g，紫花地丁15g，虎耳草15g，千里光15g。

防风通圣丸4包，每次半包，每日2次。

2剂，大便通畅，诸症减轻。防风通圣丸停服。按上方加减，续服1周而愈。

（五）接触性皮炎

王某，女，31岁。1975年8月12日初诊。

病史：2天前接触生漆后即觉全身发痒，继之头面出现紫红色丘疹，眼睑及面部浮肿，瘙痒难忍，烦躁不安，纳差，舌红苔薄白，脉稍数。

诊断：漆疮；风热湿毒。

治法：清热解毒，祛风除湿。

处方：乌梢蛇9g，蝉蜕6g，蜂房6g，地肤子9g，白鲜皮9g，荆芥9g，防风9g，千里光30g，虎耳草30g，风藤30g。

鲜漆姑草60g，捣烂外搽。

2剂，症减，再2剂而愈。

（六）剥脱性皮炎

张某，女，5月龄。1975年5月17日初诊。

病史：出生后1个月出现红疹，后渐加重，面部出现水肿及渗液性结痂，有部分出现鳞屑。经某医院诊为剥脱性皮炎。治疗效果不佳。现全身脱屑脱皮，以头部为甚。有时发热，伴有渗液性结痂。哭闹不安，时有吐乳，便干，舌红苔薄黄，纹紫。

诊断：湿毒疮；湿毒入血，外发肌肤。

治法：凉血解毒，除湿清热。

处方：乌梢蛇4g，蝉蜕4g，牡丹皮4g，赤芍4g，生地黄8g，金银花4g，连翘4g，苦参3g，千里光10g，土茯苓10g，野菊花10g。

紫草根15g，用菜油煎枯后去滓，取油外搽。

珍珠粉3g，每日1g，分3次服。

上方略有加减服药外搽1个月而愈。

（七）红斑狼疮

罗某，女，33岁。1969年7月初诊。

病史：因受烈日暴晒后，自觉身痛乏力，心慌，发热，面部起红斑。查血白细胞2.7×10^9/L，红细胞沉降率（简称血沉）89mm/h，血清氨基转移酶（简称转氨酶）180U/L。尿常规示尿蛋白（+），管型少许，血中检出红斑狼疮细胞。经某医院诊为系统性红斑狼疮。曾服大量激素、硫唑嘌呤、双嘧达莫等药治疗效果不佳。来请诊治。

刻诊：面部红斑，发热，口渴，便结，尿黄，舌红苔黄，脉滑数。

诊断：阳毒发斑；热毒内蕴，经络瘀阻。

治法：清热解毒，活血通络。

处方：乌梢蛇 15g，蝉蜕 9g，蜂房 9g，白鲜皮 9g，赤芍 9g，牡丹皮 9g，生地黄 20g，虎耳草 30g，千里光 30g，路路通 30g，牛耳大黄 30g。

防风通圣丸 7 瓶，每日 1 瓶，分 3 次服。

按上方随症加减连服 2 个月，病情好转。白细胞 $8.2 \times 10^9/L$，血沉 18mm/h，转氨酶 110U/L，精神好转，面部红斑基本消失。续以滋养肾阴为主，用六味地黄丸、二至丸加味并与乌蛇蝉衣汤交替服用半年之久，病情基本稳定。

1973 年 9 月上班工作。1974 年顺产一女。1980 年随访母女健壮。

（八）皮肌炎

本病多由湿热风毒所致，治宜疏风清热，解毒除湿。

朱某，女，9 岁。1970 年 3 月 3 日初诊。

病史：半年前患外感后，发热不退，面部出现水肿性紫红斑，压之不凹陷，继之手背及全身出现伴有水肿的红斑，肌肉疼痛，触之疼痛加重，乏力，嗜睡，纳呆，经某医院诊为皮肌炎。治疗半年效不佳。来请会诊。

诊断：阳斑；湿毒入血。

治法：除湿解毒，活血通络。

处方：乌梢蛇 9g，蝉蜕 6g，牡丹皮 6g，赤芍 9g，薏苡仁 30g，紫草 9g，猪殃殃 30g，土茯苓 30g，白花蛇舌草 30g，半枝莲 30g，风藤 30g。

癌痛宁 1 瓶，每日 3 次，每次 2 片。

按上方增损连服半年，诸症大减。白细胞由 $1.7 \times 10^9/L$ 升到 $4.0 \times 10^9/L$。尿常规正常。后用大补阴丸、归脾丸之类，与前方交替服用 3 年之久。经复查皮肌炎已愈。随访 2 年未复发。

（余朋千整理）

第2章 皮肤病常用有效方

一、皮肤解毒汤

出自《续名家方选》。

【组成】乌梅、莪术、土茯苓、紫草、紫苏叶、防风、徐长卿、甘草。

【功效】解毒化瘀，利湿通络。

【主治】湿疹、荨麻疹、银屑病、结节性痒疹等风湿热毒郁结肌肤导致的皮肤病。症见红斑、丘疹、丘疱疹、渗液、风团、鳞屑，瘙痒剧烈，伴有口干口苦、身热心烦、大便干结、小便黄赤，舌红苔黄或黄腻，脉浮数或滑数或弦数等。临床常用于风湿热毒郁结肌肤导致的多种皮肤病，如湿疹、荨麻疹、银屑病、结节性痒疹等属风湿热毒郁结证候者。

【方义】取乌梅滋阴解毒，莪术祛瘀解毒，土茯苓利湿解毒，紫草凉血透疹解毒，紫苏叶解鱼虾毒，防风祛风解毒，徐长卿通络解毒，甘草善解药毒。全方关键在于解毒，解除外犯之毒和内蕴之毒，包括金属、化妆品等接触性过敏，兼以利湿通络祛瘀。

【加减化裁】恩师王幸福先生在原方基础上加入地骨皮、丹参、路路通以增强止痒效果。该方运用极为广泛，是笔者治疗皮肤病中使用率最高的方子，无论是湿疹、激素脸，还是牛皮癣、结节性痒疹，因此把该方放在皮肤病第一方来论述，方如其名，突出"解毒"二字。

知母配乌梅可加强滋阴解毒；石上柏、九节茶配莪术可加强活血解毒；白鲜皮、绵茵陈配土茯苓可加强利湿解毒；生地黄、蚤休、半边莲、鱼腥草配紫草可加强清热凉血解毒；蒲公英、葛花配紫苏叶可加强解食积酒毒和鱼虾毒；苦参、地肤子配防风可加强祛风解毒。

【临床应用】笔者最初运用皮肤解毒汤是治疗一例结节性痒疹患者，先后用乌蛇荣皮汤、荆芥连翘汤等，效果不佳，遂求助于师父。师父指点用皮肤解毒汤合犀角地黄汤来治疗，疗效确实明显，从此在皮肤病的治疗中，大量运用该方与其他方子合方。

关于皮肤解毒汤所解之毒，笔者的理解为凡是接触皮肤引起的，或由于脾虚湿盛，感受风邪引起的皮肤疾病都可以理解为"毒"。这样一来，皮肤解毒汤的作用就拓展延伸了。临床可以治疗金属过敏、化妆品过敏、药物过敏、食物鱼虾蟹过敏、水果过敏、紫外线过敏、湿疹、结节性痒疹、白疕病、蚊虫叮咬、毛囊炎等皮肤问题。皮肤过敏性疾病常与过敏煎合用。

【临床体会】方中主药土茯苓是治疗皮肤病的要药，实为不可缺少的好药。

治疗免疫病溃疡和关节炎：土茯苓是一味作用较强的免疫抑制药，临床用于治疗红斑狼疮、白塞综合征、银屑病之口腔溃疡和阴部、眼部、皮肤之炎症、皮疹、疱疹、溃疡，常与黄连、白鲜皮、苦参同用。土茯苓为治疗免疫病口腔和阴部溃疡之最佳中药，也用于治疗类风湿关节炎、牛皮癣关节炎、白塞综合征关节炎、痛风性关节炎等，与金雀根、山稔根、徐长卿、红藤等同用。其对免疫病之过敏性皮炎、天疱疮、湿疹等也有效。

治疗感染性炎症：土茯苓对病毒和细菌感染引起的口腔、咽喉的炎症、溃疡有较好的效果，与大青叶、黄连等同用。

治疗性病：古人用土茯苓治疗梅毒。现常用其治疗梅毒、淋病、湿疣、衣原体和病毒等引起的性病，与苦参、蛇床子等同用，也可中西医结合治疗。

土茯苓别名冷饭团，在早年生活艰苦的环境下，老百姓是可以将其作为粮食来吃的，因此几乎没有毒性反应，临床可以大剂量使用。

中医传统三黄分工：黄芩清上焦之火，黄连清中焦之火，黄柏清下焦之火。具体地说，黄芩泻肺咽喉之火，黄连泻脾胃之火，黄柏泻肾膀胱之火。这基本上是对的，指明了用药的大方向，但不全面。

《本草纲目》记载，黄连不但能清泻本脏之心火，还能治疗肝胆之实火、虚火，能治上、中、下三焦之火，能治气分、血分之火，湿热、食积之火，只是加工的方法不一样。时珍曰：黄连入手少阴心经，为治火之主药，治本脏之火，则生用之；治肝胆之实火，则以猪胆汁浸炒；治肝胆之虚火，则以醋浸炒；治上焦之火，则以酒炒；治中焦之火，则以姜汁炒；治下焦之火，则以盐水炒；治气分湿热之火，则以茱萸汤浸炒；治血分伏火，则以干漆末调水炒；治食积之火，则以黄土研细调水和炒。黄连泻上焦心火，中焦脾胃湿热之火，下焦肝胆之火，是公认的，但泻三焦之火是否包括肺火和肾火，《本草纲目》上没有明说，传统上确实很少用黄连治疗肺火和肾火之病症。

黄连味苦，性寒。功效清热燥湿，泻火解毒。主治湿热内蕴，胸中烦热痞满，恶心、呕吐，腹痛，泻痢；黄疸；热病温病，壮热，口渴烦躁；心火亢盛，心烦，心悸，失眠；血热妄行，吐血衄血；热毒疮疡，口疮，火旺目赤等病症。常用于以下传统方剂：①黄连解毒汤（《外台秘要》）：黄连、黄芩、黄柏、栀子，治疗疮毒；②牛黄清心丸：黄连、牛黄、黄芩、栀子、郁金、朱砂，治疗高热烦躁，神志不清；③黄连阿胶汤（《伤寒论》）：黄连、黄芩、白芍、阿胶、鸡子黄，治疗久泻脓血；④左金丸（《丹溪心法》）：黄连、吴茱萸，治疗吞吐酸水；⑤香连丸（《太平惠民和剂局方》）：黄连、木香，治疗湿热下痢；⑥朱砂安神丸（《兰室秘藏》）：黄连、生地黄、当归、甘草、朱砂，治疗心悸少寐；⑦小陷胸汤（《伤寒论》）：黄连、半夏、瓜蒌实，治疗小结胸病正在心下，按之则痛，胸脘痞闷，痰黄稠。在著名方剂三黄石膏汤、普济消毒饮、清瘟败毒饮、清营汤等治疗热病、温病的方剂中，黄连均是重要的中药。

另外要提到的是黄连素（小檗碱）和黄连是不一样的，黄连素是从十大功劳叶提取的成分接近黄连的生物碱，不可以替代黄连。在皮肤解毒汤中取其清热燥湿，解毒消肿，抗菌抗病毒的作用。莪术活血祛瘀，消积散结，促进新陈代谢。川芎在此方也是活血的作用，治风先治血，血行风自灭。也可以载药通达四肢内外。

二、土槐饮

【组成】土茯苓一两，生槐花一两，生甘草三钱。

【功效】除湿，清热，解毒。

【主治】亚急性湿疹，慢性湿疹，植物日光性皮炎，脂溢性皮炎，牛皮癣。

【方义】本方是除湿清热解毒方，可以煎煮服用，也可以泡水代茶饮。可单独使用，也可以与其他方剂加减同伍。本方单用多适用于大病已去善后续治或预防复发。

本方药少力专，土茯苓性甘淡平，清热解毒除湿，长于祛湿，多用于湿热疮毒，又为治梅毒之专药，能入络搜剔湿热之蕴毒；生槐花泻热凉血解毒，其凉血之功独在大肠，大肠与肺相表里，所以能疏皮肤风热；又槐花生用清热解毒力强，尤以槐花蕊效力更强，临床试用可代替金银花；炒用力虽缓，但易于保存；佐以生甘草，解毒和中。

【临床应用】复发性疖病（如发际疮、坐板疮），可用于治疗或防止复发；治疗慢性湿疹多用于皮损消退后预防复发；牛皮癣进行期、植物日光性皮炎、脂溢性皮炎，均可用此方治疗。

三、凉血五根汤

【组成】白茅根一至二两，瓜蒌根五钱至一两，茜草根三至五钱，紫草根三至五钱，板蓝根三至五钱。

【功效】凉血活血，解毒化斑。

【主治】多形性红斑（血风疮），丹毒初起，紫癜，结节性红斑（瓜藤缠）及一切红斑类皮肤病的初期，偏于下肢者。

【方义】本方以紫草根、茜草根、白茅根凉血活血为主，佐以瓜蒌根养阴生津，板蓝根清热解毒。适用于血热发斑、热毒阻络所引起的皮肤病。因为根性下沉，故本方以治疗病变在下肢者为宜，尤其是下肢的红斑型、血热型、血燥型牛皮癣。

四、漏芦连翘汤

出自《小品方》和《千金要方》。治伤寒热毒，变作赤色痈疽、丹疹、肿毒，及眼赤痛，生障翳悉主之方，兼治天行。

【组成】漏芦二两，连翘二两，黄芩二两，麻黄（去节）二两，白蔹二两，升麻二两，炙甘草二两，大黄（切）二两，枳实（炙）三两。上九味，切，以水九升，煮取三升，去滓，温分三服。

【方歌】漏芦连翘芩麻黄，升麻荍草枳大黄，伤寒热毒赤痛疽，丹疹肿毒眼赤痛。

【功效】清热解毒，散结，消肿排脓，下乳，通筋脉。

【主治】小儿痈疮，丹毒，疮疖，咽喉肿痛，腮肿，眼疾，痈疽发背，乳房肿痛。乳汁不通，瘰疬恶疮，湿痹筋脉拘挛，骨节疼痛，热毒血痢，痔疮出血等。

【临床应用】多用于头面部、上半身的炎性化脓性疾病。如囊肿性痤疮，酒渣鼻，急慢性毛囊炎，疮疖，深部脓肿，肛周脓肿，咽喉肿痛，腮肿，眼疾，乳腺炎（包括浆细胞性乳腺炎），日光性皮炎，口腔溃疡，带状疱疹，外耳道疖肿，中耳炎，掌跖脓疱病等炎性化脓性疾病。

五、荆芥连翘汤

荆芥连翘汤有两个方子，一个来源于明代龚廷贤编著的《万病回春》，另一个来源于矢数道明的《汉方后世要方解说》。

《万病回春》中记载如下。

【组成】荆芥、连翘、防风、当归、川芎、白芍、柴胡、枳壳、黄芩、山栀子、白芷、桔梗各等分，甘草减半。上锉一剂，水煎食后服。

【主治】两耳出脓，肾经亦风热也。鼻渊者胆移热于脑也。

日本汉方森道伯根据他多年对二方的临床研究经验，最后制订出日本汉方流派一贯堂医学的经验方荆芥连翘汤。

《汉方后世要方解说》中记载如下。

【组成】荆芥、连翘、甘草、薄荷、黄连、黄芩、黄柏、山栀子、生地黄、当归、川芎、赤芍、防风、枳壳实各15g，柴胡、桔梗、白芷各2g。以水1200ml，煮沸后调文火再煎煮40分钟，取汤液300ml，分2～3次温服。

【功效】散风理气，和血，泻火解毒。

【主治】适用于以红、肿、热、痛为特征的头面部炎性疾病和热性体质的调理，是青年人腺病体质的调理方。

由此看出本方由四物汤，黄连解毒汤，四逆散加荆芥、连翘、防风、薄荷、桔梗、白芷组成。矢数道明认为：此方剂中的温清饮具有改善青年期腺病体质的功效，其余八味药可治疗耳鼻咽喉科的一些疾病，如白芷作用于头部，与防风组合可除头痛；与荆芥、连翘、桔梗同用，可清解在头部停滞的郁热而抑制化脓症；荆芥、防风、薄荷叶、枳壳可治头面部的风热；桔梗、白芷可祛头面部的风邪，并有排脓作用；柴胡解肝热，可增强肝功能。

此方剂有清热和血、解毒的作用，适用于身体瘦弱，皮肤为青白色、浅黑色或暗褐色，对青年期具有解毒证体质的患者，发生急性或慢性中耳炎，急性或慢性化脓性鼻窦炎，肥厚性鼻炎、扁桃体炎、寻常性痤疮，脱发等疾病，患者腹肌和脉象多紧张，长期内服则有良效。

解毒证体质：多见于年轻人，形体中等或偏瘦，面色潮红或红黑，或浅黑色，也有白里透红者，一般面有油光，易发痤疮，疮体色红易化脓。目睛充血或多眵，唇红，咽喉充血，舌红；胸肋部有抵抗感或压痛，腹肌较紧张；入冬手足易冷，入夏手心热。多易烦躁、焦虑或抑郁，容易失眠、头痛头昏、皮肤瘙痒、晨僵、鼻衄、鼻塞流浊涕、耳聋耳鸣、咽痛、扁桃体肿大、口腔溃疡、淋巴结肿大。女性多月经周期短，量中等偏多，黏稠有血块，易痛经，常有宫颈炎、宫颈糜烂、阴道炎等妇科炎症。

【辨证要点】本方是温清饮（四物汤、黄连解毒汤）和四逆散加引载诸药上行的白芷、桔梗，又加轻清上浮的荆芥、连翘、薄荷而成。因此本方以头面部的炎症，即五官科的炎性疾病，以及皮肤科疾病，素有颜面皮肤充血，红血丝、毛细血管轻度扩张，红、肿、热、痛为特征的头面部炎性疾病和热性体质的疾病治疗。皮肤呈暗褐色者可作为辨证要点，内脏的化脓性炎性疾病也可作为辨证要点，但不必悉具。

【临床应用】①银屑病、痤疮、酒渣鼻、激素依赖性皮炎、脱发、系统性红斑狼疮、过敏性紫癜、单纯性疱疹、带状疱疹、毛囊炎、玫瑰糠疹、多形性红斑，另急慢性中耳炎、虹膜炎、急慢性上腭窦化脓、鼻炎、鼻窦炎、鼻疔、急慢性扁桃体炎、肺结核、恶性淋巴瘤、支气管扩张、肺炎、硬皮病、干燥综合征、类风湿关节炎、不孕症、丹毒、疖、痈、盆腔炎、附件炎、宫颈糜烂等都可以考虑应用此方治疗。②慢性复发性口腔溃疡和口腔苔藓，加石膏 30g 疗效更好。③急慢性湿疹，伴有渗出的湿疹，尤其是头面部或者上半身的皮炎湿疹，加薏苡仁 70g 效果更好，急慢性荨麻疹以红色的荨麻疹效果更好。另外，此方是降低转氨酶最快的方子。

系统性红斑狼疮活动期，用荆芥连翘汤加薏苡仁 70g。此方对结核病效果很好，包括淋巴结核、肺结核、肾结核、膀胱结核等，用荆芥连翘汤加穿心莲 30g。

笔者近几年在皮肤科应用荆芥连翘汤治疗银屑病，头面部急慢性湿疹，痤疮，口腔溃疡，系统性红斑狼疮等，虽然取得了满意的疗效，但临床实践发现没有应用六经辨证治疗这些皮肤病见效快。

【类方鉴别】荆芥连翘汤与温清饮的组成、辨证要点及适应证相似，均治疗火热性疾病，其中温清饮偏于治疗在下（下肢），在里（内脏、血分）的火热疾病，而荆芥连翘汤偏于治疗在上（头面部）、在表（皮肤）的火热疾病，以此作为区别。

荆芥连翘汤与龙胆泻肝汤组成相似，均治疗火热疾病。但龙胆泻肝汤专治肝火及生殖器、肛门、泌尿系统疾病，而荆芥连翘汤治疗头面部、皮肤充血的炎性疾病，以此作为区别。

（山西代县董泽老师整理）

六、黄连解毒汤

《外台秘要》记载本方为清热剂，具有清热解毒之功效。主治三焦火毒证。症见大热烦躁，口燥咽干，错语不眠；或热病吐血、衄血；或热甚发斑，或身热下利，或湿热黄疸；或外科痈疡疔毒；小便黄赤，舌红苔黄，脉数有力。现代临床常用于治疗败血症、脓毒血症、痢疾、肺炎、泌尿系感染、流行性脑脊髓膜炎、乙型脑炎等属热毒者。

【组成】黄连 9g，黄芩 6g，黄柏 6g，栀子 9g。上四味，切，以水六升，煮取二升，分二服。

【方歌】黄连解毒汤四味，黄芩黄柏栀子备，躁狂大热呕不眠，吐衄发斑均可为。

【功效】泻火解毒。

【主治】三焦火毒证。

【辨证要点】本方具有消炎（清热解毒），消除充血、止血、安神、调理胃肠的作用。因此本方以诸热性疾病或诸出血性疾病，伴有大热烦躁、错语不眠、精神不安、尿黄、舌质红、脉有力作为辨证要点。

《外台秘要》中记载：若胃中有燥粪，令人错语，正热盛亦令人错语。若秘而错语者，宜服承气汤；通利而错语者，宜服下四味黄连除热汤……前军督护刘车者，得时疾三日已汗解，因饮酒复剧，苦烦干呕，口燥呻吟，错语不得卧，余思作此黄连解毒汤方。

【临床应用】实证、热证体质的患者。

痤疮，酒渣鼻：患者体质壮实，体胖，面红或者灼热，面部油性大，烦躁，口干口渴，小便黄赤，舌红苔黄，脉数有力。本方合葛根汤，加连翘、白芷、野菊花、枇杷叶；有脓疱加贝母、穿山甲（代）、皂角刺等；或者用荆芥连翘汤，有黄连解毒之意。

激素依赖性皮炎：患者体质壮实，烦躁，怕热，面部红、肿、热、痛、痒，干燥紧绷，脱屑，大便干小便黄，舌红苔微黄。本方合葛根汤，加连翘，佐少量的荆芥、防风；若患者怕热，喜冷饮，面部皮损灼热明显者加人参白虎汤。

银屑病：患者体质壮实，面热，烦躁瘙痒，口渴，皮损灼热，充血发红，舌红苔黄，脉数有力。本方合竹叶石膏汤，或者荆芥连翘汤。

湿疹，接触性皮炎，药疹：急性期或者亚急性期，皮损潮红，有渗出、灼热、瘙痒，伴烦躁，口渴，小便黄赤，舌红苔黄，脉数有力。本方合导赤散。头面部的湿疹、接触性皮炎、染发性皮炎，荆芥连翘汤优于本方。

口腔溃疡、口腔扁平苔藓、天疱疮、口角炎等：患者体质易上火，面赤，烦躁，口渴，小便黄赤，舌红苔黄，脉数有力。本方酌加肉桂、白术，也可以用荆芥连翘汤。

玫瑰糠疹：患者体质壮实，面赤，灼热，瘙痒，烦躁口渴，舌红苔黄，脉数有力。本方酌加生地黄、紫草、槐花等。

掌跖脓疱病：患者体质壮实，面赤口渴，烦躁失眠，小便黄赤，手足红肿，密集脓疱夹杂大量鳞屑，反复发作，自觉有非常明显的灼热感，舌红苔黄，脉数有力。本方酌加意苡仁、连翘、生地黄、苦参等。

外科痈疡疔毒：本方合五味消毒饮加减。

另外，本方为大苦大寒之剂，不宜久服，或过量服用，不属实热证者不宜使用。

七、龙胆泻肝汤

出自《医方集解》，为清热剂，具有清脏腑热，清泻肝胆实火，清利肝经湿热之功效。主治肝胆实火上炎证，症见头痛目赤，胁痛，口苦，耳聋，耳肿，舌红苔黄，脉弦细有力；肝经湿热下注证，症见阴肿，阴痒，筋痿，阴汗，小便淋浊，或妇女带下黄臭等，舌红苔黄腻，脉弦数有力。临床常用于治疗阴虚而不甚、阳亢而不烈之高血压及滴虫性阴道炎、阴痒、带下等。

【组成】龙胆草（酒炒）6g，黄芩（酒炒）9g，山栀子（酒炒）9g，泽泻12g，木通9g，车前子9g，当归（酒炒）8g，生地黄20g，柴胡10g，生甘草6g。水煎服，亦可制成丸剂，每日2次，每次6~9g，温开水送下。

【方歌】龙胆泻肝栀芩柴，生地车前泽泻偕，木通甘草当归合，胆经湿热力能排。

【功效】清泻肝胆实火，清利肝经湿热。

【主治】肝胆实火上炎证，肝经湿热下注证。

【辨证要点】头痛目赤，胁痛，口苦，咽干，耳聋耳鸣，耳肿耳疼，阴肿，阴痒，阴囊潮湿，小便黄赤，小便痛，或妇女带下黄臭，舌红苔黄腻，脉弦数有力。

【临床应用】急、慢性湿疹，耳周湿疹，外阴部湿疹，伴有头痛目赤，胁痛，口干口苦，耳聋，阴肿，阴痒，筋痿，阴汗，小便淋浊，小便黄或有灼热感，刺痛，小便味重，或妇女带下黄，舌红苔黄腻，脉弦数有力。可投本方加减治疗，最具有代表性的就是张志礼教授治疗急性皮炎湿疹的石兰草煎剂，取龙胆泻肝汤之主药龙胆草、黄芩、生地黄以清利肝胆湿热，凉血护阴；取白虎汤之石膏以清气分实热，除烦止渴；又加板蓝根，马齿苋等现代药理研究证实有抗病毒，抗炎，抗组胺作用的清热解毒之品。

历经龙胆泻肝汤、清热除湿汤、清肤合剂、石兰草煎剂几个发展阶段，笔者总结并组创了石兰草方。

石兰草方：生石膏 30g，板蓝根 30g，龙胆草 10g，车前草 10g，黄芩 10g，干生地黄 30g，牡丹皮 15g，赤芍 15g，马齿苋 30g，六一散 30g。

适用于带状疱疹患者体质壮实，口干口苦口渴，大便正常或便秘，溲赤，证属实热湿型患者的治疗。因方中药多苦寒，易伤脾胃，故脾胃虚寒和阴虚阳亢患者不易投本方治疗。

八、犀角地黄汤

出自孙思邈《千金要方》。

【组成】犀角一两（以水牛角代，30g），生地黄半斤，芍药三分，牡丹皮一两。上药四味，㕮咀，以水九升，煮取三升，分服。现代用法：作汤剂，水煎服，水牛角镑片先煎，余药后下。

【功效】清热解毒，凉血散瘀。

【主治】伤寒及温病，应发汗而不汗之内蓄血者，及鼻衄吐血不尽，内余瘀血，面黄，大便黑，为消瘀血方。热入血分证，症见身热，瘀斑色紫，舌绛起刺，脉细数。热伤血络证，症见发热伴有皮肤黏膜出血、鼻出血、便血、尿血，或吐血没有发热。蓄血瘀热证，症见健忘，发狂，但欲漱水不欲咽，腹不满，其人言痞满，大便黑，舌质紫暗，或有昏迷。凡具备之一者就可投入，不必悉具。

【临床应用】①红皮病、银屑病、过敏性皮炎、剥脱性皮炎、过敏性紫癜：患者皮损潮红，皮疹紫黑，心烦易怒急躁，舌质暗紫，考虑应用本方加减治疗。伴有发热或感染者，合黄连解毒汤、白虎汤加减。

②原发性血小板减少性紫癜、过敏性紫癜：以皮肤、黏膜、鼻、牙龈等部位出血，舌质紫暗。本方加小柿子叶 30g 有疗效。其中小柿子叶为促进血小板生成的药物。另外血小板减少性紫癜，有时也可用归脾汤加水牛角 30g，小柿子叶 30g，薏苡仁 70g。

现代研究发现，犀角地黄汤可能通过减少细胞凋亡、抑制炎症，对脑出血的继发性神经元损伤起保护作用。可解热、抗感染、抗过敏及变态反应、改善微循环及增强免疫功能、抗血管内皮细胞黏附分子表达作用。

九、当归拈痛汤

出自《医学启源》。别名：拈痛汤、当归止痛汤。为祛湿剂，具有利湿清热，疏风止痛之功效。主治湿热相搏，外受风邪证。症见遍身肢节烦痛，或肩背沉重，或脚气肿痛，脚膝生疮，舌苔白腻微黄，脉弦数。临床常用于治疗风湿性关节炎、类风湿关节炎属湿热内蕴而兼风湿表证者。

【组成】羌活、甘草、茵陈（酒炒）各 15g，防风、苍术、当归身、知母（酒洗）、猪苓、泽泻各 9g，升麻、白术、黄芩（炒）各 3g，葛根、人参、苦参（酒浸）各 6g。水煎服。

【方歌】当归拈痛羌防升，猪泽茵陈芩葛人；二术苦参知母草，疮疡湿热服皆应。

【功效】利湿清热，疏风止痛。

【主治】湿热相搏，外受风邪证。即风湿热痹及湿热脚气属湿邪偏重之常用方。临床应用以肢节沉重肿痛，舌苔白腻微黄，脉数为辨证要点。

【临床应用】①湿疹：肢节沉重肿痛，皮疹色红，水疱，糜烂渗出，瘙痒严重，尤其是下半身的皮炎湿疹，或脚气感染，疮疡，舌苔厚腻微黄，脉数。②带状疱疹，生殖器疱疹：下肢沉重疲乏，会阴部潮湿，小便黄，舌苔白腻微黄，脉数。③结节性红斑：双小腿中下部和踝关节皮肤肿胀，按之凹陷，局部硬结，自觉疼痛，有时下垂和夜间加重，舌苔厚腻微黄，脉数。

十、四妙散

四妙散见于清代医家张秉成所著的《成方便读》一书，由苍术、黄柏、牛膝、薏苡仁四味药组成，是由《丹溪心法》中的二妙散即苍术、黄柏，和《医学正传》的三妙丸即苍术、黄柏、牛膝演变而来。此三方乃一脉相承之剂。原方主治湿热下注、腿足红肿、痿软无力等为主要表现的疾病。近年来笔者运用此方治疗以下肢局部红肿、溃疡、流脓流水、奇痒难忍为特征的疾病。以下焦湿热为主要表现的疾病，皆可用之，不必拘泥于痿证。常用四妙散为基础方化裁应用治疗皮肤病，扩大了四妙散的应用范围。

【组成】苍术 15g，黄柏 10g，牛膝 12g，薏苡仁 30g。

【方歌】二妙散中苍柏煎，若云三妙牛膝添；四妙再加楚苡仁，湿热下注痿痹痊。

【功效】清热利湿。

【主治】湿热下注所致的痹病，症见足膝红肿，筋骨疼痛，局部红肿、溃疡、流脓流水、奇痒难忍，小便黄赤，舌苔黄腻。

【临床应用】①湿疹：皮疹以水疱、渗出、丘疹为主，小便黄赤，舌苔黄腻，可投本方酌加苦参、白鲜皮、萆薢等。糜烂感染者合并五味消毒饮，水肿渗出明显者考虑合并茵陈五苓散。②丹毒：双下肢局部鲜红肿胀，灼热疼痛，小便黄，大便黏，舌红苔黄，脉数者。可投本方合四味健步汤和五味消毒饮等加减治疗。③结节性红斑，过敏性紫癜：双小腿出现紫斑，伴有关节疼痛，小便黄，大便黏马桶，舌红苔黄腻，脉数。可临床辨证考虑本方合柴胡桂枝汤或者四味健步汤、桂枝茯苓丸等治疗。

十一、仙方活命饮

出自《校注妇人良方》和《证治准绳》，又名"真人活命饮"。《医宗金鉴》誉本方为"疮疡之圣药，外科之首方"，适用于阳证肿毒而体实的局部红肿热痛的各类疮疡肿毒。若用之得当，则"脓未成者即消，已成者即溃"，在中医皮肤病和外科学中应用广泛。

【组成】白芷9g，贝母9g，防风9g，赤芍9g，当归9g，甘草节9g，皂角刺（炒）9g，穿山甲（代）（炙）9g，天花粉9g，乳香9g，没药9g，金银花15～30g，陈皮15g。用酒一大碗，煎五七沸服。现代用法：水煎服，或水酒各半煎服。

【方歌】仙方活命饮平剂，疮毒痈疽俱可医；未成即消疼肿去，已成脓化立生肌。穿山皂刺当归尾，草节金银赤芍宜；乳没天花防贝芷，陈皮好酒共煎之。

【功效】清热解毒，消肿溃坚，活血止痛。

【主治】阳证痈疡肿毒初起，热毒壅聚，气滞血瘀。症见局部红肿热痛，或身热凛寒，苔薄白或黄，脉数有力。

本方以清热解毒，活血化瘀，溃坚消散为主。对痈疡脓未成者，用之可消散，已成脓者即溃。

【临床应用】①痤疮、口周皮炎合并痤疮、毛囊炎：症见红色丘疹，脓疱红肿热痛，囊肿将要破溃，炎性比较明显，面部油腻，伴口干口渴，或者大便干，小便黄，舌苔薄白或黄，脉数有力，可以考虑泻心汤和五味消毒饮加减治疗。②蜂窝织炎、脓疱疮、深部脓肿、化脓性扁桃体炎、乳腺炎、阑尾脓肿等，以及属于中医阳性范围的痈疡疽疖，各种化脓性炎症，考虑合五味消毒饮加减治疗。

十二、五味消毒饮

出自《医宗金鉴》。

【组成】金银花20g，野菊花15g，蒲公英15g，紫花地丁15g，天葵子15g。水一盅，煎八分，加无灰酒半盅，再滚二三沸时热服，盖被汗出为度。现代用法：水煎，加酒一二匙和服。药渣捣烂可敷患部。

【功效】清热解毒，消散疔疮。

【主治】火毒结聚的痈疮疔肿。初起局部红肿热痛或发热恶寒的各种疔毒、疮形如粟，坚硬根深，状如铁钉，舌红，苔黄，脉数。

【临床应用】轻者痤疮、酒渣鼻、丹毒、毛囊炎，严重者痈疮热毒等各种疔毒初起，常以本方为主加减使用。

【类方鉴别】本方与仙方活命饮同具清热解毒之功，但仙方活命饮以消散活血为主，兼以清热解毒；本方以清热解毒为主，侧重消散疔毒，是为两方不同之点。

十三、四妙勇安汤

出自《验方新编》。

【组成】金银花、玄参各三两，当归二两，甘草一两。水煎服，一连十剂，药味不可少，减则不效，并忌抓擦为要。

【方歌】四妙勇安金银花，玄参当归甘草加；清热解毒兼活血，热毒脱疽效堪夸。

【功效】清热解毒，活血止痛。

【主治】脱疽。脉管炎，热毒炽盛，症见患肢暗红微肿，或见灼热，溃烂腐臭，疼痛剧烈，或见发热口渴，舌红脉数。

【方义】本方所治脱疽，部位在四肢远端，尤以下肢多见。本方证是由热毒化火内郁而成。火毒内阻，血行不畅，瘀滞筋脉，所以患处红肿灼热且痛，溃烂腐臭。方中重用金银花，清热解毒为主；玄参泻火解毒；当归活血散瘀；甘草配金银花加强清热解毒作用。共收清热解毒，活血通脉之功，使毒解、血行、肿消痛止。本方组成具有量大力专，连续服用的特点（原书"一连十剂"），故用量少，时间短均难见疗效。

【临床应用】常用于热毒型血栓闭塞性脉管炎，或其他原因引起的血管栓塞病变。在运用时，每据证情现状，配伍活血祛瘀、活血止痛、养阴清热等药物。需要注意的是，阴寒型、气血两虚型的血管栓塞性病变，皆非本方所宜。

十四、养营疏风汤

【组成】四物汤合泻白散，加麻黄、白鲜皮、蝉蜕、艾叶、红花。

【功效】补血养阴扶正，散风宣肺，活血化瘀祛邪。

【主治】营血亏虚，风湿热邪郁阻于肺。

【方义】当归，补血调经，活血止痛，润肠通便。据药理研究：对子宫有兴奋和抑制作用，对维生素E缺乏症有一定的疗效；据抗菌试验：对痢疾杆菌、伤寒杆菌、大肠埃希菌、白喉杆菌、溶血性链球菌等均有一定的抑制作用。川芎，活血行气，祛风止痛。据药理研究：少量对大脑有抑制作用，对心脏呈微麻痹作用，直接扩张周围血管；大量使用能降低血压，少量能刺激子宫的平滑肌，使之收缩，大量则反使子宫麻痹而收缩停止。熟地黄，补血滋阴。据药理研究：有降低血糖的作用。白芍，平肝止痛，养血和阴。据抗菌试验：对痢疾杆菌、伤寒杆菌、大肠埃希菌、铜绿假单胞菌、葡萄球菌、溶血性链球菌、肺炎双球菌、百日咳杆菌等有较强的抗菌作用。据药理研究：对胃肠平滑肌有不同程度的松弛作用，故有缓解痉挛、止痛作用。桑白皮，止咳平喘，利水消肿。据药理研究：有降低血压作用，并有显著的利尿作用。地骨皮，清肺止咳，退虚热。据药理研究：有解热、降压作用，直接扩张血管，并能降低血糖。白鲜皮，清热解毒，祛风除湿。据抗菌试验：对皮肤真菌有抑制作用。艾叶，温经止痛，调经安胎，散寒除湿。麻黄，发汗散寒，宣肺平喘，利水消肿。据药理研究：能舒张支气管平滑肌，故有平喘作用。使血压上升，有发汗作用，有明显的利尿作用。据抗菌试验：对流感病毒有抑制作用。红花，活血通经、祛瘀止痛。据药理研究：有兴奋子宫、肠管、血管和支气管平滑肌，加强其收缩的作用，大剂量则抑制。甘草，补脾益气，清热解毒，润肺止咳，调和诸药性，缓急止痛。据药理研究：有解毒作用，有明显的抗利尿作用，又有肾上腺皮质激素样作用，还有镇咳作用。粳米，养阴润肺，通行肺气。

总之，全方有养营补血，疏风祛湿，活血化瘀，发汗散寒，利水消肿之效，以及抑制细菌、病毒镇咳作用。

【临床应用】内科疾病：咳喘，如喘息性支气管炎；紫癜，如过敏性紫癜、血小板减少性紫癜；痹证，如肌肤麻痹、面神经麻痹（掉旋风）。

皮肤疾病：皮癣，如牛皮癣，鱼鳞癣，头、手、足癣，皮肤角化症；皮疹，如荨麻疹、湿疹、痒疹、带状疱疹；皮炎及过敏性皮炎、神经性皮炎、脂溢性皮炎。

对上述诸疾的治疗，应用此方，疗效都很可观。一个方剂之所以能治多种疾病，是因为上述诸疾，均属风热、湿邪侵犯肺系所致。风、热、湿邪侵犯肺系，酿成阳盛阴虚。阳盛即邪气盛，故以泻白散清泻肺系之客热，配以麻黄、蝉蜕、白鲜皮开鬼门、祛风、散湿、解毒。阴虚即营血虚，营血虚是因"邪之所凑，其气必虚，阴虚者，阳必凑之"，所以，应用四物汤养营、滋阴、补血谓之扶正，配以艾叶、红花，温经活血，通经畅络，使血畅其流，血养则风治，所谓"治风先治血，血行风自灭"是也。该方适应证较多，只要抓住风湿热邪郁阻于肺这一病机，一方即可治多病，此所谓"异病同治"。

养营疏风汤是内蒙古自治区儿科名医李凤林老师的自拟方，我在其基础上加了黄连解毒汤，以提高疗效。

十五、泻白散

出自《小儿药证直诀》。

【组成】桑白皮、地骨皮（炒）各一两（30g），炙甘草一钱（3g）。将上药研为细散状，用水煎粳米 20g，取米汤送服，饭前服用。

【方歌】泻白桑皮地骨皮，甘草粳米四般齐，肺热阴虚咳喘证，清肺养肺喘咳宜。

【功效】清泻肺热，止咳平喘。

【主治】肺热阴虚证，症见咳嗽，气喘气急，皮肤蒸热，日晡尤甚，舌红、苔黄，脉数。急慢性支气管肺炎、病毒性肺炎、细菌性肺炎等临床表现符合肺热阴虚证者。

【方义】桑白皮清泻肺热；地骨皮凉血益阴；粳米、甘草补益中气。临床主要用于皮肤发红性皮肤病，如痤疮、红斑性牛皮癣。

【临床应用】临床应用时应注意桑白皮、地骨皮用量调配关系，甘草粳米用量调配关系。泻白散虽是辨治肺热阴虚证的代表方，但在临床中对气阴两虚证等病变也具有良好的治疗作用。

十六、泻黄散

出自《小儿药证直诀》。

【组成】藿香叶七钱（21g），山栀子一钱（3g），石膏五钱（15g），甘草三两（90g），防风四两（120g）。将上药研为细散状，用蜜酒微炒散药，至香气冒出，每次3～6g，用水煎散药，温服药汁，不拘时服。

【方歌】泻黄散中用藿香，栀子防风石膏草。

【功效】清泻伏火，芳香透达。

【主治】脾胃伏火，寒湿蕴结证。症见烦渴易饥，口唇干燥，口臭口疮，手足不温，舌淡红、苔薄，脉数，及弄舌等。口腔炎、牙龈炎、口周炎、急性胃炎、急性胰腺炎、三叉神经痛等临床表现符合脾胃伏火，寒湿蕴结证者。

【方义】栀子清热燥湿，石膏清热生津，藿香芳香化湿，防风辛温透散，甘草益气和中。

【临床应用】临床主要用来治疗唇炎（渗出性）。同时应重视藿香、防风用量调配关系，栀子、石膏用量调配关系，藿香、甘草用量调配关系。泻黄散虽是辨治胃热夹寒湿证的重要代表方，但在临床中对外寒里热证等病变也有良好作用。

十七、黄连阿胶汤

此方为伤寒论方。少阴病，得之二三日以上，心中烦，不得卧，黄连阿胶汤主之。

【组成】黄连四两，黄芩二两，芍药二两，鸡子黄二枚，阿胶三两。上五味，以水六升，先煮三物，取二升，去滓，内胶烊尽，小冷，内鸡子黄，搅令相得，温服七合，日三服。

【功效】滋阴清热。

【主治】少阴病热化证。除用于阴虚火旺、心肾不交的失眠烦躁，也可用于肠胃有热的下利、热伤阴血之便红。总之，凡病机属阴虚阳亢，水不济火者，都可考虑应用。

【临床应用】①各种慢性皮肤病如皲裂性湿疹、红皮型银屑病、掌跖脓疱病、进行性掌跖角皮症、红皮病等反复日久呈慢性经过，邪热未尽而阴血耗伤，肌肤不荣而呈现皮疹红赤、皮损有灼热感，皮损干燥、糠皮样脱屑，瘙痒，烦躁失眠夜不能寐者。②颜面部之皮肤病如激素依赖性皮炎、脂溢性皮炎、敏感性皮炎、光化性皮炎等日久不愈，皮疹呈枯燥状态者，都可以考虑用本方治疗，有很好的效果。

十八、败毒散

【组成】柴胡 9g，前胡 9g，川芎 6g，枳壳 9g，羌活 9g，独活 6g，茯苓 9g，炒桔梗 6g，人参 6g，甘草 5g，生姜 2 片，薄荷 2g。水煎，分 2～3 次，温服。

【方歌】人参败毒草苓芎，羌独柴前枳桔同；生姜薄荷煎汤服，祛寒除湿功效宏。

【功效】益气解表，散风祛湿。

【加减化裁】荆防败毒散：人参败毒散去人参、生姜、薄荷，加荆芥、防风。

大便不通：加芒硝、大黄。

热盛痛急：加黄连。

疮疡肿毒：加金银花、连翘。

荆防败毒散加人参，合麻杏薏甘汤，治疗单纯头部银屑病和扁平疣效果很好。合消风散治疗里热外寒的全身性银屑病有很好的治疗效果。

此方可用于化脓性疾病的初期，有恶寒发热、局部红肿，及疼痛的疖、痈、乳腺炎、上颌窦化脓，头皮毛囊炎等症候。此外，对有过敏体质患者的湿疹、皮炎、荨麻疹等也有良效。

【临床应用】此方以"透表和里"为特点，清代医家喻昌曾用本方治时疫初起之痢疾者，可使陷里之邪退表而解，痢疾得愈，被称为"逆流挽舟"之法。现代则多用于气虚或痰湿之人，感受风寒湿邪之胃肠型感冒者。临床拓展运用治疗皮肤病。

山西大同大学门纯德教授用本方加减治疗银屑病效果很好。在此摘录门纯德教授研治牛皮癣（银屑病）的体会供大家参考学习。

"牛皮癣"，是民间称谓的一个病名，在古代文献中亦有记载，但称谓不统一，古代不统一，现代亦未统一。

古代有白疕、蛇风、白壳疮、风癣的不同称谓，实际上中医学称本病为松皮癣，现代医学称之为银屑病，这是根据本病的临床特点而命名的。按现代医学来看，它属于红斑鳞屑性皮肤病。为了大众化，我们就权且称牛皮癣，而实际上中医学所称的牛皮癣相当于现代医学的神经性皮炎。总之，本节所说的这个病，就是现代医学所称的银屑病，中医学所称的松皮癣，也就是社会上所称的牛皮癣。

牛皮癣是一个反复发作且常见的皮肤病，人们都知道此病顽固难治，更令人讨厌的是瘙痒难忍、容易复发，仅有很少数的患者不太痒。笔者临床治疗此病也有600余例了，不痒的也就4～5例，病灶、皮损均存在，就是不痒，因其顽固难治，所以社会上流传着"名医不治癣，治癣必丢脸"的说法。这也反映了本病的难治，我们是医生，当然也不能管丢脸不丢脸了，只要患者有病痛，我们就要给他治疗。这几年来，我在中医学整体观和辨证论治的指导下，采取了辨病和辨证相结合的方法，根据《黄帝内经》"形诸外，责之内"的理论，对本病进行研治，透过现象探求它的本质，遵循外病内治的原则，到目前已治疗约600余例。但因观察、研究的时间较短，还没有完全掌握其规律，只初步摸索出了一些规律：以内治（治本）效果较好，结合外治（治标）。下面浅谈其临床特点。

牛皮癣多发生于人体躯干和四肢的伸侧（也就是中医六经所循行的阳面）以及头部（凡四肢有的，头部大多也有），很少蔓延到面部，多年来我在临床只遇到10余例面部皮损的，严重者可蔓延到全身所有的皮肤。本病多在秋、冬两季症状加重，少数患者春、夏两季加重。这与其体质阴阳虚盛有关。其形状特点：呈点状、钱币状、环状、牡蛎状、地图状，临床确实多种多样，受损皮肤表面有一层银白色的鳞屑，搔后银屑脱落，基底呈粉红色平面，发亮，部分还有小的丘疹，边缘界限明显，上面覆盖着一层薄膜，部分还有小的出血点。只有明白了上述特点，才能与其他皮肤病相鉴别。神经性皮炎无此特点，只表现为皮肤粗糙，形似布纹，因此称"布纹征"。

有的牛皮癣患者皮损表面覆有一层黄白色的硬脂斑，现代医学也叫鳞屑；病情特殊的还伴有关节型，前几天我还遇到一例全身牛皮癣，关节疼痛明显，与类风湿关节炎症状相似；有的脓疱型，手指抓后继发感染；有的皮损处流水的，即渗出型，现代医学叫银屑病湿疹样变；有的呈红皮型，全身皮肤似猩红热般发红、发痒、发热，且有皮损，也就是中医所称阳盛之体。总之，其主要的自觉症状是皮损部位有不同程度的瘙痒，这也是患者难以克制的主要痛苦。

中医学常说的外感六淫之邪、内伤七情，现代医学也有此说法，即精神、情绪因素对本病的影响。以上原因导致了气血失和，营卫不调，经络阻遏，毛孔（玄府）失去透发、宣通之机。牛皮癣患者，往往汗出较少或无汗出，毛孔闭塞，这样导致皮肤失去了荣养，形成内湿外燥的病机，接近于肌肉的部分有湿，内湿不得外泄就产生了瘙痒；皮肤这一部分为外燥，外燥不得滋润则脱屑，就出现了皮损的症状。根据中医学察外知内的理论，皮毛之枯燥与肺有关，肌腠之湿邪与脾有关。病程日久，缠绵难愈，湿邪则深入影响肝肾，故日久还与肝肾有关。因此，治疗此病必须树立整体观念，全面分析，外病内取，辨证施治。

1. 风寒体虚型

风寒是外因，体虚是内因，所以治疗上既要祛邪又要扶正。除了以上所讲的皮损特点，患者还表现为风寒体虚的特点，冬季发作较多见、较重，春夏季较轻。头部及上半身皮损较多，皮色为淡红色（说明无更多的热象），鳞屑较多，瘙痒较轻，舌苔薄白，脉略浮。

治疗原则：辛温解表，润肺燥脾兼补气。常用方剂为"人参败毒散"加味。组成：党参 12g，荆芥 9g，防风 9g，炙甘草 6g，川芎 6g，茯苓 15g，羌活 9g，独活 9g，前胡 6g，柴胡 6g，桔梗 6g，枳壳 9g，麻黄 6g，桂枝 6g，蝉蜕 9g，麦冬 12g。水煎服。

病程久者，加鳖甲 12g，生姜 3 片。

个人体会：凡瘙痒严重，不用麻黄是不会见效的，其他皮肤病也是如此，所以笔者在治疗中常用麻黄这味药。

2. 风热挟实型

此型相当于现代医学所说的银屑病发展期。此型皮肤发燥，腠理发湿，风热而挟实，其脉象浮而有力，皮损多在夏季较多，症状较重且反复发作，冬季则皮损减轻，皮疹色红瘙痒严重，少汗或无汗，全身布满皮损，舌质比较红，舌苔黄，脉象浮而有力。

治疗原则：祛风清热，润肺燥脾兼泻实。常用方剂为"防风通圣汤"加味。组成：防风 10g，熟大黄 3g，芒硝 3g，荆芥 6g，麻黄 6g，赤芍 10g，栀子 9g，连翘 9g，甘草 6g，桔梗 6g，川芎 6g，当归 9g，生石膏 15g，滑石 9g，薄荷 6g，黄芩 9g，苍术 9g，蝉蜕 9g，萆薢 9g，麦冬 12g，鳖甲 12g，生姜 3 片。水煎服。

我们应该重视此方，它对于发展期身体不虚的患者，疗效好，见效快。

3. 津虚血燥型（阴虚内燥型）

此型的表现是不断出现新的皮损，旧的皮损仍继续扩大，皮损鲜红，鳞屑较厚，皮肤干燥，奇痒难忍，舌边尖红，苔微黄，脉象弦数。此型燥重于湿。

治疗原则：养阴清热，凉血疏风。常用方剂为"滋燥养营汤"加味，此方是我从《成方切用》里选出来的，组成：熟地黄 12g，生地黄 12g，当归 15g，白芍 15g，秦艽、黄芩各 9g，防风 9g，甘草 6g，麦冬 15g，玄参 15g，丹参、蝉蜕各 9g，牡丹皮 9g，槐花 9g，麻黄 3g。水煎服。

4. 湿热蕴毒型

此型临床不多见，属于"银屑病"继发感染，甚至于感染化脓，或伴有渗出液，且皮损糜烂，舌苔黄腻，脉象滑数，此型湿甚于燥。

治疗原则：清热解毒利湿。常用方剂为"银花解毒汤"加减。组成：金银花 15g，连翘 9g，黄芩 9g，生地黄 15g，黄连 12g，赤芍 10g，蝉蜕

9g，甘草 6g，萆薢 9g，苍术 10g，土茯苓 15g，木通 6g。水煎服。

5. 肝肾阴虚型

此型为慢性静止型，较为难愈。皮损分布稀疏，病程较久，有的在 10 年以上，常伴有腰酸肢软，头晕耳鸣，有的还伴有低热、手足心发热。此型为病程日久影响了肝肾，不单是肺和脾的问题了。

治疗原则为养阴润燥，调补肝肾。常用方剂为"一贯煎"或"知柏地黄汤"加萆薢 12g，白蒺藜 12g（慢性的、顽固的，用此药效果很好），生白芍 12g，麻黄 5g（通透宣发，佐制阴药的过腻）。

我常说，学中医的在临床上辨证不要嫌其烦，嫌其复杂，辨证越确切，针对性越强，效果就越明显，此型已影响到肝肾了，如果还治肺脾，效果就不明显了。所以作为一名医生，对每一位患者都要做到细致、深入的了解和研究。

6. 冲任不调型

此型多见于妇女，尤其是妊娠期间，虽然临床所遇不多，但应该重视。此型是因妊娠期冲任失调所致，表现为妇女经治疗后皮损减轻或消失，产后皮损又出现，且伴有月经不调。

治疗原则：和血调整脾胃，兼助肾阳。常用方剂为"四物汤"加味。组成：当归 15g，熟地黄 15g，生白芍 15g，川芎 6g，仙茅 12g，淫羊藿 12g，菟丝子 12g，丹参 12g，蝉蜕 9g，白蒺藜 12g。

7. 湿恋关节型

此型多因风燥伤卫，皮损未去，病程日久，内湿不得外泄而留恋在关节，所以多伴有全身关节疼痛，舌质较嫩（有湿气），脉滑数。此型虽然不多，但临床上有此类患者，所以也要分型分出来，这样治疗就更具体。治疗原则：养阴利湿。常用方剂为"麻杏苡甘汤"加味。组成：麻黄 9g，杏仁 10g，薏苡仁 24g，甘草 9g，蝉蜕 9g，萆薢 12g。水煎服。

此方虽简单，但疗效很好，只要抓住"伴有关节疼痛，脉象偏数"的证型特点，即可应用此方。

8. 肝郁血滞型

此型是病情发展的一个过程，我把它列为一型。此型往往出现在"银屑病"治疗的后期，即恢复期。这时虽然皮损消退，瘙痒停止，自觉症状、他觉症状基本上都改善或痊愈了，但其皮色不净，灰紫黑的瘢痕（色素沉着）遗留不退。我们认为是肝郁血滞，现代医学叫作"吸收"，就是吸收不了，中医学认为是内有肝郁而外现郁色，即有诸内形诸外了，有的一两年不愈。

治疗原则：平肝疏郁活血。常用方剂为"逍遥散"加味。组成：柴胡 12g，生白芍 12g，当归 12g，茯苓 15g，白术 10g，炙甘草 6g，薄荷 6g，牡丹皮 9g，蝉蜕 9g，白蒺藜 12g。水煎服。

蝉蜕对皮肤的功能恢复相当有效，因为它能促进皮肤新陈代谢。

以上是"银屑病"的 8 个类型，虽看起来较为烦琐，但我认为辨清楚证型，还是很有必要的，疗效也是比较满意的。临床上治疗本病有时也用一些外用药，但不是以其为主，只是作为一种治标的方法。

笔者常用的还有一种药酒：生杜仲 30g，百部 30g，紫荆皮 30g。用 65 度左右的白酒八两浸泡 1 周后，用脱脂棉蘸浸涂患处，每日早晚 2 次。

【临床体会】"银屑病"的特点为病程长，不易治愈，多数患者易复发，有的反复多次复发，所以目前认为本病很难根治。我在 1970—1983 年 10 余年的研治过程中，所治愈的患者，未复发的有很多，但也有一些治愈的患者复发的，有的是痊愈 10 余年后又复发的，所以说此病彻底痊愈是不客观的，只能说临床治愈。

究其原因，有三个方面：一是此病病因至今尚不明了。前面所讲的中医学对本病的认识也只是认识了一部分，且多是病机上的认识，如内湿外燥等，仅是一些机制，特别是我多年来发现的一点，即皮肤（毛孔、玄府）失去了透发、宣通之功能，以上所用的方剂，均离不开通透、宣发，只有通过通透、宣发，才能使内湿宣泄，病情好转。二是在对本病的认识上缺乏整体观，不从脏腑、气血变化着眼。三是在诊断治疗的过程中，缺乏辨证施治的观点，不从理法方药着手；只重视皮肤局部，不重视内脏功能；只重视偏方验方、外用药的作用，不重视辨证分型、内服药的作用。

一旦治疗无效就听之任之，患者失去了信心，医者也无能为力而失去信心。所以作为一名医生，应该有一种为事业而奋斗的精神，对于这种病，我们也应该采取与其他疾病一样的态度。如肝炎一病，中医治疗是通过辨证（辨为肝脾不和、肝肾阴虚等类型）而分型论治，对于肾病（慢性肾炎、尿毒症、肾功能不全、肾衰竭等），中医也要进行辨证，然后分型论治，所以对"牛皮癣"，既然认为它复杂难治，就更应该全面地辨证、分型论治，所以我对人和病、邪和正、内和外都要进行全面的分析，尽量避免头痛医头、脚痛医脚的局部观点。总之，应在整体观念指导下，全面认识分析此病。

研治以来的几点体会如下。

第一点，要解决主要矛盾，就是要解决"内湿外燥"这个矛盾，即要抓住"通玄府，利毛窍，通透宣发"的治疗法则，这样才能把复杂的病理状态转化成正常的生理状态，使表里调和，营卫调和而病自愈。

第二点，本着"形诸外，责之内"的原则，既强调内因，又强调外因，在用药上不单纯用祛邪药，也不单纯用扶正药，而是祛邪与扶正相结合。

第三点，治疗"银屑病"也和治疗其他病一样，医生、患者双方都要有耐心、有信心，树立必胜的信念。由于患者体质不同，疾病类型不同，医生辨治水平不同等原因，患者的疗程也会各不相同。有的患者服了 20 剂药后还未见效，便失去了信心，这时作为医生一定要有信心，同时还需做患者的心理工作，使其树立信心。当然也有个别患者，长期服药并无明显疗效的。

简单举几个例子。我在研治本病的初期，即 1970 年，曾治一例症状较典型的男性患者。当时患者的皮损布满全身，其癞状怕人。一般本病很少侵害颜面部，而他整个颜面部受损，甚至皮损已侵害眼睑，导致双眼呈细缝状。因为是本家亲戚，故来诊时就与我一室就寝。他每晚睡前要全身上下搔抓挠痒，直至出现血点后才觉过瘾，每次抓挠后，都可用双手捧出数捧鳞屑及皮痂，可盛少半簸箕，就连其背部及双手不及之处，也要用我的"痒痒挠"（老头乐）使劲抓挠。他在我这里治疗了29天，也就是与我同住了29天，在走的前一天，其全身皮损、鳞屑全部消退，皮肤光滑。当时他属于风热挟实型，主要是用防风通圣汤，未用外用药，老家经常来人告知他的近况，遂得知他时至今日也未复发。

再一例是一位女性患者王某，朔县人。她也是全身性皮损，较之上一例患者皮损略稀疏一些，此患亦缠绵日久（病程较长）。此例虽皮损稀疏，但比较难治，可以说是我治疗过的患者中最难治的一例了，先后服药达113剂，才最终痊愈。所以我说，治疗这个病必须要有耐心、有信心，因为这个病比较复杂、顽固。

还有一例是一位复发的患者，叫杜某，男，大同市人。患者治好后，过了半年又复发了，至今已治愈了3次，但还是复发。

我把这几种情况进行了分析，认为应该先在思想上有一个认识。急性的、实性的、热性的、症状严重的、布满全身的比较快痊愈，慢性的、稀疏的，不论病程长短，都比较难愈。因此我们必须强调辨证，不辨证是绝对不行的。

第四点是关于职业方面的。工人、农民（体力劳动者）疗程短，易治愈；城市的干部、知识分子（脑力劳动者）较难治一些，可能与城市公费医疗用药容易、用药多，以及抗药性有关系。有的一轮服毕（一般是12剂或16剂），皮损就全部退净，这些多是农民或工人，但干部、知识分子就较慢，这个规律不单存在于本病的治疗过程中，我认为别的病亦然。

第五点是未成年的儿童或未结婚的青年比较容易治，愈后瘀斑也易退，已婚的成年人、老年人较难治。这可能与生理上新陈代谢有关系，按现代医学的理论，在生理、化学方面，儿童是以合成为主，青壮年是分解、合成各半，老年人以分解为主，疗效的好坏、快慢可能与这些有关系，甚至还与内分泌有关系。

我对治疗的600余例"牛皮癣"患者进行了临床统计：服药50剂以

下治愈的为大多数，占 60% 左右；服药 100 剂左右治愈的是少数。总之，医患双方对本病都应该有一个足够的认识，要有一个必胜的信念。

以上的体会，包括辨证分型，仅是笔者的粗浅认识。所有的方药都是古人的成方，我不过是在其基础上略有加减。如果说有点疗效，还是在中医辨证论治的指导下取得的。如果非要说一些自己的创新之处，那就是着重强调的，根据其"内湿外燥"的机制，通过"通透，宣发皮肤腠理"而使内湿宣泄。同时，这也是我在治疗本病中的一点新的认识。开始的时候我就是强调利湿、润燥，所以疗效上差一些，后来认识到治疗时必须强调通透、宣发，用药时必用通透毛孔的药物，疗效才进一步提高了。只有通透、宣发了，才能够解决外燥，也才能解决内湿。

以上仅是笔者的管窥，也可能是偏见，不一定正确；但是作为经验，偏见也好，正见也罢，笔者都愿意把它介绍出来供同道参考借鉴。

（山西代县董泽老师整理）

十九、消风散

消风散，在皮肤科临床应用的机会很多，《外科大成》和《医宗金鉴》都有消风散的记载，在日本汉方中应用也不少。

【组成】当归 9～15g，生地黄 15～20g，防风 6～9g，蝉蜕 6～9g，知母 6～9g，苦参 9～18g，胡麻仁 9～15g，荆芥 6～9g，苍术 6～9g，牛蒡子 9～15g，石膏 15～30g，甘草 3～9g，木通 3～6g。

【方歌】消风止痒祛风湿，木通苍术苦参知，荆防归劳蝉膏草，生地胡麻水煎之。

【功效】疏风除湿，清热养血。

【主治】风疹、湿疹。症见皮肤瘙痒，疹出色红，或遍身云片斑点，抓破后渗出津水，苔白或黄，脉浮数。

【临床应用】①急性荨麻疹、湿疹、过敏性皮炎、稻田性皮炎、药物性皮炎、神经性皮炎等属风热或风湿所致者。本方具有以祛风清热为主的功效。②日本汉方医学界认为：对顽固难治的湿疹或皮炎，渗液较多，并形成结痂，皮损基底较红，有剧痒和口渴者是本方的适应证，疗效显著。用此方剂无效者可改用温清饮（特别是温清饮与五苓散合方），有时可有良效，反之亦然。③本方对急慢性荨麻疹，皮肤瘙痒症以及每到夏季即行恶化的一些皮肤病都有较好疗效。近年来我用荆防败毒散合消风散加减治疗部分银屑病患者，效果显著。④《外科正宗·疥疮论》云：治风湿浸淫血脉，致生疥疮，瘙痒不绝，及大人小儿风热瘾疹，遍身云片斑点，乍有乍无并效。

【加减化裁】若风热偏盛而见身热、口渴者，宜重用石膏，加金银花、连翘以疏风清热解毒；湿热偏盛而兼胸脘痞满，舌苔黄腻者，加地肤子、车前子以清热利湿；血分热重，皮疹红赤，烦热，舌红或绛者，宜重用生地黄，或加赤芍、紫草以清热凉血。合四物汤简称四物消风散，治疗急性荨麻疹、慢性湿疹、神经性皮炎有良效。

二十、防风通圣散

出自刘完素《宣明论方》，为表里双解剂。具有解表攻里，发汗达表，疏风退热之功效。主治表里俱实证。以憎寒壮热无汗，口苦咽干，二便秘涩，舌苔黄腻，脉数为辨证要点。临床常用于治疗感冒、头面部疖肿、急性结膜炎、高血压、肥胖症、习惯性便秘、痔疮等属风热壅盛，表里俱实者。上下分消，表里交治，而能散泻之中犹寓温养之意，所以汗不伤表，下不伤里也。

【组成】防风9g，川芎9g，当归9g，芍药9g，大黄9g，薄荷叶9g，麻黄9g，连翘9～15g，芒硝9g，石膏9～30g，黄芩9g，桔梗9g，滑石9g，生甘草6g，荆芥穗6～9g，白术9g，栀子9g。水煎服。

【方歌】防风通圣大黄硝，荆芥麻黄栀芍翘，甘桔芎归膏滑石，薄荷芩术力偏饶，表里交攻阳热盛，外科疡毒总能消。

【功效】解表攻里，发汗达表，疏风退热。

【主治】银屑病，痤疮，荨麻疹，玫瑰糠疹，急性皮炎湿疹可以考虑应用。症见患者体质壮实，平素畏寒壮热无汗，口苦咽干，腹胀，便秘，苔黄，脉浮数。如果大便不干燥，没有便秘。去芒硝、大黄，《医宗金鉴》里叫双解散。

二十一、茵陈五苓散

出自《金匮要略》。

【组成】茵陈 30g，泽泻 15g，茯苓、猪苓、白术各 10g，桂枝 5g。

【功效】清热，退黄。

【主治】黄疸，湿重于热之阳黄证。症见身、面目黄，小便不利，头重身困，胸脘痞满，口淡，食欲减退，苔厚腻，脉濡缓。

【方义】茵陈苦泄下降，功专清热利湿退黄；合以五苓散利水渗湿，则祛水湿之力增强，使湿热从小便而去，邪有出路，黄疸自退。

【药理作用】抗菌，抗病毒，保肝利胆，利尿退黄，降低转氨酶。其中茵陈抗菌，抗病毒尤其抗肝炎病毒，可促进胆汁分泌；增加胆酸、胆红素排出量，收缩胆囊，利胆保肝；五苓散具有显著的利尿效果，利尿以消黄疸。

【临床应用】本方为湿热黄疸，湿重于热的常用方剂。若往来寒热，头痛口苦者，加柴胡、黄芩，以和解退热；胁痛、脘腹胀满者，加郁金、枳实、川楝子；恶呕食少者，加竹茹、半夏、神曲；疲乏无力者，加党参、薏苡仁；心烦者，加栀子。用于急性黄疸型肝炎，肝细胞性黄疸，小儿胆汁淤积综合征（去桂枝），慢性荨麻疹等属湿热阳黄，湿重于热者。

临床用本方治疗皮肤病主要以湿疹渗出型为主。

现代制剂：改制为茵陈五苓丸。

用法用量：口服，水丸，每日 2 次，每次 6g，温开水送服；汤剂，水煎，每日 1 剂，于饭前分 3 次服。

注意：寒湿阴证黄疸者忌用。

第3章　临床医案精选解析

一、银屑病

（一）概述

银屑病的防治大致分为以下几个阶段：中医学为主的阶段（古代）、西医渐进与中医并存的阶段、中西医结合阶段、临床医学与实验医学结合阶段。银屑病古代称为"白疕""白疕风"。中医学对此病早有记载，还有"干癣、顽癣、松皮癣、蛇虱"等病名。

隋代《诸病源候论·干癣候》曰："干癣，但有匡郭，皮枯索痒，搔之白屑出是也，皆是风湿邪气，客于腠理，复值寒湿，与气血相搏所生，若风毒气多，湿气少，则风沉入深，故无汗，为干癣也。"

《外科大成·白疕》曰："白疕，肤如疹疥，色白而痒，搔之起白疕，俗称蛇虱。由风邪客于皮肤，血燥不能荣养所致。"清代对银屑病的特点描述较多，如《医宗金鉴·白疕》曰："白疕，俗名蛇虱，生于皮肤，形如疹疥，色白而痒，搔起白皮。"《外科证治全书·白疕》称疕风，曰："皮肤燥痒起如疹疥而色白，搔之屑起，渐至肢体枯燥坼裂，血出痛楚。"

《疯门全书·麻风三十六种辨症图说》曰："块如钱大，内红外白，刺之无血，白色如银，先发于身，后上面部。"隋代医家认为此病的病因病机以风邪为主，复值寒湿。元明清时代多认为癣（干癣、松皮癣）因感受风湿热所致，风多于湿为干癣，风邪为主，夹以湿热，而非宋以前认为的复值寒湿。

隋代巢元方《诸病源候论·摄领疮候》曰："摄领疮，如癣之类，生于颈上，痒痛，衣领拂之即剧。云是衣领揩所作，故名摄领疮也。"明代《外科正宗·顽癣》："牛皮癣如牛项之皮，顽硬且坚，抓之如朽木。"两种医籍中所称摄领疮、牛皮癣，就是现代医学常说的神经性皮炎。它属于神经功能障碍性皮肤病，由精神因素、气候环境因素、外物刺激、进食辛辣海鲜等发物、消化不良及内分泌等引起，民间所称的牛皮癣，实际上指的是现代医学的银屑病。中医学所说的白疕、干癣指的也是现代医学所说的银屑病。

白疕作为独立病名，首见于《外科大成》。《医宗金鉴·发无定处》曰："白疕之形如疹疥，色白而痒多不快，固由风邪客皮肤，亦由血燥难荣外。"并进一步解释："此证俗名蛇虱。生于皮肤，形如疹疥，色白而痒，搔起白皮。由风邪客于皮肤，血燥不能荣养所致。初服防风通圣散，次服搜风顺气丸，以猪脂、苦杏仁等分共捣，绢包擦之俱效。"

银屑病是一种有特征鳞屑性红斑的复发性、慢性皮肤病。人群中较常见。其病因和发病机制至今仍不完全清楚。在临床上有四种类型：寻常型、脓疱型、关节病型和红皮病型。

现代医学中没有牛皮癣病名。在 1952 年以前，现代医学把银屑病称为牛皮癣，1952 年在上海的专业学术会议上，专家一致同意更名为"银屑病"。直到现在人们经常说的"牛皮癣"指的还是"银屑病"。确切地说，银屑病不是癣。一般的癣病都是由真菌感染引起的，有传染性。外涂抗真菌类药物均有效果。银屑病并不是真菌引起的，故使用抗真菌药无效。临床上见到有的患者涂抹抗真菌药皮疹有所好转，原因是抗真菌药物中含有凡士林等基质，具有润肤作用，有的抗真菌药中还含有激素成分，涂后自然感到滋润轻松。

作为医者，临床要根据症状分清疾病，要使用科学的疾病分类标准，不可将三者混为一谈。以免造成不必要的治疗上的麻烦，但是在治疗用药方面并不复杂，不外乎凉血活血、滋阴清热、除湿解表、杀虫解毒等治法。

值得注意的是，该病与熬夜、生气有很大关系，因此除了忌口，休息、睡眠与情绪调节也至关重要。

（二）辨证论治

1. 红皮病型牛皮癣

症状：全身皮肤通红，并伴有水肿，包括面部、耳郭都有出现，犹如开水或火烧一般，皮肤干燥不出汗，表皮脱落细小鳞屑，瘙痒无度，心烦口渴，舌质红无苔或少苔，小便黄，偶有便秘，脉数。

治法：滋阴清热，凉血解毒。

代表方剂：黄连阿胶汤，升麻鳖甲汤，温清饮，凉血五根汤。

2. 脓疱型牛皮癣

症状：皮损多发于四肢伸侧及腰背部，呈点状或斑块状，瘙痒轻，鳞屑附着牢固，基底轻度发红，脱皮较少，舌淡苔白。

治法：疏风解表，除湿止痒，杀虫祛癣。

代表方剂：荆防败毒散，皮肤解毒汤，疏风养阴汤。

3. 寻常型牛皮癣

症状：全身散在点状皮损，附着鳞屑，伴瘙痒，脱皮，基底部筛状出血点。

治法：清热凉血，活血化瘀，养阴疏风。

代表方剂：血府逐瘀汤，荆芥连翘汤，疏风养阴汤。

4. 关节病型牛皮癣

症状：全身关节处皮损明显，其他部位也有，关节处尤为严重，甚至手指每个小关节都有。伴关节疼痛，阴雨天加重，皮损鳞屑附着牢固，瘙痒一般。此症尤为难治，缠绵不愈。

治法：发表散寒，除湿止痒。

代表方剂：人参败毒散。荆芥 10g，防风 10g，甘草 10g，茯神 30g，川芎 10g，羌活 10g，独活 10g，柴胡 12g，前胡 10g，枳壳 10g，桔梗 10g，土茯苓 60g，莪术 15g，紫苏叶 10g，乌梅 10g，菝葜 10g，土荆皮 6g，川楝子 12g，蛇床子 10g，党参 15g。

（三）典型医案

【案1】杨某，男，55 岁，山西五台人。

病史：患牛皮癣多年，全身通红，犹如被水烫过，耳郭及指甲灰白厚，皮温高，无汗，脱细小鳞屑，瘙痒，舌红，苔偏干，脉细。

处方：黄连 48g，黄芩 24g，白芍 24g，阿胶 36g，鸡子黄 2 枚。10 剂，每日 1 剂，水煎分 3 次服。

【案 2】患者，女，28 岁，黑龙江人。

病史：3 年前寻常型牛皮癣治愈后，现复发，在当地诊所内服中药和药浴治疗，2 天后下肢肿胀，皮肤通红，遂求笔者治疗。

处方：黄连阿胶汤原方。黄连 36g，黄芩 18g，白芍 18g，阿胶 24g，鸡子黄 2 枚。7 剂，每日 1 剂，水煎分 3 次服。服完痊愈。

【案 3】任某，女，47 岁。

病史：2017 年曾患寻常型牛皮癣，经我治疗痊愈，2021 年 4 月 5 日由于饮食过敏诱发牛皮癣复发，私自去药店买了炉甘石洗剂涂抹，结果当晚全身红肿，脱皮，皮温高，次日到门诊就诊。

处方：黄连 36g，黄芩 18g，白芍 18g，阿胶 24g，鸡子黄 2 枚。6 剂，每日 1 剂，水煎分 3 次服。

6 天后回访诉服药次日红肿消退，服完 6 剂皮肤恢复如初。

【案 4】张某，男，42 岁，山西榆社人。2022 年 2 月 4 日初诊。

病史：患牛皮癣 20 多年，后经多方医治，效果不理想，甚至出现胃肠不适，猜测是苦寒药用多了，最近几年放弃治疗，经人介绍来我院门诊治疗。刻下见四肢伸侧腰背部有 1～4cm 直径的皮损，色白，瘙痒轻微，鳞屑附着牢固，脱皮不多，舌淡苔白。

辨证：寒湿蕴结，表证未除。

处方：荆防败毒散合皮肤解毒汤加味。荆芥 10g，防风 10g，甘草 10g，茯神 30g，川芎 10g，羌活 10g，独活 10g，柴胡 12g，前胡 10g，枳壳 10g，桔梗 10g，土茯苓 60g，莪术 15g，紫苏叶 10g，乌梅 10g，菝葜 10g，土荆皮 6g，川楝子 12g，蛇床子 10g，麻黄 6g，地肤子 30g，徐长卿 30g。6 剂，每日 1 剂，水煎分 3 次早中晚饭后温服。

二诊（2022 年 2 月 18 日）：症状减轻，皮损变薄，效果明显，夜间有瘙痒感。

处方：荆芥 10g，防风 10g，甘草 10g，茯神 30g，川芎 10g，羌活 10g，独活 10g，柴胡 12g，前胡 10g，枳壳 10g，桔梗 10g，土茯苓 60g，莪术 15g，紫苏叶 10g，乌梅 10g，菝葜 10g，土荆皮 6g，川楝子 12g，蛇床子 10g，麻黄 6g，地肤子 30g，徐长卿 30g，蜂房 12g，蝉蜕 9g。6 剂，每日 1 剂，水煎分 3 次早中晚饭后温服。

三诊（2022 年 3 月 2 日）：皮损基本消失，大部分皮肤已经露出正常状态，瘙痒轻微，效不更方，原方服用 6 剂，每日 1 剂，水煎分 3 次早中晚饭后温服。

四诊（2022 年 3 月 16 日）：几乎看不到皮损及印痕了，未觉瘙痒。

处方：荆芥 10g，防风 10g，甘草 10g，茯神 30g，川芎 10g，羌活 10g，独活 10g，柴胡 12g，前胡 10g，枳壳 10g，桔梗 10g，土茯苓 60g，莪术 15g，紫苏叶 10g，乌梅 10g，菝葜 10g，土荆皮 6g，川楝子 12g，蛇床子 10g，党参 15g。6 剂，每日 1 剂，水煎分 4 次服。后期回访痊愈。

按：寒湿型牛皮癣发病大多由感冒引发，正气不足，风寒之邪侵入机体，与体内湿邪相结而成，寒湿之邪郁于肌肤。该医案初诊运用了荆防败毒散合皮肤解毒汤加杀虫药物。后期巩固用了人参败毒散，其意有三：一是表证未除，应先攘外再安内，以免闭门留寇。后期巩固加了党参以扶正安内。二是运用祛风解表与除湿败毒相结合治之，符合疾病起因与病机。三是运用杀虫药川楝子、蛇床子、土荆皮，以杀破坏表皮之微生物，虽然是内服药，但是达到了内外同治的目的，故疗效明显。

在此特别提到一味不起眼的药：麻黄。虽然运用量少，但是起到了举足轻重的作用。山西门氏中医门纯德先生说过：凡见瘙痒者必用麻黄，是一味不可或缺的药。根据现代药理研究，麻黄有改善微循环的作用，恩师也提到过麻黄的双重作用，既可发汗，又可止汗，也就是说可以调节皮肤腠理的开阖，值得大家临床运用体会。

【案 5】任某，女，22 岁，山西运城人。2017 年 1 月初诊。系案 1 患者侄女。

病史：全身牛皮癣 10 年。刻下可见散在的皮损，大小形态均匀，伴有脱皮及瘙痒，基底部有轻微筛状出血点，身体瘦弱，面色黧黑，不善言语，性格内向，月经已停半年。

处方：当归 12g，生地黄 15g，赤芍 15g，桃仁 10g，红花 10g，枳壳 10g，甘草 10g，柴胡 12g，川芎 10g，桔梗 10g，川牛膝 10g，全蝎 10g，乌梢蛇 15g，蜂房 12g，蝉蜕 10g，白鲜皮 12g。10 剂，每日 1 剂，早晚分服。

二诊（2017 年 2 月）：服药后皮损变薄，瘙痒减轻，皮疹面积见效，略有瘙痒。

处方：当归 12g，生地黄 15g，赤芍 15g，桃仁 10g，红花 10g，枳壳 10g，甘草 10g，柴胡 12g，川芎 10g，桔梗 10g，川牛膝 10g，全蝎 10g，乌梢蛇 15g，蜂房 12g，蝉蜕 10g，白鲜皮 12g，制首乌 15g，白蒺藜 15g。10 剂，每日 1 剂，早晚分服。

三诊：目测皮损基本消失，未见脱皮及瘙痒。原方继续服用 10 剂。以观后效。

时隔 1 个月后，患者母亲带孩子一起来复诊，患者又白又胖，面色白里透红，其母亲诉月经也正常了，询问是否需要巩固。遂又开 5 剂原方，2 天 1 剂。当时，对患者的整体面貌百思不得其解，怎么会又白又胖呢？原以为是乌梢蛇的作用，后期研究发现是全蝎的作用，此处不做赘述。

【案 6】何某，女，40 岁，2010 年 12 月 24 日初诊。

主诉：发作性全身皮肤瘙痒 10 余年，加重 3 个月。

病史：10 年前，患者因全身多处出现覆有银白色鳞屑的红色斑丘疹和棕红色斑块，并伴有瘙痒。在某医院诊为银屑病，经多方治疗，病情虽较稳定，但时有发作性皮肤瘙痒，不太严重，服一些抗过敏药能够缓解。

3 个月前，皮肤瘙痒再次发作，服药后无效，并逐渐奇痒难忍。双侧前臂、背部和双侧下肢较为严重，白天瘙痒较轻，夜晚较重，一般都是在每晚的 11 点左右开始皮肤瘙痒，奇痒难忍，痒如针刺样，夹杂虫爬、鼠走样的窜痒，一直持续到次日凌晨 5 点左右才开始减轻。

曾服用不少抗变态反应的药物，如氯雷他定片、马来酸氯苯那敏、湿毒清胶囊等中西药物，只能稍微减轻一点痒感，但不能制止发作，每晚睡前都要服用这些药物，否则难以入睡。常因奇痒而休息不好，影响白天工作，痛苦万分，求治。

诊见神清，双侧前臂及背部的部分皮疹有少量渗液，表面附有湿性鳞屑，瘙痒，无汗，无发热，畏冷，口不苦，口干欲饮，但饮水不多，心烦，焦虑，纳可，眠差，二便调，舌暗红，苔薄白微腻，舌中有裂纹，脉寸微浮，关尺弦细。

辨证：少阴、阳明合病，兼夹湿、饮。

处方：西州续命汤加味。麻黄（先煮，去上沫）18g，炮附子 15g，当归 15g，石膏 30g，川芎 15g，桂枝 15g，甘草 15g，黄芩 15g，防风 15g，白芍 15g，杏仁 15g，枳壳 18g，生姜 18g。7 剂，每日 1 剂，水煎分 3 次服。

二诊：患者诉服药 1 剂后，当天晚上没有口服氯雷他定片等药（过去是每天晚上睡前要服用抗组胺药物的），痒感减轻，时间也缩短了 1 个多小时，7 剂药服完，皮疹渗液已经消失，痒感明显减轻。

药后胃脘部有阵阵发热的感觉。药已对证，上方加麻黄至 20g，生石膏至 60g。继服 7 剂。

三诊：患者诉心烦焦虑基本消失，夜间走窜刺痒的时间已经缩短至 2 小时左右，皮肤红斑渐渐变淡，鳞屑也明显减少，患者非常高兴。将枳壳加至 30g，继服 7 剂。

这个方子后来据证加减又服用了 14 剂。病情稳定，基本上已经没有瘙痒感了，夜间睡眠好转。虽然没有治愈银屑病，但临床症状消失了，患者的痛苦解除了，也达到了目的。

按：这个病症的六经方证辨析思路如下。

病变主在皮肤，脉寸微浮，为表证。无热，但畏冷，脉细，舌苔白，为少阴表证。《伤寒论·辨太阳病脉证并治》："病有发热恶寒者，发于阳也；无热恶寒者，发于阴也。"皮肤瘙痒，皮疹少量渗液，上附有湿性鳞屑，苔微腻，脉弦（主饮）细（脉细不仅主气血两虚，也主湿饮），为少阴饮，湿饮蕴于肌肤。口干欲饮水，舌中有裂纹，为津亏。心烦，焦虑，小便微黄，舌红，皮疹为红色斑丘疹及斑块，为阳明证。皮肤瘙痒如虫爬、鼠走样的走窜奇痒，为风邪郁闭于表。脉细，为营血虚，也主湿。舌暗，昼轻夜重，为瘀血。

四诊合参，辨证为少阴、阳明合病，兼夹湿、饮。

【案7】金某，女，43岁，山西五台人。2021年6月初诊。

主诉：牛皮癣，关节疼痛10余年，加重6个月。

病史：患者有风湿性关节炎，伴牛皮癣，基本关节部位都有，皮屑不多，皮损色白，瘙痒。久治无效，1周前其他医生给其注射了曲安奈德和地塞米松等针剂，效果不佳，出现水牛背、满月脸、汗毛多，随即闭经。经人介绍到我门诊就诊。

处方：荆芥10g，防风10g，甘草10g，茯神30g，川芎10g，羌活10g，独活10g，柴胡12g，前胡10g，枳壳10g，桔梗10g，土茯苓60g，莪术15g，紫苏叶10g，乌梅10g，菝葜10g，土荆皮6g，川楝子12g，蛇床子10g，党参15g。10剂，每日1剂，水煎分3次早中晚饭后服。

二诊：半个月后，患者诉效果不明显。该病非特殊药无法治疗，必须用点猛药才行，经过和患者商量我的治疗思路和用药（其实就是药比较贵，患者表示可以接受），易方。

处方：乌蛇荣皮汤加味。生地黄30g，当归30g，桂枝10g，赤芍15g，川芎10g，桃仁10g，红花10g，牡丹皮15g，紫草15g，制首乌30g，白蒺藜30g，白鲜皮30g，乌梢蛇30g，炙甘草10g，全蝎（冲）10g，地龙10g，僵蚕10g，土茯苓60g，蝉蜕10g，蜂房15g，鲜生姜10片，大枣10枚。10剂，每日1剂，早晚分服。

三诊：患者笑着说，这次的药虽然很贵，10剂2000多块钱，但是很管用，关节疼痛减轻了很多。随后又连续服用了40余剂，回访基本治愈，此后的日子里介绍好多患者过来就诊。

按：乌蛇荣皮汤原方组成为生地黄（酒浸）30g，当归30g，桂枝

10g，赤芍 15g，川芎 10g，桃仁 10g，红花 10g，牡丹皮 15g，紫草 15g，定风丹（何首乌、白蒺藜）60g，白鲜皮 30g，乌梢蛇肉（蜜丸先吞）30g，炙甘草 10g，鲜生姜 10 片，大枣 10 枚。方中桃红四物合桂枝汤，养血润燥，活血祛瘀，通调营卫。定风丹滋养肝肾，乌须发，定眩晕，养血祛风止痒；牡丹皮、紫草凉血解毒；白鲜皮为风热疮毒，皮肤痒疹之特效药，对湿热黄疸，间见全身瘙痒者，有特效。乌梢蛇肉，祛风通络止痉，治皮毛肌肉诸疾，主诸风顽癣，皮肤不仁，风瘾瘙痒，白癜风，瘰疬恶疮，风湿顽痹，口眼歪斜，半身不遂，是一切皮肤顽症特效药。该患者之所以服用有效和大量的虫类药有关，朱良春先生特别擅长用虫类药治病，看来疑难顽固病不用还真不行。除了贵点，其他还好。

李可老中医创立本方，可治疗十五种皮肤病：牛皮癣、鹅掌风、白癜风、过敏性湿疹、斑秃、神经性皮炎、臁疮、过敏性紫癜、黄褐斑、疣等多种皮肤病。临床应用疗效显著。据现代药理研究，本方含多种微量元素，钙、铁、磷，及多种维生素、蛋白质，营养丰富，美须发，助容颜，延年益寿。诸药相合，可增强体质，旺盛血行，使病变局部气血旺盛，肌肤四末得养，则病痊愈。

此方我只用过一次，至于治疗其他皮肤病的疗效，还没有经验，大家不妨临床试验一下，总结积累。

本方对上述多种皮肤疾病，均有显著疗效，但病虽相同，证有万千，用药时仍需中医辨证论治，随症加减，方可保证疗效。

（四）辨治心得

我们应用经方，首先要遵守《伤寒论》的理法，也就是谨遵六经方证辨证的规矩，但也要学会同病异治和异病同治，圆机活法的应用经方。

我们要明白，《伤寒论》中的一个方子，并不是仅主治某一个特定的病或证。只要明确了这个方子的方证病机，理解了方中各味药物所主治的症状特点，就能做到圆机活法的应用经方。

在《神农本草经》中，经方的每一味药，都能主治很多的病症（证）。只要病机相同，有方中任何一味药物所能主治的病症（证），就能灵活地用这个方子来治疗。

案 6 患者主要就是风邪所致，病机为外有风邪犯表，营卫郁闭，湿饮郁于皮下；内有阳明微热，伤及津液和营血。

孙思邈在《千金要方·肉极》中有一个西州续命汤，主治证为"肉极，虚热，肌痹淫淫如鼠走，身上津液开泄，或痹不仁，四肢急痛"。"肌痹淫淫如鼠走"实际上就是风邪走窜，因为风性善行而数变。治疗的主要矛盾在于风邪，用西州续命汤较为对证，方中的药物既开泄祛风，透达营卫，又清阳明外热，温化湿饮。

这个方子是麻黄汤合桂枝汤加味，有桂枝麻黄各半汤的意思。桂枝麻黄各半汤主要治疗阳气郁于肌表，造成面热身痒，服后能祛风邪，开表郁，出微汗而达到治疗的目的。之所以用石膏并逐渐加量，是因为石膏甘微寒，入阳明，既能解肌透表，又能清热除烦。

张锡纯在《医学衷中参西录》中对生石膏的功效解析的非常清楚："解肌者，其力能达表，使肌肤松畅，而内蕴之热息息自毛孔透出也，其解肌兼能发汗者，言解肌之后，其内蕴之热又可化汗而出也。"加枳壳，意在加强去除皮肤瘙痒的力度。

附：枳壳止痒应用举隅

枳壳是一味止痒药，可治银屑病之奇痒。

枳壳和枳实，实际上同是芸香科常绿小乔木酸橙成熟程度不同的果实，曾以枳实之名首载于《神农本草经》，列为中品，曰："味苦寒。主大风在皮肤中，如麻豆苦痒，除寒热结，止痢，长肌肉，利五脏，益气轻身。"隋唐医家甄权在《药性论》载："枳壳，使，味苦辛。治遍身风疹，肌中如麻豆，恶痒。壳：高，主皮毛、胸膈之病；实：低，主心胃之病。其主治大同小异。"北宋寇宗奭在《本草衍义》载："枳实、枳壳一物也。"北宋沈括在《梦溪笔谈》也载："六朝以前医方，唯有枳实，无枳壳，故《本草》亦只有枳实。后人用枳之小嫩者为枳实，大者为枳壳……古人言枳实者，便是枳壳，《本草》中枳实主疗，便是枳壳主疗。"

根据这些论述，我们可以确定宋以前只有枳实之名，宋以后称大者为枳壳，小者为枳实。枳壳，味苦酸，微寒，无毒，主风痒麻痹等证，凡是荨麻疹、湿疹等皮肤瘙痒较重的病症，加用枳壳，止痒效果很好。

（摘自毛进军《经方心得：〈伤寒论〉六经方证理解与临证》）

附：升麻鳖甲汤应用举隅

【组成】升麻二两，当归一两，蜀椒炒去汗，一两，甘草二两，鳖甲手指大一片，炙雄黄研，半两。

【用法】上六味，以水四升，煮取一升，顿服之，老小再服。取汗。

【功效】清热解毒，行血散瘀。

【主治】阳毒之为病，面赤斑斑如锦纹，咽喉痛，唾脓血，五日可治，七日不可治，升麻鳖甲汤主之。

阴毒之为病，面目青，身痛如被杖，咽喉痛，五日可治，七日不可治，升麻鳖甲汤去雄黄蜀椒主之。

【方义】方中升麻、甘草清热解毒；鳖甲、当归滋阴散瘀；雄黄、蜀椒解毒，以阳从阳欲其速散。总之，本汤治阳毒，具有清热、解毒、散瘀的作用。（尉中民《金匮方歌括白话解》）

【方论】邪中之人，血热炽盛为阳，血寒凝涩为阴，此不难意会者也。然则阴阳毒二证，虽未之见，直可援症状而决之。阳毒为阳盛之证，热郁于上，故面赤斑斑如锦纹；热伤肺胃，故吐脓血。阴毒为凝寒之证，血凝而见死血之色，故面目青；血凝于肌肉，故身痛如被杖。二证皆咽喉痛者，阳热熏灼痛，阴寒凝阻亦痛，咽痛同而所以为咽痛者不同。以方治论，则阳毒有虫，阴毒无虫。譬之天时暴热，则蛰虫咸仰；天时暴寒，则蛰虫咸俯。盖不独阳毒方治有杀虫之川椒雄黄，而阴毒无之，为信而有征也。方中升麻，近人多以为升提之品，在《本经》则主解百毒，甘草亦解毒，此二味实为二证主要。鳖甲善攻，当归和血，此与痈毒用炙甲片同，一以破其血热，一以攻其死血也。又按《千金要方》阳毒升麻汤无鳖甲有桂，阴毒甘草汤无雄黄，以后文水四升煮取一升顿服去汗观之，似升麻鳖甲汤中原有桂枝，后人传写脱失耳。（曹颖甫《金匮发微》）

【案 1】李某，女，49 岁。1997 年 8 月初诊。患者 1 年前鼻部发现一小皮疹，经某医院诊断为皮肌炎，曾经中西医结合治疗，症状时好时作。诊见面部及胸颈皮损色红，突出皮肤，臂后部皮肤左右侧皮损不甚，但肤色紫暗成片，感觉上下肢近端肌无力，且轻度压痛。伴动则气喘，口甚干喜温饮，大便日行 2～3 次，初硬后溏。舌质红，苔中腻，脉细弱。实验室检查：抗核抗体（＋）。B 超提示膈两侧有少量积液。证属血分瘀热，兼有脾虚湿滞。治宜清热解毒散瘀，兼健脾利湿。

用升麻鳖甲汤加减：升麻、当归、蜀椒、紫草、赤芍、白芍、党参、炒白术、茯苓、车前子各 10g，炙鳖甲 8g，生黄芪、炙黄芪、水牛角各 30g，炙甘草 3g。加减：面部烘热合六味地黄丸；低热不净合青蒿鳖甲汤；多汗合牡蛎散；皮肤瘙痒加地肤子、白鲜皮各 10g；肢节酸痛不适加海风藤、川牛膝、羌活、独活各 10g；下肢浮肿加冬瓜皮 10g。服药后，肌无力、肌肉疼痛基本消失，皮疹、皮损消退，肤色接近正常。实验室检查：抗核抗体（－）。为防反复，继续用上方调理。

（摘自严敏、刘淑杰《沈继泽用升麻鳖甲汤治疗结缔组织疾病的经验》）

【案 2】姚某，男，42 岁。1991 年 6 月 24 日初诊。患银屑病 10 余年，曾用多种中西药物治疗，时愈时发。现见头面、四肢、躯干泛发斑块状红色皮疹，表面鳞屑白薄，易于剥离，剥离后基底鲜红，可见点状出血，伴剧烈痒感，口干溲赤。舌质红，苔薄黄，脉弦数。

辨证为风邪袭表，热毒炽盛。治宜疏风止痒，清热解毒。

升麻鳖甲汤基本方（升麻、鳖甲各 15g，当归 10g，甘草 8g，川椒、雄黄各 6g）加赤芍 9g，牡丹皮、地龙各 6g，乌梢蛇 12g。服药 1 个月后，瘙痒大减，皮疹亦消退大半。去地龙、乌梢蛇，雄黄改为 3g，续进 15 剂，皮疹退尽。1 年后随访，未见复发。

按：治疗大法不离疏风止痒、清热解毒、养血润燥。今活用经方，取升麻之能升能散，祛肌肤风热，鳖甲咸寒入阴，引风邪外出，当归养血润燥，则血行风灭。雄黄祛风解毒止痒，川椒辛散强烈，以助消除稽留不解之风邪。甘草清热解毒，且能和中调药。药证一致，故而取效。

惟川椒、雄黄药性温燥有毒，用量宜轻，且须中病即止。

（摘自王景福、贾东强《升麻鳖甲汤治疗寻常型银屑病》）

【案3】刘某，女，8岁。猩红热后并发肾炎，在某医院住院治疗80余日，诸症消失，但尿常规仍见红细胞40～100，医生嘱其出院疗养。后来我院诊治。当时见其长期服泼尼松，面如满月，查尿常规红细胞（+++），上皮细胞（+），余均（－），乃给予升麻鳖甲汤，3剂后尿常规正常。又给予《金匮》肾气丸早晚各1丸。随诊1年未见异常。

（摘自王生殿《升麻鳖甲汤可治肾炎血尿》）

【案4】黄某，女，31岁。1997年9月初诊。患系统性红斑狼疮已4年，曾经中西医治疗（用药不详），症状虽有所缓解，但不显著。诊见面赤，颧部环状红斑色晦暗，中央呈淡紫色并见毛细血管扩张，周边部细薄鳞屑，乏力，平素时有关节酸痛，低热缠绵，伴纳食不香。苔薄黄，脉细数。实验室检查：抗核抗体（+），抗双链DNA抗体（+），狼疮细胞（+）。

证属血分瘀毒，兼有阴虚。治宜清热解毒散瘀，兼益肾养阴。

用升麻鳖甲汤合六味地黄汤加减：升麻、当归、炙鳖甲、炒赤芍、炒白芍、熟地黄、山茱萸、山药、泽泻、牡丹皮、茯苓、炒白术各10g，蜀椒8g，生黄芪、炙黄芪各30g。每日仍服用泼尼松20mg，且逐渐减量，至第4个月停用。加减：咽喉红痛加丹参15g，大青叶20g，射干10g；腹胀纳差加焦山楂、神曲各10g；低热不净合青蒿鳖甲汤。此患者后又因妊娠加用杜仲20g，苎麻根30g。连服月余，面部红斑及全身症状有所减轻，用药1年余，面部红斑消退，全身症状明显好转，实验室检查全部转阴。后足月顺产一男孩，母婴平安。

（摘自严敏、刘淑杰《沈继泽用升麻鳖甲汤治疗
结缔组织疾病的经验》）

按：升麻鳖甲汤主要用于皮肤科疾病的治疗，针对热毒血瘀。由于热甚伤阴，热急动血，血瘀亦会导致出血，毒邪对人体的损伤亦很重，所以临床上升麻鳖甲汤所治的病症多属重病、难病，治疗时应对兼证和辨证多加考虑。若兼有阴虚，可合用六味地黄丸；兼有虚热可合用升麻鳖甲汤；血热甚则加入水牛角等凉血之品；瘀血较重且久病入络，则加入虫类药等搜剔之品；久病气损则加黄芪等补气之品。

二、湿疹

（一）概述

湿疹为皮肤科常见多发病，以红斑、丘疹、水疱、渗出、糜烂瘙痒和反复发作为特征，皮损往往呈对称性分布。

中医文献虽无湿疹之名，然按其症状，及所生部位不同而名称各异。如泛发于全身、浸淫遍体的叫浸淫疮；身起红粟，搔痒出血的叫血风疮；局限一处，发于耳边的叫旋耳疮；生于肘膝腘窝者，名为四弯风；发于阴囊，初起为胞漏疮，日久称肾囊风；婴儿湿疹，又称胎癥或奶癣。名目繁多，然其病因皆为湿毒凝聚，外受风袭。故凡属瘙痒流滋水者，统以湿疹命名。

（二）辨证论治

1. 按主要的症状分类

(1) 泛发性湿疹：往往因下肢湿疹渐渐加重而泛发全身，可见散在粟粒样稍有渗水之红色丘疱疹，或见成片红斑、丘疹及集簇之丘疱疹，渗水糜烂，搔痕结痂，瘙痒无度，以四肢为重，多呈对称性或弥漫性损害。脉滑，苔白或腻。

(2) 钱币状湿疹：全身可见散在钱币状集簇之丘疱疹，往往表现为亚急性红肿丘疹，渗出糜烂结痂性片块，剧痒，搔痕累累，皮损顽固，多发生在四肢伸侧，脉细滑，舌淡苔净。

(3) 婴儿湿疹：轻者往往在头面部有散在几片皮炎，重者可遍布头面，甚至四肢、躯干，皮疹多为散在红斑、丘疹、水疱，重者糜烂、渗出、结痂，患儿有剧痒，严重时可昼夜啼哭，烦躁不安。

(4) 脂溢性湿疹：多发于皮脂分泌多的部位，如头、面、颈项、胸腋等处，可见大片潮红、浸润、瘙痒、脱屑、血痂，有的患者还覆盖有细薄鳞屑。脉弦滑，舌红苔薄。

(5) 局限性湿疹：这类湿疹往往对称发生，损害局限某一部位，可见有下肢湿疹、阴囊湿疹、屈侧湿疹等。

下肢湿疹：多因下肢静脉曲张，血液回流欠佳所致，可见红斑、丘疹、水疱渗出糜烂性片块，或呈皮肤肥厚，色素沉着等鳞屑性苔藓样变的片块。

阴囊湿疹：阴囊瘙痒难忍，急性发作，或红肿糜烂，痛痒交作，步履不便。日久不愈，则皮肤粗糙脱屑，舌苔薄腻，脉滑数或细滑。

屈侧湿疹：肘膝关节屈侧有瘙痒性丘疹、渗出结痂或苔藓化皮疹，剧痒，时轻时重，迁延难愈，或伴口干、便秘、脉滑等症。

2. 按病情分类

(1) 湿热型：临床具有红斑水疱，瘙痒渗水，味腥而黏，便干溲赤等特点。如急性湿疹、脂溢性湿疹，治宜清热利湿。

(2) 湿盛型：临床具有皮肤起水窠，色暗褐，瘙痒出水，抓后无痛感，可伴便溏溲清，食少脚肿等特点。如泛发性湿疹等，治宜健脾除湿止痒。

(3) 血热型：临床具有发病急，病程短，身热口渴，遍身起血疹，瘙痒极甚，搔破出血，焮热等特点。如粟疮或血风疮，治宜清热凉血利湿。

(4) 阴亏型：临床具有皮肤浸润，干燥脱屑，瘙痒略有渗出液等特点，如泛发性湿疹、慢性湿疹，治宜滋阴养血，除湿止痒。

3. 辨证要点

本证之因，不外风、湿、热三者之邪，病虽形于外，而实发于内，多由湿热内蕴，外感风邪聚结皮肤所致，而"湿邪内蕴"尤为本证之主要致因，湿邪蕴久化热，湿热互结渗出流津为其主要矛盾。故湿偏胜则渗液、糜烂；热偏胜则弥漫、潮红；风偏胜则瘙痒难忍；久病则血燥生风，局部瘙痒特甚；又湿先下受，故见于下部者为多；湿邪黏腻，故缠绵难愈。

急性湿疹以湿热为主，慢性湿疹每伴有血虚、脾虚。临床鉴别：急性湿疹起病突然，随即焮热作痒，出现丘疹和水疱，搔破之后，糜烂，滋水淋漓；慢性者多由急性发作转化而来，皮肤肥厚或粗糙，呈暗红或带灰色，一般无滋水。前者宜以清热利湿为主，后者宜佐以养血或健脾之品。但不论是急性，还是慢性湿疹，渗湿化湿，祛其所因，均为治疗之关键。

4. 代表方剂

龙胆泻肝丸，茵陈五苓散，皮肤解毒汤，犀角地黄汤，消风散，荆防败毒散，麻黄连翘赤小豆汤。

（三）典型医案

【案1】董先生，男，65 岁，山西五台人，2020 年 9 月 30 日初诊。

病史：患者下肢、臀部、头部耳后红色丘疹 1 年，瘙痒无度，伴有渗出液，网诊舌脉不详。

处方：龙胆草 10g，栀子 10g，黄芩 10g，柴胡 12g，生地黄 30g，车前子 12g，泽泻 15g，当归 12g，木通 10g，甘草 30g，茵陈 30g，茯苓 30g，猪苓 10g，白术 15g，土茯苓 60g，莪术 10g，黄连 10g，防风 10g，乌梅 10g，紫草 15g，紫苏叶 10g，千里光 12g，地肤子 15g，徐长卿 15g。7 剂，每日 1 剂，早晚分服。

二诊：诉瘙痒大为减轻，渗出液减少，红色丘疹变淡缩小。效不更方，原方继续服用 7 剂。

三诊：基本治愈，还有轻微瘙痒，原方加土荆皮 6g，地骨皮 15g。

处方：龙胆草 10g，栀子 10g，黄芩 10g，柴胡 12g，生地黄 30g，车前子 12g，泽泻 15g，当归 12g，木通 10g，甘草 30g，茵陈 30g，茯苓 30g，猪苓 10g，白术 15g，土茯苓 60g，莪术 10g，黄连 10g，防风 10g，乌梅 10g，紫草 15g，紫苏叶 10g，千里光 12g，地肤子 15g，徐长卿 15g，土荆皮 6g，地骨皮 15g。7 剂，水煎早晚分服。

后期回访治愈收功。

【案2】闫某，男，55 岁，山西晋中人。

病史：双手湿疹 2 年，多方治疗时好时坏，药膏涂抹及中西药服用不少，效果均不太理想，近 1 个月加重，手掌脱皮，瘙痒，开裂，伴红色丘疹，皮下有针尖样红疹层出不穷，痛苦至极，舌红苔黄厚，脉滑。

处方：三物黄芩汤、四逆散、皮肤解毒汤合方。苦参 15g，柴胡 12g，赤芍 12g，枳壳 10g，土茯苓 60g，莪术 10g，黄芩 10g，生地黄 30g，黄连 10g，防风 10g，乌梅 10g，紫草 15g，紫苏叶 10g，千里光 12g，地肤子 15g，徐长卿 15g，土荆皮 6g，地骨皮 15g，金银花 30g，白鲜皮 15g，椿根皮 12g，甘草 10g。7 剂，水煎早晚分服。

二诊：症状减轻，渗出减少，皮下丘疹基本控制，仍有瘙痒。

处方：苦参 15g，柴胡 12g，赤芍 12g，枳壳 10g，土茯苓 60g，莪术 10g，黄芩 10g，生地黄 30g，黄连 10g，防风 10g，乌梅 10g，紫草 15g，紫苏叶 10g，千里光 12g，地肤子 15g，徐长卿 15g，土荆皮 6g，地骨皮 15g，金银花 30g，白鲜皮 15g，椿根皮 12g，川芎 10g，甘草 10g。7 剂，水煎早晚分服。

1 个月后，患者主动联系我，已经治愈，期间感觉服药后明显好转，遂自行抓药 14 剂，连续吃了 1 个月痊愈。

按：该患者是双手湿疹，渗出型，组方思路为四肢病变，呈对称性出现即可用四逆散。

三物黄芩汤，为《金匮要略》方，功效滋阴退热。附方《千金》三物黄芩汤三味：黄芩一两，苦参二两，干地黄四两。此三味，以水八升，煮取二升。温服一升，多吐下虫。治妇人在草蓐，自发露得风。四肢苦烦热，头痛者，与小柴胡汤。头不痛但烦者，此汤主之。

辨证要点：①手掌足心烦热比较典型，以方测证，苦参、黄芩清热燥湿止痒，生地黄清热滋阴凉血。②《千金要方》黄芩汤是治疗产妇在月子里揭盖被子不小心受了风邪的方剂，四肢烦热又有头痛的用小柴胡汤，只有烦热的用三物黄芩汤。③治疗骨蒸劳热，久咳，男女诸血证，肢体烦热，口舌干燥，夏天手足心烦热难甚，夜间最甚，不能眠。也可治疗妇人血证头痛，有奇效。以头痛烦热为指征，古代称干血劳，女子十七八岁多患之。

适用病症：手足心湿疹，掌跖脓疱病，对称性进行性红斑角化病，掌跖脓疱型银屑病等以手足心烦热，皮损潮红，灼热感明显，瘙痒脱屑为特征的疾病，都可以考虑和黄连阿胶汤或者薏苡附子败酱草，荆芥连翘汤等合方加减治疗。

皮肤解毒汤是治疗湿疹必须首选的第一方，前文做了大篇幅讲解，在此不再赘述。

【案3】王某，男，16岁，学生，山西榆社人。

病史：双手足湿疹，干性无渗出，瘙痒脱皮，皮肤组织增厚，开裂2年。

处方：犀角地黄汤，三物黄芩汤，四逆散，皮肤解毒汤合方。苦参15g，柴胡12g，赤芍12g，枳壳10g，土茯苓60g，莪术10g，黄芩10g，生地黄30g，黄连6g，乌梅10g，紫草15g，川芎10g，紫苏叶10g，地肤子15g，徐长卿15g，槐花30g，土荆皮6g，地骨皮15g，金银花30g，白鲜皮15g，甘草10g。7剂，水煎早晚分服。

附：王幸福论赤小豆的妙用应用举隅

说起赤小豆大家都不陌生，属于五谷杂粮中的一种食物。很多人在做八宝饭时喜欢放一些，既好看又好吃。它还有很好的药疗作用，清热解毒，利水消肿，不过，这一点很多人不知道。

早在战国时期的《神农本草经》中就记载其"主下水，排痈肿脓血"。汉张仲景率先伍用赤小豆有三方：一为麻黄连翘赤小豆汤，用其治身必发黄；二为赤小豆当归散，用治"狐惑"蚀于肛者；三为瓜蒂散，用其宣利胸中痰湿浊邪。

后世《药性论》《食疗本草》《本草纲目》等都记载其功能和主治。综合前贤所论及临床应用体会，赤小豆有利水消肿、活血排脓、解毒清热，祛湿退黄之功，内服外用，均疗效确实，简易安全，并且药源广泛，物廉易得。我在临床上经常使用，屡屡收效，药贱功劳大。下面举例示之。

【案1】吴某，男，47岁。右足脚面红肿热痛2天，不能行走，乘车需人搀扶，吃止痛药不起作用，输液消炎越输越重，无奈经朋友介绍要求中医治疗。

刻诊：中等个子，略胖，有痛风病史，尿酸高，前两天连续喝酒导致右脚面突然红肿疼痛，不能着地；脉弦滑数，舌淡苔白略腻，饮食二便基本正常，平时有痔疮。

辨证：湿热下注，热毒痈积（丹毒）。

处方：龙胆泻肝汤合五味消毒饮加减，重用赤小豆。赤小豆60g，龙胆草18g，车前子20g，川木通10g，黄芩15g，栀子12g，当归15g，生地黄30g，泽泻30g，柴胡12g，生甘草30g，怀牛膝10g，卷柏15g，丹参30g，炙乳香、没药各10g，蒲公英30g，野菊花30g，忍冬藤30g。7剂，水煎服，每日3次。

3天后肿消痛止，7剂后痊愈。

按：中医学治疗丹毒（现代医学称为急性淋巴管炎）一般采取清热解毒的方法，我的经验是用龙胆泻肝汤清利湿热，五味消毒饮消毒散结。此案又加活络效灵丹止痛，卷柏治痔，赤小豆消水利肿。方证对应，效如桴鼓。

赤小豆质重沉降，内服时对于身体下部腿足的痈肿疮毒，收效快速，可引药直达病所，如红、肿、热、痛并见，用之则更为得当。

又如痔疮、肛瘘肿胀疼痛，治疗时，可以师仲景法处以赤小豆当归散，再合以止痛如神汤；腿足患痈肿疮毒时，调理失当，每易发生肿胀，是因腿足负重，肢体循环性差，加之湿性下流之故。

对于下肢痈疮兼红肿热痛，痛风结石或脚气感染时疼痛灼热，肿胀流水，可重用赤小豆，加入龙胆泻肝汤和五味消毒饮有解毒消疮、利水消肿之功。

如本案患者患丹毒，右足脚面红肿热痛，3天肿消痛止，7剂后痊愈。一言以蔽之曰：赤小豆质重沉降性趋下，治疗下肢腿足效最佳。

【案2】贾某，男，82岁。少腹胀痛3天，不大便，发热不退，脉滑数，舌淡苔厚。住院期间先诊断为肠梗阻，后诊断为阑尾炎（肠痈），输抗生素3天，病仍不解。准备手术，患者家属不允，寻求中医治疗。

处方：四逆散加减。赤小豆（捣碎）60g，柴胡30g，枳实30g，白芍 30g，生甘草 30g，红藤 30g，生大黄 30g，金银花 60g。

1 剂下黑便许多，热退痛止，3 剂诸症消失，出院调息。

按： 痈由邪毒壅聚，致荣卫不和，气血凝滞而引起的肌肤皮肉间急性化脓性疾患，具有患处红肿，灼热疼痛，成脓时肿势高突，疼痛加重，甚则引发头痛泛恶，振寒发热等全身症状。

赤小豆味甘酸性平，有解毒消肿、清热排脓之功，故对痈肿疮毒之证，无论内痈外痈，只要具有红肿热痛，证属阳性者，就可在辨证论治基础上，随证加入赤小豆，常可收到肿消痛止的效果。

我治疗肠痈时，几乎每方都加赤小豆，大多收效甚捷。

综上所述：赤小豆解毒消肿可排脓，对内外痈肿有良效。

（摘自王幸福《用药传奇》）

三、荨麻疹

（一）概述

荨麻疹是一种常见的过敏性皮肤病。主要皮损表现为水肿性片块炎症，奇痒。中医学称瘾疹，风疹块，风瘾疹；俗称鬼饭疙瘩。《医宗金鉴》云："由汗出受风，或露卧乘凉，风邪多中表虚之人，初起皮肤作痒，次发扁疙瘩，形如豆瓣，堆累成片。"指出了风邪是本病的主要病因，或为七情内伤，阴阳失调，复感风邪而发；或为素体阴亏，阴虚生热，也可血虚生风；或为风寒之邪，客于肌肤腠理，风瘙瘾疹峰起。瘙痒是其主要症状。此病初发多属实证，延久则由实转虚，中医辨证分型，大抵可分风热、风寒、风湿、血虚，以及寄生虫引发等类型。一般急性期多见风热、风湿两型，投以疏风清热或祛风胜湿之法，易于收效。至于慢性荨麻疹，有虚实寒热，内风、外风之错杂。多顽固难愈，必须仔细审证求因，庶能得治。

（二）辨证论治

1.急性荨麻疹

起病突然，全身泛发大小不一之风团样扁平皮疹，稍高于皮面，呈红色和粉红色，搔抓后皮肤迅即出现潮红水肿，或成块，或成片，此起彼消，奇痒。常伴发热、恶寒、腹痛、呕吐、烦躁等全身症状，重则局部浮肿。一般体温在 38～39℃，舌苔薄白或薄黄，脉浮或滑数。

2. 慢性荨麻疹

发病较缓，皮疹初起为局限性之粉红色扁平皮疹，时轻时重，十分刺痒，持续 1～2 个月以上者，为慢性荨麻疹，有的可经年累月不愈，往往白天症状较轻，夜晚较重，患者可因长期瘙痒而失眠，常伴有神经衰弱，消瘦、易激动、消化不良等症状。有的患者皮肤划痕试验（+），有的患者对寒冷有过敏反应，称冷性荨麻疹。

3. 辨证要点

《诸病源候论·风病诸候下》云："邪气客于皮肤，复逢风寒相折，则起风瘙瘾疹。"《证治准绳·疡医》云："夫风瘾疹者，由邪气客于皮肤，复遇风寒相搏，则为瘾疹。若赤疹者，由冷湿搏于肌中，风热结成赤疹，遇热则极，若冷则瘥也。白疹者，由风气搏于肌中，风冷结为白疹也，遇冷则极，或风中亦极，得晴明则瘥，着厚暖衣亦瘥也。"故荨麻疹除内伤七情及饮食起居失常引起营卫失和，正气受损，卫外之气不固而发病，六淫之邪均能引起本病，与风、寒、湿、热关系密切，尤以风邪为主，同时随气候及温度之改变，可以增剧或减轻其症状。

本病之发病机制，急性荨麻疹者，主要是营卫失和，卫外不固，复感外邪，风入腠理，风气搏于卫分而成，或饮食不当，脾胃滞热，复感风寒，内外合邪，亦可引起；慢性荨麻疹者，为平素体弱，营血不足，血虚生风，或血分伏热，感受外风而引发。急慢性荨麻疹之鉴别要点：急性荨麻疹发病急骤，先局部瘙痒，抓后皮肤隆起疹块，大小各异，可伴有发热恶寒，胸闷气短，或局部浮肿等；慢性荨麻疹反复发作，多发于午后，前半夜较重，时发时消。

荨麻疹的诊断依据，可参考 5 点：①患者有无风疹发作史，哮喘发作史或其他过敏病史、消化不良和月经失调史等。②为典型皮疹，速发速退。③奇痒。④皮肤划痕试验（+）。⑤疹退后不留瘢痕。

其辨证分型，可有风热、风湿、血虚、风寒、脾胃等型。风热者，风疹发红，大片焮红，瘙痒不绝；风湿者，周身散发丘疹水疱或大疱，焮起红块，晚上痒重，小儿多见；风寒者，风疹块色淡红或者苍白，受风着凉后，即于露出部位发病；血虚者，皮疹反复发作，多见午后或入夜加重，午前或后半夜减轻，兼见头昏体倦失眠等；脾胃实热者，一般可兼见脘腹疼痛、大便秘结或泄泻；若属于寄生虫引发者，大便中有时可发现成虫或虫卵；血瘀所致者，风疹块暗红，面色晦暗，口唇色紫，或风疹块见于腰围，表带压迫等处。

4. 治法

益气固表，活血祛风，通络止痒。

5. 代表方剂

荆防败毒散，人参败毒散，当归饮子，麻黄连翘赤小豆汤，四虫养阴汤，过敏煎，玉屏风散。

（三）典型医案

李某，女，45 岁，山西榆社人。

病史：皮肤瘙痒 3 年，发作时皮肤有划痕，伴丘疹，丘疹有白有红，头面部严重，时发时止，一致诊断荨麻疹。1 年来经多方治疗，中药不断，效果不理想。

纵观别人的方子，消风散、桂枝麻黄各半汤、当归饮子等基本都用过了，暂且不会考虑再用。

处方：过敏煎、桃红四物汤、皮肤解毒汤、重镇止痒汤、玉屏风散合方。银柴胡 10g，乌梅 30g，防风 10g，五味子 15g，桃仁 10g，红花 10g，当归 12g，川芎 10g，白芍 15g，熟地黄 15g，路路通 30g，地肤子 30g，徐长卿 30g，牡蛎 30g，地骨皮 15g，白鲜皮 12g，土茯苓 30g，莪术 15g，土荆皮 6g，苦参 10g，制首乌 15g，白蒺藜 15g，黄芪 30g，生白术 15g，苍耳子 10g，甘草 30g。6 剂，每剂药服用一天半，早晚饭后分服。

二诊：诉效果明显，基本不痒了，丘疹减少。

效不更方，原方继续服用6剂，用法如前。

1个月后回访，未再出现皮肤瘙痒。

按：荨麻疹是顽固的、复杂的皮肤过敏性疾病，治疗起来比较麻烦，有些患者病程长达几十年不愈。临床用常见的经方、时方治疗，也是有时效有时不效。该患者病程也有3年了，表现的症状寒热难分，虚实难辨，只能从止痒方面入手治疗，并且本病的主要症状就是瘙痒。遂组方以止痒为主，标本兼治，固表补气，活血祛风，重镇止痒。

（四）辨治心得

抗过敏有两个好方子：二仙饮与六福汤。

1. 地肤子

地肤子乃扫帚菜种子，清热祛湿利小便，以皮肤瘙痒、外科疮疡为主疗对象。

老朽自幼喜吃此嫩叶，鲜者放锅中注水焯熟，加大蒜泥、芝麻酱凉拌食之，属夏令冷餐，十分爽口。

它的临床应用，重点调理过敏性皮肤疾患，如云片状红肿、粟粒样疹点，瘙痒，时起时伏，常与接触花粉、灰尘、羽毛、异物，吃海产品有关。每次开30～60g，水煎分3次用，取其脱敏，收效较好。配上徐长卿，名二仙饮，见功益佳。

先师传授，除口服还可淋洗，由地肤子牵头，加苦参、麻黄、土荆皮、狼毒、苦楝皮、川椒、大枫子组成一方，坐浴、浸泡、擦洗，可提高疗效，堪称锦上添花。

2. 徐长卿

徐长卿又名一枝香，辛温解毒，消炎镇痛，利尿退肿。

老朽临床投予，一是抗过敏，医皮肤损害、瘙痒不已，如荨麻疹、银屑病、湿疹、神经性皮炎，内饮、外涂均宜。开15～30g，配伍土茯苓、凌霄花、何首乌、苍耳子、乌梢蛇，称六福汤，水煎口服，收效较好。

二是治风湿性关节炎、类风湿关节炎、尿酸性关节炎、坐骨神经痛，以疗痛为主。同鬼箭羽、汉防己、老鹳草、制乌头、雷公藤（先煎）、穿山龙、炒没药、寻骨风配在一起，功力最佳；也可打成水丸，每次吃5～10g，日用3次。湖南友人李聪甫谓本药很有发展前途，要广泛介绍，推广应用。

3. 愈尔敏汤

此为陈潮祖老先生自创抗过敏良方。

组成：麻黄10g，荆芥15g，防风10g，川芎10g，僵蚕10g，蝉蜕10g，厚朴15g，陈皮10g，茯苓15g，桑白皮10g，赤小豆20g，连翘20g，人参10g。此方即《太平惠民和剂局方》消风散和麻黄连翘赤小豆汤之合方。

主治：头昏、目眩、鼻塞、风丹、瘙痒、皮肤顽麻，舌尖微红。

证析：所治六种证象均与《太平惠民和剂局方》消风散证相同，是风邪郁于少阳三焦及其血络，外不得疏，内不得泄，以致营卫失调，膜络挛急，呈为上述征象。所不同者，唯气已化热，舌微红耳。

应用：上述诸证，若见舌尖微红，即可使用本方。根据不同征象，可作如下加减。

(1) 头昏胀重痛：是风邪夹湿，客于头部，加白术30g，泽泻30g，运脾除湿，导湿下行。余治一50岁男子，头昏胀痛已逾2年，诸医束手，用此方1剂昏胀即解。

(2) 鼻塞：过敏性鼻炎，加苍耳子10g，辛夷10g；鼻涕多，加乌梅20g，五味子10g，敛其津液，或桂枝、白术、泽泻各15g，运脾除湿，温化水湿；鼻孔发痒，加细辛5g，刺蒺藜10g，祛风利窍，或加桂枝温通血络。

(3) 风丹：现代医学称为荨麻疹，属于过敏性疾病。余从事方剂研究40年，所见古方能治此证者甚多。如寒邪闭郁，营卫失和者，可用葛根汤辛温解表，解痉和营，桂枝麻黄各半汤亦同此法；少阴阳虚，表卫不固，遇寒即发者，用真武汤与桂枝汤、当归补血汤三方相合，再加人参，温阳化气，调和营卫，益气固表，防御邪侵入；风客腠理，气郁湿滞，用《太平惠民和剂局方》消风散疏风解痉，宣通腠理；三焦湿热，用麻黄连翘赤小豆汤宣通腠理，清利湿热。余临证50年，所治甚多，若见舌尖微红，用愈尔敏汤方无不应手而效。本方于消风散中去羌活、薄荷而加麻黄，是嫌羌活宣通腠理之力不如麻黄；麻黄又有利水的作用，与桑白皮、赤小豆、茯苓相伍，可以增强利水之功，更符合湿滞腠理三焦的机制。

(4) 瘙痒：感受疫毒者有之，可加苦参、贯众、地肤子、白鲜皮之属杀虫止痒；风邪入络，血络不通者可加桂枝、赤芍活血通络。血虚生风者可加生地黄、当归、赤芍、何首乌养血合营，共呈养血息风之效。

(5) 皮肤顽麻：有湿滞体表与气虚不荣之别。此方有祛风除湿功效，减去连翘，加入白术、黄芪，则益气、除湿法兼而有之。

小结：荨麻疹属难缠之疾病，临床治疗用方居多，引用名老中医前辈的治疗思路与用药，可以拓宽大家的治疗思路。每个人用药习惯不同，有运用经方的，也有运用时方的，总结出来大家会多一些选择的余地，用起来比较顺手，对于选方也比较充足，还可中药西用，如玉屏风散＋过敏煎＝维生素C＋扑尔敏（马来酸氯苯那敏片），虽然这个比方不在同一理论，但是可以相当于，仅供参考。

附：祝谌予过敏煎应用举隅

笔者近年来，在临床常运用过敏煎治疗各种过敏性疾患，疗效较为满意。现介绍如下。

1. 过敏性哮喘

谭某，女，30岁，1986年11月15日初诊。

哮喘10余年，经常反复发作，经某医院确诊为过敏性哮喘。经服强的松（泼尼松）、地塞米松、马来酸氯苯那敏片等药，初时有效，过后罔效。近1周来，咳喘、胸闷加重，苔白腻，脉滑数。胸透及X线摄片，心肺未见异常。此为肺失宣降，痰湿中阻。

药用：银柴胡 10g，五味子 15g，乌梅 12g，防风 10g，紫苏子 12g，白芥子 10g，莱菔子 15g，甘草 5g。5 剂。

服药后，咳喘、胸闷减轻。仍守原方续服 5 剂后，诸症消失。以后，每遇此疾复发，均以过敏煎加味，每获显效。

按：此案患者素体脾肾不足，外邪侵袭，而致痰湿中阻，肺失宣降，病则由是而发，出现咳喘、胸闷等症状。故用过敏煎加三子养亲汤抗过敏，降逆化痰，调节升降，其效较为满意。

2. 过敏性荨麻疹

付某，女，28 岁，1987 年 2 月 10 日初诊。

全身经常起风团，瘙痒，反复发作，已 1 年余，经某医院确诊为过敏性荨麻疹。近几天来，风团、瘙痒加重，皮肤划痕试验（＋），伴有轻度腹痛、腹泻，苔薄白，脉细数。属表虚受风。

药用：银柴胡 12g，五味子 10g，防风 12g，乌梅 15g，黄芪 15g，荆芥 10g，白蒺藜 15g，炙甘草 5g。3 剂。服药后，症状减轻。续服 6 剂后，此疾告瘳。

按：中医学称此病为瘾疹，常因过敏导致皮肤组织小血管扩张，管壁渗透性增加，形成局限性水肿，即风团。故用过敏煎抗过敏，再加以黄芪、荆芥、白蒺藜固表祛风获效。

3. 过敏性鼻炎

程某，女，50 岁，1986 年 10 月 25 日初诊。

患者过敏性鼻炎已三载，反复发作，颇感痛苦。1 周前感冒，至今鼻塞鼻痒，清涕不绝，喷嚏连作，苔薄白，脉细无力。五官科检查：鼻腔黏膜水肿，下鼻甲肿大，鼻道见清稀分泌物。此为肺卫不固，外邪侵袭。

药用：银柴胡 15g，防风 12g，五味子 10g，乌梅 15g，黄芪 20g，白术 15g，黄精 15g，荆芥 12g，辛夷 15g，炙甘草 5g。3 剂。

服药后，效果良好，嚏涕已止，稍有鼻塞鼻痒感。续守上方 15 剂，诸症若失。

追访半年未见复发。

按：过敏性鼻炎，中医学称为鼻鼽。此疾常反复发作，不易根治。此案系肺卫不固，外邪侵袭而致。用过敏煎抗过敏，加黄芪、白术、黄精、荆芥、辛夷扶正固表，疏风祛邪。合为益气解表，抗敏止涕。

过敏煎系名老中医祝谌予之经验方。方用银柴胡甘寒益阴，清热凉血；防风辛温解表散风胜湿；乌梅酸涩收敛，化阴生津；五味子酸甘而温，益气敛肺，补肾养阴。本方药味似乎平淡，但立方确有巧思，四药配合，有收有散，有补有泄，有升有降，阴阳并调。经临床验证，此方对过敏性疾患确有良效。过敏性疾患，虽证情不同，然其病理则一，皆由过敏所致，系外邪侵扰之证。故治疗仅过敏所致疾患，皆可用过敏煎，体现异病同治之妙。

四、结节性痒疹

（一）概述

结节性痒疹是一种以散在的褐色半球形坚实丘疹为特征的慢性炎症性皮肤病，以剧痒和结节性损害为特征。病因与昆虫叮咬，胃肠功能紊乱，内分泌代谢障碍及神经、精神因素有关。本病女性多见。皮损好发于四肢，也可见于腰臀部，最多见于小腿伸侧，较为顽固，缠绵难愈，有的病程可达数年或数十年。由于不断抓挠，很容易发生表皮剥脱，抓痕或血痂，但是绝对不会形成水疱，多家认为发病原因一般是素体蕴湿，外感虫毒所致，大多数发病起于下肢和夏秋季，如不及时治疗会蔓延到头部和上肢手背。

本病与中医学文献中记载的"马疥"相类似。《诸病源候论·疥病诸候》记载："马疥者，皮肉隐嶙起，作根，搔之不知痛。"此病属中医顽湿聚结之类，多由瘀血夹痰结滞于肤发为结节，属于皮肤科一大顽症。治疗时以王清任的血府逐瘀汤活血软坚散结为主，该方为祛除瘀荣兼以引经，加浙贝母化痰散结，加山甲珠、土鳖虫活血软坚散结，功大力专，证之临床确有卓效。因病变部位在四肢，故加姜黄活血化瘀。

（二）辨证论治

1. 治法

活血解毒，软坚散结，除湿止痒。

2. 代表方剂

血府逐瘀汤，攻坚汤，四虫养阴汤，皮肤解毒汤。

（三）典型医案

张某，65 岁，山西榆社人。2021 年 5 月 24 日初诊。

病史：结节性痒疹多年，好多地方都不认识这个病，无法辨别，更无法治疗，据患者说跑遍多地也没治好，痛苦之至，后来干脆放弃治疗，估计这辈子是无法治愈了。后由徒弟李苏进介绍到我门诊就诊。

这个患者确实很严重，下肢、上肢包括手背、头部耳后，结节大而多，并不是平铺状，而是擦起来了，丘疹色暗，伴有抓痕。

处方：四虫养阴汤合桃红四物汤、乌蛇荣皮汤加减。乌梢蛇 15g，僵蚕 10g，地龙 10g，蝉蜕 6g，牡丹皮 10g，赤芍 12g，生地黄 15g，桂枝 10g，当归 12g，川芎 10g，桃仁 10g，红花 10g，制首乌 15g，白蒺藜 15g，白鲜皮 12g，土茯苓 30g，莪术 10g，甘草 10g，薏苡仁 30g，路路通 15g。10 剂，每剂服用一天半。

二诊：诉效果明显，但是遇到紫外线瘙痒就加重，甚则流水。

处方：四虫养阴汤合过敏煎、皮肤解毒汤。银柴胡 10g，乌梅 10g，防风 10g，五味子 10g，乌梢蛇 15g，僵蚕 10g，地龙 10g，蝉蜕 6g，土茯苓 60g，莪术 15g，白芷 10g，皂角刺 12g，徐长卿 15g，槐花 30g，牡丹皮 10g，赤芍 12g，甘草 10g。10 剂，每剂药服用一天半。

三诊：皮肤瘙痒减轻，结节逐渐缩小，变薄，但是由于常年抓挠，局部出现脓疱。

处方：漏芦连翘汤合自拟养阴四虫汤、皮肤解毒汤、五味消毒饮。漏芦 15g，连翘 30g，黄芩 15g，麻黄 6g，升麻 15g，白蒺藜 15g，甘草 10g，枳实 15g，大黄 10g，乌梢蛇 15g，僵蚕 10g，地龙 10g，蝉蜕 10g，牡丹皮 10g，赤芍 15g，生地黄 30g，土茯苓 30g，莪术 15g，黄连 10g，紫苏叶 10g，徐长卿 15g，野菊花 10g，金银花 15g，蒲公英 30g，天葵子 15g，紫花地丁 30g。10 剂，每剂药服用一天半。

这次药量有点大，比较贵，患者家属有些不开心，但患者认为有效就不管价钱了。

四诊：此次用药后效果特别好，患者很高兴。除了结节原部位留有少许色斑，皮肤变光滑了，猜测色斑是用过激素药膏和反复抓挠的原因。

处方：皮肤解毒汤合犀角地黄汤、定风丹加味。土茯苓 60g，莪术 15g，紫苏叶 10g，黄连 6g，槐花 30g，牡丹皮 12g，赤芍 15g，生地黄 15g，乌梢蛇 15g，白鲜皮 12g，制首乌 15g，白蒺藜 15g，甘草 10g，川芎 10g。10 剂，巩固。

此后患者未再来过，据徒弟回访已经痊愈，全家表示感谢，本以为这辈子治不好的病结果治好了，我们医者也很开心。

按：结节性痒疹属顽症，平时接触的患者也多，但是效果都没有该案好，且疗程都有点长，恰巧本案患者也是最严重的一例，为以后治疗该病总结思路与用药，因此作为典型医案与大家分享学习。

本案治疗始终没有离开过皮肤解毒汤与四虫养阴汤，治疗过程有随症加减。在此给大家提及一下漏芦连翘汤，该方是治疗穿通性毛囊炎的特效方，临床运用效果很好。

附：**漏芦连翘汤**

漏芦连翘汤出自《小品方》和《千金要方》。治伤寒热毒，变作赤色痈疽、丹疹、肿毒，及眼赤痛生障翳，悉主之方；兼治天行。

【组成】漏芦二两，连翘二两，黄芩二两，麻黄（去节）二两，白蔹二两，升麻二两，炙甘草二两，大黄（切）二两，枳实（炙）三两。上九味，切，以水九升，煮取三升，去滓，温分三服。

【方歌】漏芦连翘芩麻黄，升麻蔹草枳大黄，伤寒热毒赤痈疽，丹疹肿毒眼赤痛。

【功效】清热解毒，散结，消肿排脓，下乳，通筋脉。

【主治】小儿痛疮，丹毒，疮疖，咽喉肿痛，腮肿，眼疾，痈疽发背，乳房肿痛。乳汁不通，瘰疬恶疮，湿痹筋脉拘挛，骨节疼痛，热毒血痢，痔疮出血等。

【临床应用】用于头面部、上半身的炎性化脓性疾病。如囊肿性痤疮，酒渣鼻，急慢性毛囊炎，疮疖，深部脓肿，肛周脓肿，咽喉肿痛，腮肿，眼疾，乳腺炎（包括浆细胞性乳腺炎），日光性皮炎，口腔溃疡，带状疱疹，外耳道疖肿，中耳炎，掌跖脓疱病等炎性化脓性疾病。

附：四虫养阴汤应用举隅

四虫养阴汤，其实是别人的自拟方，出处不详，我也是无意中在一本书上看到的，现把相关资料摘录出来，供大家参考学习。

笔者自拟清热养阴四虫汤，该方由金银花、生地黄、赤芍、蝉蜕、僵蚕、地龙、乌梢蛇、甘草组成。其中金银花清热解毒；生地黄清热养阴生津；赤芍凉血活血；蝉蜕散风邪而开腠理，使邪有去路；地龙通络搜风，络通则风邪无所藏；配以僵蚕辛窜更增祛风之功；乌梢蛇搜风无处不到；诸药合用共奏清热养阴，活血凉血，润燥搜风之功。近年来，笔者用此方治疗顽固湿疹、瘾疹、顽癣、风疹瘙痒等症，取得了较满意的效果，现举验案数例介绍如下。

1. 皮肤瘙痒

林某，男，79 岁，1993 年 11 月 15 日初诊。患者全身皮肤瘙痒 20 余年，伴口干便结，皮肤未见明显皮疹，仅见抓痕，血痂，舌红少苔，脉细。证属血虚风燥，治宜清热养阴，活血搜风。

处方：清热养阴四虫汤加味。生地黄 20g，制首乌 12g，赤芍 10g，金银花 15g，当归 10g，地龙 10g，玄参 10g，荆芥 6g，僵蚕 10g，乌梢蛇 10g，生甘草 6g，每日 1 剂，水煎服。

5 剂后瘙痒减轻，病变范围减少，再服 5 剂而愈。

按：本例因年老体弱血虚，加之久病入络，风邪内伏营血，郁久化热，耗伤阴血，导致阴虚血热，血燥伏风，若用一般疏风透表，宣肺散邪之法不易获效。故以养阴清热，补血润燥，活血搜风为法，用清热养阴四虫汤加制首乌、玄参、当归养阴补血润燥，清热解毒。

2. 顽固湿疹

周某，男，42岁，1992年10月5日初诊。因患痒疹3年，多方治疗无效来诊。见头面、颈、上肢皮肤上有较多的红色斑丘疹，有脓头，结痂及抓痕，部分有渗出，苔藓样变，舌红苔微腻，脉细。证属湿热蕴结肌肤，阴虚风阳上扰。治宜清热利湿，养阴搜风。

处方：清热养阴四虫汤加味。金银花20g，生地黄15g，苍术10g，薏苡仁30g，姜蚕10g，蝉蜕8g，乌梢蛇10g，防风10g，地龙10g，赤芍10g，牡丹皮10g，苦参20g，甘草5g。每日1剂，水煎服。

5剂后皮疹减退，但自觉乏力口干，原方去苍术、苦参，加生黄芪12g，玄参10g，白蒺藜10g。继服10剂而愈，随访至今未复发。

按：顽固湿疹初由湿热之邪搏于肌肤，致血行不畅，营卫失和，病久邪深，湿邪化火，耗伤津血，血虚生风，致成虚实错杂之症。如单用清热养阴则易助湿，独用燥湿又虑劫阴，故用清热养阴四虫汤加苍术、薏苡仁、苦参，祛风除湿并用，清热养阴而不留湿。

3. 瘾疹顽症

陈某，男，49岁，1994年2月11日初诊。全身皮肤起痒性风团，反复发作3年。诊见全身皮肤大小形态不一的红色风团，压之褪色，伴咽红，舌红苔薄黄，脉浮稍数。证属风热搏肤，阴津耗伤。治以清热养阴四虫汤加味。

处方：金银花15g，连翘10g，生地黄15g，玄参12g，蝉蜕8g，僵蚕10g，地龙10g，牛蒡子10g，乌梢蛇10g，赤芍10g，甘草6g，桔梗6g。每日1剂，水煎服。

3剂后皮疹消失，原方加沙参，再服5剂以巩固疗效。随访2年未见复发。

（摘自《中国民间疗法》杂志）

五、痤疮

（一）概述

痤疮俗称粉刺，是一种毛囊皮脂腺的慢性炎症，好发于男女青春期，以男性多见，常在成年后自愈。本病多发于面部，亦可延及前胸或肩背部，初发多数为散在黑头丘疹，除去黑头，可挤出米粒样白色粉浆；有的系红色丘疹，或带有脓疱；有的还可形成脂瘤或疖肿。皮损形态、数目、轻重，均随个人青春期内分泌功能而异，轻者一般愈后不留瘢痕，但严重之疖肿性损害，愈后留瘢痕而损于面容。

一般认为，本病与内分泌、细菌感染有关，是毛囊口角化过度，皮脂分泌过多，瘀积而呈黑头粉刺。粉刺棒状杆菌大量繁殖，分解皮脂，产生游离脂肪酸而刺激毛囊，引起炎性反应。且本病与饮食、遗传、卫生、细菌毒素及消化功能也有密切关系。中医学则认为，此病由肺胃积热，上熏颜面，血热郁滞而成。此外，与过食炙煿、膏粱厚味以及刺激性大的食物有关。

主要症状：①常见于青春期前后，中年人亦有所见。②皮疹好发于颜面、胸背部多脂区，部分发于上臂等多脂部位，常对称发生。③损害为多形性。初期损害为位于毛囊口之黑头粉刺，发展过程中可产生丘疹、脓疱、脓肿、结节、囊肿及瘢痕。④临床上常以Ⅰ型为主，可数型合并发生，以炎性丘疹型、脓疱型为多见。可反复发作，缠绵多年，常于25—28 岁后逐渐减轻或自愈。

辨证要点：青春期肺热、血热、过食肥甘或脾胃蕴湿积热等，而致颜面、胸、背等部皮肤炎症发疹，挤之有碎米粒样白色粉质状物，称为"肺风粉刺"或"酒刺"。部分女性与搽劣质化妆品有关，故称"粉刺"；男性与吸烟喝酒及吃刺激品有关，故称"酒刺"。面疱者，相当于囊肿型痤疮。

《医宗金鉴·鼻部》谓："此证由肺经血热而成。每发于面鼻，起碎疙瘩，形如黍屑，色赤肿痛，破出白粉汁。"《外科正宗·杂疮毒门》亦云："痤痱者，密如撒粟，尖如芒刺，痒痛非常，浑身草刺，此因热体见风毛窍所闭。"故青春期痤疮多由脏腑积热，复感风湿，致气血凝滞，毛窍闭塞酿成。历代医家对其病因病机有较详细之记载。

《素问·至真要大论》曰："诸痛痒疮，皆属于心。"张景岳称："乃疮疡之患，所因虽多……至其为病，则无非气血壅滞，营卫稽留所致。"由此可见，青年痤疮之发病，因青年肾气旺盛，阳气有余，心火炽盛，肺胃内热上熏颜面，血热郁滞，感风伤湿而成。此外，与过食炙煿膏粱厚味亦有关系。其治疗，以清热宣肺，活血除湿为原则。

本病根据患者多为男女青年，好发于头面部及多脂部位，有黑头粉刺，对称分布等可以诊断。但应与酒渣鼻相鉴别，后者发病年龄比痤疮晚，多见于中壮年人；皮疹以颜面中央部为主，伴有毛细血管扩张，常伴有炎症浸润。

（二）辨证论治

1. 分类

(1) 丘疹型痤疮：局部炎症丘疹，中央有黑粉刺或脂栓。

(2) 脓疱型痤疮：以炎症性丘疹与脓疱为主，脓疱多发生于丘疹之顶端。

(3) 囊肿型痤疮：炎症之后逐渐形成大小不等之皮脂腺囊肿，可继发化脓或形成窦道与脓肿。

(4) 结节增生型痤疮：炎症化脓反复发作，结节增生肥厚，由黄豆大到指头大，最后形成瘢痕。

(5) 萎缩型痤疮：损害腺体形成凹坑状萎缩性瘢痕。

(6) 聚合型痤疮：损害多形，有丘疹、脓疱、结节、瘢痕等簇集发生。

2. 代表方剂

热证：枇杷清肺饮，消瘰丸，普济消毒饮，漏芦连翘汤，丹栀逍遥丸，五味消毒饮，泻白散，泻黄散。

虚寒证：柴胡桂枝干姜汤，附子薏苡仁败酱散，阳和汤，升降汤。

（三）典型医案

【案1】李某，女，26岁，广东东莞人。2019年11月25日初诊。

病史：面颊部及口唇四周、下巴患痤疮约10年，反复发作。刻下症见痤疮色暗淡，偏紫，深部有脓，并留有少许瘢痕，面色苍白，怕冷，四肢不温，便秘，舌淡，苔白，口不渴，脉沉而细，余未见异常。

辨证：脾主运化，主四肢，其华在唇，口唇者，脾之官也。脾气健运，则面部及口唇红润；若脾失健运，则面色无华，口唇淡白；脾气虚寒，不能温煦四肢，则四肢不温；先天不足，后天失养，脾阳不足，累及肾阳，气化失常，阴寒痰湿之邪停滞于面颊及口唇四周，郁久化热而成疮，故经久不愈，反复发作。

治法：温中补血，消肿排脓，祛寒散结。

处方：附桂理中汤合薏苡附子败酱散、阳和汤。淡附片20g，干姜10g，肉桂8g，党参20g，白术20g，甘草10g，薏苡仁60g，败酱草20g，鹿角胶10g，麻黄8g，酒大黄20g，漏芦20g，白蔹20g。水煎2次，每日1剂，早晚分服。

服完7剂后大有好转，痘痘已基本消退，为巩固疗效，原方再进7剂治愈。

按：痤疮并非皆为热证，苦寒药慎用。附桂理中汤温补脾肾，先、后天并补；薏苡附子败酱散利湿排脓，破血消肿；鹿角胶配麻黄温阳补血，散寒通滞，入肺经通利毛窍；酒大黄入血分，活血化瘀，散结通络，入大肠泻滞通便，肺与大肠相表里，肺主皮毛，大便通则毛孔利；白蔹、漏芦解毒排脓，消肿散结，有利毛孔通畅。诸药合用，共奏温阳、补血、散结、消肿、利湿、排脓之功，故陈年顽疾可愈。

【案2】黄某，男，26岁，深圳人，公司业务员。2019年11月6日初诊。

病史：下颌角上下连及颈部，紫暗色痤疮，结节较硬，顶部有脓点，性格急躁，脾气大，口干，大便偏稀，舌质红，苔薄黄，脉滑。

处方：柴胡桂枝干姜汤合麻黄连翘赤小豆汤。柴胡24g，桂枝9g，干姜 6g，天花粉 30g，牡蛎 20g，黄芩 10g，赤芍 12g，连翘 30g，白芷 9g，桑叶 30g，麻黄 5g，皂角刺 12g，甘草 12g，薏苡仁 30g，夏枯草 15g，丹参 30g，赤小豆 30g。10 剂，每日 1 剂，早晚各 1 次，每次 200ml。

该患者只来就诊一次，没有复诊，由于工作原因出差河南，住所不固定，故不便面诊，主诉诸症好转 70%，咨询是否可以用原方在当地抓药继续服用。既然有效，可以原方照抓，半个月后回访已经治愈，特此把典型医案保存下来与同道分享学习。

【案 3】陈某，男，17 岁，山西榆社某学校高三学生。2021 年 5 月 12 日初诊。

主诉：面部及胸背部油脂较多，经常起黑头、白头、脓疮，痒痛，反复发作 2 年，加重 1 个月。

病史：曾在多家医院治疗，用过抗生素、激素等，有一定疗效，但时好时坏，不断复发。也曾听信偏方，尝试过复方珍珠暗疮片、肠清茶、四环素、甲硝唑等，虽花钱不少，但效果令人失望。自诉经常伴有五心烦热，口渴便秘等症状。

刻下：面部及胸背部可见密集炎性丘疹，黑白头，脓头，面部皮疹，以口唇周围及两面颊部较重，舌质红，苔薄黄，脉象滑数。

处方：清肺枇杷饮合茵陈五苓散、温清饮。枇杷叶 10g，桑白皮 15g，地骨皮 15g，甘草 10g，茵陈 30g，猪苓 10g，泽泻 15g，茯苓 15g，白术 15g，当归 12g，川芎 10g，赤芍 12g，生地黄 15g，黄连 10g，黄芩 10g，栀子 10g，黄柏 10g，皂角刺 12g，生薏苡仁 30g，白芷 10g。6 剂，每日 1 剂，早晚分服。

二诊：症状减轻，丘疹变淡，脓点消失，有口干，舌苔变淡。

处方：枇杷叶 10g，桑白皮 15g，地骨皮 15g，甘草 10g，茵陈 30g，猪苓 10g，泽泻 15g，茯苓 15g，白术 15g，当归 12g，川芎 10g，赤芍 12g，生地黄 15g，黄连 10g，黄芩 10g，栀子 10g，黄柏 10g，皂角刺 12g，生薏苡仁 30g，天花粉 15g。6 剂，每日 1 剂，早晚分服。

三诊：症状减轻，丘疹变淡缩小，皮肤油脂分泌正常，大便不干，口中和，舌苔正常。

处方：枇杷叶 10g，桑白皮 10g，地骨皮 10g，甘草 10g，茵陈 30g，猪苓 10g，泽泻 15g，茯苓 15g，白术 15g，当归 12g，川芎 10g，赤芍 12g，生地黄 15g，黄连 10g，黄芩 10g，栀子 10g，黄柏 10g，生薏苡仁 30g。6 剂，每日 1 剂，早晚分服。

后期回访已经痊愈。

按：此案为湿热毒型痤疮，主要表现为皮肤油脂过多（湿重），五心烦热，口渴便秘（热重），年轻人热性体质，嗜好辛辣刺激油腻之品，加之高中学习压力大。因此对于这类型痤疮主要以泻火解毒，清热除湿，活血散结为治法。

中医学认为痤疮的发生是由内、外两方面的原因相互作用而引起的，内因为素体阴虚，血热偏盛，肺胃热盛；外因主要是饮食不节，外邪侵袭。若湿热夹痰，会导致病程缠绵，病情加重。用枇杷清肺饮治疗痤疮不仅疗效好，而且副作用小。

枇杷清肺饮的方药组成：枇杷叶、桑白皮、地骨皮、金银花各 12g，黄芩、山栀各 9g，黄连 6g，白花蛇舌草、丹参各 30g，生山楂 12g，生甘草 3g。方中枇杷叶清泻肺内积热；桑白皮、地骨皮清泻肺中伏火；金银花、黄连、黄芩、山栀、白花蛇舌草清热燥湿，解毒泻火；丹参活血祛斑，凉血消痈；山楂消食化积，为消油腻积滞的药物；生甘草调和诸药。现代药理学研究表明，金银花、黄连、黄芩、山栀、白花蛇舌草具有广谱抗菌的作用，能抑制痤疮丙酸杆菌的活性；山楂能减轻皮脂过度分泌的症状；甘草有类肾上腺皮质激素的作用，但没有激素的副作用。

炎症明显加蒲公英、紫花地丁；口唇干燥加玄参、麦冬；大便秘结加龙葵、全瓜蒌；月经不调加香附、益母草；皮肤多油加生山楂、赤石脂。

【案 4】王某，男，25 岁，山西太原人。2022 年 2 月初诊。

病史：面部红色痤疮 2 年，加重 1 个月，刻下见面颊、眉毛部、鼻翼、口唇、下巴有散在的鲜红色痤疮，部分伴有脓点，结节不多，丘疹周围皮肤发红。

处方：枇杷清肺饮合五味消毒饮、消瘰丸。枇杷叶 15g，桑白皮 15g，地骨皮 15g，金银花 30g，黄芩 10g，山栀 10g，天葵子 10g，黄连 9g，白花蛇舌草 30g，丹参 30g，野菊花 10g，蒲公英 30g，紫花地丁 30g，薏苡仁 30g，皂角刺 15g，玄参 12g，浙贝母 12g，牡蛎 30g，甘草 15g。6 剂，每日 1 剂，早晚饭后分服。

二诊：症状好转明显，丘疹变淡，减少，未见新发痤疮，脓点消除，诉眼睛热，像冒火一样。想起师父说的头面烘热水牛角，也可以用来替代犀牛角。

处方：枇杷清肺饮合五味消毒饮、消瘰丸、犀角地黄汤。枇杷叶 15g，桑白皮 15g，地骨皮 15g，金银花 30g，黄芩 10g，山栀 10g，天葵子 10g，黄连 9g，白花蛇舌草 30g，积雪草 30g，野菊花 10g，蒲公英 30g，紫花地丁 30g，薏苡仁 30g，皂角刺 15g，玄参 12g，浙贝母 12g，牡蛎 30g，甘草 15g，莪术 15g，水牛角 30g，牡丹皮 10g，赤芍 12g，生地黄 30g。6 剂，每日 1 剂，早晚饭后分服。

三诊：面部颜色正常，大部分痤疮已经消除，未见新发，眼睛发热减轻。

处方：枇杷叶 15g，桑白皮 15g，地骨皮 15g，金银花 30g，黄芩 10g，山栀 10g，天葵子 10g，黄连 9g，白花蛇舌草 30g，积雪草 30g，野菊花 10g，蒲公英 30g，紫花地丁 30g，薏苡仁 30g，玄参 12g，甘草 15g，莪术 15g，水牛角 30g，牡丹皮 10g，赤芍 12g，生地黄 30g。6 剂，每日 1 剂，早晚饭后分服。

三诊之后，患者再没有来复诊，微信回访已经痊愈。

按： 痤疮特效药，积雪草与莪术。

附：积雪草

积雪草作为一味中药，药用价值比较高，可以用于多种皮肤疾病的治疗。因为积雪草具有清热、解毒、利湿、活血、止血及消肿生肌的作用。所以，对于皮肤类疾病，积雪草能够起到很好的保护及治疗作用。

另外，积雪草还可以用于瘢痕组织的治疗。对于增生性的瘢痕组织，能够起到比较好的缓解治疗作用；对于皮肤创口能够起到较好的愈合作用。在痤疮的治疗中主要是用其活血解毒、消除痘印的功效，是治疗痤疮必不可少的要药，与莪术配伍相辅相成，增强活血解毒、散结消肿的功效。

【别名】地钱草，落得打，崩大碗。

【性味归经】味苦，性寒。归心、肝经。

【功效】活血消肿，清热利水。

【主治】跌打损伤；黄疸，湿疹，尿频不畅，排尿涩痛；热疖疮毒，咽喉肿痛等病症。本药常用于以下传统方剂：九仙驱红散。积雪草、当归、栀子仁、蒲黄、黄连、黄芩、生地黄、槐花，治疗诸血及便血，妇人崩中（《本草纲目》）。

【不良反应】传统文献《本草纲目》：无毒。

【用法用量】《药典》用量：15～30g。临床常用剂量：15～30g。大剂量：15～30g。水煎服，外敷。

【药理作用】积雪草主要含三萜类积雪草苷等成分。

①抑制胶原作用：积雪草苷能抑制胶原纤维，具有抑制纤维组织增生的作用。②促进皮肤生长：积雪草苷可促进皮肤生长，局部白细胞增多，结缔组织血管网增多，黏液分泌增加，皮毛增生加速，并有抑制皮肤溃疡的作用。③镇静安定作用：积雪草苷类对小鼠中枢有镇静安定作用。

【皮科应用阐微】治疗肺病、肝病、肾病等的纤维化。治疗黄疸型肝炎。治疗肾炎蛋白尿。治疗硬皮病和皮肌炎。

1. 治疗蛋白尿

积雪草是治疗慢性肾炎和狼疮性肾炎的常用药，常与接骨木同用。长期服用能降低蛋白尿，另外，对肌酐、尿素、尿酸的下降也是有效的。

积雪草能抑制纤维增生，对延缓肾脏部分纤维化、硬化型狼疮性肾炎病情的进展是有利的。皮质激素能促进纤维增生，积雪草与之配合同用，可能会抑制并延缓肾脏纤维化的演变。

2. 治疗硬皮病和肺纤维化

对硬皮病和皮肌炎的皮肤肌肉纤维化，积雪草是常用药，单用积雪草苷片，尚觉病重药轻，故以煎服汤剂为好。积雪草可与郁金、牡丹皮、丹参等活血化瘀药同用。

结缔组织病常有肺纤维增生，在 X 线胸片和 CT 中可显示条索状和小结节状改变。在控制病情活动的基础上，于复方中加入积雪草、牡丹皮等药，有助于病灶吸收。积雪草也是治疗瘢痕组织的药物，内服和外敷可同时进行。

3. 治疗慢性肝病

慢性肝病，肝脏部分纤维化，需要及时服用中草药，因在降酶、退黄、调节免疫功能、抑制病毒复制等方面，中草药有许多优势。在复方中加入积雪草、丹参等药，有助于肝病的好转恢复，并且可以抑制纤维化的进展。长期服用有望使纤维化得到部分逆转。

六、脱发

（一）概述

脱发古代或称"油风""谢顶""发蛀脱发"；现代则称为"斑秃""早年秃发"和"脂溢性脱发"。引起脱发之原因很多，有先天性和后天性的因素；有的是因为头皮的某些疾病，如黄癣、水痘痂、疖等后遗瘢痕而不生头发；或全身性疾病，如猩红热、伤寒、产后大出血、急性热病后等也可引起脱发；或长期服药，如砷剂、氨基蝶呤、环磷酰胺等也可以引起脱发；还有青壮年男子好发的早秃，俗称"谢顶"；或表现为突然发生于头部无炎症性的局限性脱发，称为"油风"；以及体弱婴幼儿，因枕头摩擦所引起之"环秃"。治疗时须分清病因，根据临床特点辨证论治。

由于对毛发生长和其色素改变的生理病理迄今所知甚少，病因尚不明了，现代医学认为可能与精神神经因素、内分泌障碍和头皮部压迫等有关。

（二）辨证论治

1. 分类

(1) 斑秃：多发于青壮年。表现为头发突然脱落，常在一夜之间，成片成块掉落，脱发处光亮如镜，不留发根。甚者眉毛、胡须、腋毛、耻毛、甚至毳毛均可脱落。无炎症、无自觉症状，大部分患者可以自愈，春夏常复发，病程可持续数月或数年之久。

(2) 早秃：指未到脱发年龄之青壮年男子脱发，主要是头角与前额部头发脱落变稀，严重者头顶也会脱发。

(3) 脂溢性脱发：常见于青壮年男子，表现为头皮油腻，如涂膏脂，或头皮多屑，有明显瘙痒，日久则前额及头顶部头发稀疏变细，以致脱落秃顶。

其他脱发症尚有老年性脱发、继发性脱发，兹不赘述。

2. 辨证要点

脱发之症，为常见之皮肤病。中医学认为毛发之营养源自于血，故云"发为血之余"，血液的盛衰直接影响到头发的生长和代谢。

《诸病源候论·毛发病诸候》云："足少阴肾之经也，其华在发，冲任之脉，为十二经之海，谓之血海，其别络上唇口，若血盛则荣于须发，故须发美，若血气衰弱，经脉虚竭不能荣润，故须发脱落。"又云："若血气盛则肾气强，肾气强则骨髓充满，故发润而黑；若血气虚则肾气弱，肾气弱则骨髓枯竭，故发变白而脱落。"

古人认为脱发与血虚有密切关系。然而发的营养虽来源于血，但其生机根源于肾，所谓肾主骨，生髓，其华在发。如《黄帝内经·素问》云："肾之合骨也，其荣发也。"又云："女子七岁，肾气盛齿更发长。""男子八岁肾气实，发长齿更。"故肾精盈满，则毛发光泽；肾气虚衰，则毛发脱落。且肝肾同源，肝藏血，精与血又是互生互依，精足则血旺，血旺则精盈。

由此观之，毛发之生长与脱落，润泽与枯槁，与精、血、肾有密切之联系。

现代医学认为，本病是一种皮肤神经官能性疾病，与中枢神经活动障碍有关。根据临床观察，某些斑秃患者往往伴有神经衰弱、失眠、多梦，特别是与精神因素更为密切。思虑过度、情绪波动、突然地精神刺激、惊恐等，可能是发生斑秃的直接原因。另外脂溢性脱发之病因也与工作紧张、思虑过度、失眠、遗传因素有关。故精神因素直接影响着血管运动中枢，反射性地引起血管舒缩功能失调，致头部毛发血液供应发生障碍而发病。

3. 治法

清热除湿，疏肝解郁，活血化瘀，滋补肝肾，祛风止痒。

4. 代表方剂

血府逐瘀汤，神应养真丹，六味地黄丸，养血归脾汤，茯苓饮，茵陈五苓散，柴胡龙牡汤，当归芍药散，八珍汤。

（三）典型医案

【案1】于某，女，29岁，山西五台人。2021年7月初诊。

病史：3年前因产后出血较多，自感身体酸软无力，形体肥胖，随后出现脱发，洗头大把脱落，近1年来加重，明显看到头发稀疏。头部面部油脂渗出严重，并伴有头皮瘙痒，精神差。脉细弱，苔白水滑。

处方：当归芍药散合茯苓饮、五苓散加减。当归15g，川芎10g，白芍15g，泽泻15g，茯苓60g，生白术15g，生山楂15g，赤石脂15g，茵陈30g，生薏苡仁30g，川楝子15g，麻黄6g，羌活6g。7剂，每日1剂，早晚饭后分服。

外洗方：苦参黄柏汤。石菖蒲10g，艾叶10g，当归15g，苦参15g，菊花15g，防风10g，藁本10g，荆芥10g，蔓荆子10g，薄荷10g，黄柏50g。3剂，水煎外洗，每日1次。

二诊：初诊后1周，脱发减少，油脂分泌减轻，瘙痒减轻，诉身材略有紧致，原方不变继续服用 7 剂，外洗方 3 剂，用法同上。

三诊：网诊，诉不再脱发，细看有细绒毛长出，原方不变继续服用 7 剂，以观后效。

经过 20 多天的治疗，效果明显，由于患者吃药困难，遂停止服药。1 个月后回访，新发逐渐长出。

按： 该患者由于产后出血过多，气随血脱，导致气血亏虚，加之脾虚运化失常，水饮上冲而致脱发，属虚证。当归芍药散补血活血，合茯苓饮健脾渗湿；茵陈五苓散清湿热；山楂、赤石脂去除头面部油脂（山西老中医温象宽擅用）；麻黄、羌活解表散热，主要是改善微循环；川楝子杀虫疗癣，治头皮脱屑瘙痒，或现代医学所说的螨虫导致脱发。

（山西老中医董生岐）

【案 2】 黄某，女，24 岁，山西榆社人。2021 年 9 月初诊。

病史：高中时期有过脱发，考入大学后，不再脱发，并且逐渐长出新发，不治而愈。去年考研没成功，今年继续考，着急加心理压力，每晚熬夜，几天前洗头时发现头发大把脱落，很是恐惧，担心全部脱完，遂来门诊就诊。刻下见头顶部脱发严重，部分地方能看到头皮，无头皮屑，无瘙痒，面带愁容，喜叹息，多梦，舌质红，苔薄黄，稍有便秘，脉弦细。

处方：血府逐瘀汤合神应养真丹加味。当归 15g，生地黄 15g，赤芍 15g，桃仁 10g，红花 6g，枳壳 12g，甘草 10g，柴胡 24g，川芎 10g，川牛膝 10g，桔梗 10g，羌活 9g，天麻 10g，菟丝子 15g，木瓜 15g，枸杞子 15g，制首乌 15g，龙骨、牡蛎各 30g，远志 10g，炒酸枣仁 30g。6 剂，每日 1 剂，早晚饭后分服。

二诊：诉脱发停止，做梦减少，感觉呼吸特别畅通。效不更方，继续服用上方 6 剂。

三诊：不再脱发，睡眠良好，不再做梦，大便正常。患者吃药比较困难，仅开 3 剂巩固。

处方：当归 15g，生地黄 15g，赤芍 15g，桃仁 10g，红花 6g，枳壳

12g，甘草 10g，柴胡 24g，川芎 10g，川牛膝 10g，桔梗 10g，羌活 9g，天麻 10g，菟丝子 15g，木瓜 15g，龙骨、牡蛎各 30g，远志 10g，炒枣仁 30g。3 剂，每剂 2 天，早晚饭后分服。

后期回访其母亲，头发长出来了，睡眠和精神都很好，有助于考研学习。

按：本案诊断的思路是与其生活有关，考试学习精神压力大，导致气滞血瘀，睡眠差，耗伤气血，发根失养而脱发。方中血府逐瘀汤活血化瘀，疏肝理气，龙骨、牡蛎、远志、枣仁安神定志养血，羌活改善微循环，神应养真丹补肾益发。

虽然我以前每一本书里都会提到血府逐瘀汤，但是本书还是要再提及一下，给大家加深印象。因为这个方子太好用了，特别是治疗一些疑难怪病，皮肤病用得也很多，如牛皮癣、脱发。

此方能治几十种病症，恩师王幸福先生总结该方：诸症繁多，查无实据。以下就把有关书籍和中医前辈总结出来的资料，拿出来和大家一起学习。

附：颜德馨血府逐瘀汤和少腹逐瘀汤应用举隅

1. 血府逐瘀汤

血府逐瘀汤由当归、生地黄、桃仁、红花、枳壳、赤芍、柴胡、甘草、桔梗、川芎、牛膝组成。方中以桃仁、红花、赤芍、川芎为君，活血化瘀，畅通血脉。气为血帅，故用桔梗、柴胡、枳壳、牛膝为臣，理气行滞，其中桔梗开胸膈，宣肺气，以行上焦气滞；柴胡、枳壳疏肝理气，以畅中焦气滞；牛膝导瘀下行，以通下焦气滞。生地黄、当归为佐，养血和血，俾活血而不伤血。甘草为使，调和诸药，防止他药伤胃，诸药相配，共奏活血化瘀，理气行滞，调畅气血之功。

《素问·调经论》曰："血气不和，百病乃变化而生。"王清任亦谓："治病之要诀，在明白气血。"余以为六淫七情致病，所伤者无非气血，初病在经主气，久病入络主血，故凡久病不愈的疑难杂症，总宜以"疏其血气，令其条达，而致和平"为治疗大法。血府逐瘀汤既能活血，又可理气，用治多种疑难病症，随症加减，每获良效。

如阳虚而瘀者，加党参、黄芪，甚则加肉桂、附子；阴虚而瘀者重用生地黄，加龟甲、麦冬；寒凝血瘀者去生地黄，加桂枝、附子；热熬成瘀者去川芎，加黄连、牡丹皮；兼有痰浊者，加半夏、陈皮；湿阻者，去生地黄，加苍术、白术、厚朴；气滞甚者加檀香或降香；出血者，加生蒲黄、参三七；腹泻者去生地黄、桃仁，加木香、焦山楂、焦神曲等。

血府逐瘀汤主治病症如下。

(1) 顽固性头痛：《医林改错·半身不遂论叙》谓："查患头痛者，无表证，无里证，无气虚、痰饮等证，忽犯忽好，百方不效，用此方一剂而愈。"头痛缠绵不愈，必有瘀血作祟，瘀阻脑络，不通则痛，其痛必固定不移，痛如针刺，血府逐瘀汤能祛瘀化滞，俾血气流畅则头痛可止。古人谓：巅顶之上，唯风可到。故必重用川芎以祛血中之风，或辅以全蝎息风，磁石镇风，则可收事半功倍之效。

王某，女，38 岁。头痛时发时止年余，发则头痛如裂，兼有胸闷易怒，失眠多梦，经潮时症状加剧，伴少腹胀痛，有血块，患者颜面晦滞，舌紫，脉细弦。瘀血搏结脑络，清阳难以上升，用血府逐瘀汤加全蝎粉 1g，吞服。3 剂后头痛明显减轻，再服 6 剂即愈。

(2) 胸痹：胸痹以胸痛彻背，背痛彻胸为主症，多见于冠心病、心绞痛、心肌梗死等病。胸背部为心肺之府，加上气之会穴膻中，血之会穴膈俞均在胸背部，故其病理以气血失畅为常。胸中为阳之位，阳气不布，则窒而不通，故治疗冠状动脉粥样硬化性心脏病（简称冠心病）等病，通阳亦至为关键，而通阳必用辛温，每取血府逐瘀汤加附子一味，以通阳活血，标本兼治；附子与方中生地黄同用，有通补阳气而不伤阴津之功。

甄某，男，70 岁。冠心病、脑、肾动脉硬化 10 余年，胸痛彻背，入夜尤甚，神萎乏力，动则气促汗出。心电图示室性期前收缩，ST 段明显下移，选用多种中西药物治疗，效果不佳。舌紫苔薄白，脉细弱，结代脉频出。证属胸阳不振，血瘀气滞。方用血府逐瘀汤加熟附子 5g，1 周后胸痛渐平，精神转振，结代脉消失，心电图复查正常。

(3) 失眠：本症历代多谓在于阴阳不通，如《灵枢·大惑论》曰："卫气不得入于阴，常留于阳，留于阳则阳气满，阳气满则阳跷盛，不得入于阴则阴气虚，故目不瞑矣。"余对顽固性失眠每从瘀论治，认为心主血脉，藏神，若瘀血阻于心脉，血气不和，血不养神，则夜不能眠。凡夜不能睡，或夜睡梦多，或梦游梦呓，服养血安神药无效者，均可取血府逐瘀汤以化瘀通脉，舒畅血气，脾神得血养，不安神而神自安。

陈某，男，42 岁。失眠 2 年余，彻夜不寐，或少睡乱梦纷纭，伴有头晕且痛，思想不集中。患者面色翼黑少华，神萎，皮肤甲错，胸背部汗斑累累，舌紫苔黄腻，脉细弦。证属瘀滞络脉，血不养神，用血府逐瘀汤加磁石 30g。1 剂后反而兴奋难以入睡，2 剂后始见效果，14 剂后已能安眠 5～6 小时，肌肤甲错、汗斑也见消退。

(4) 情志病：肝为刚脏，体阴而用阳，藏血液，性条达，以疏泄为顺，若肝气郁结日久，未有不致瘀者，故王清任谓"俗言肝气病，无故爱生气，是血府血瘀，不可以气治，此方应手效。""平素和平，有病急躁，是血瘀，一二付必好。""闷，即小事不能开展，即是血瘀，三付可好。"

余强调情志病初起在经主气，久病入络主血，凡以疏肝法不效者，当从血分求之，对神经衰弱、癔症、神经性低热、老年抑郁症等难治病，习用血府逐瘀汤化裁治之，收效多捷。

周某，女，36 岁。低热延绵数年，经多方检查，已排除肺结核、风湿、尿路感染及肝脏疾病，多法治疗，俱不见功，患者神疲乏力，口干不欲饮，腹满唇痿，舌青苔净，脉弦紧。证属瘀滞腠理，气血乖违，营卫失和，方用血府逐瘀汤加马鞭草 30g。服 30 剂后，热退，腹满亦平，他证悉除，随访正常。

2. 少腹逐瘀汤

少腹逐瘀汤为清代名医王清任所创制，取温经汤合失笑散化裁而成。方中以当归、赤芍、川芎、蒲黄、五灵脂、没药活血祛瘀；延胡索理气行血止痛；官桂、炮姜、小茴香温经散寒，并引诸药直达少腹，主治瘀血积于少腹的妇科病症，为散寒活血的代表方，功擅活血祛瘀，散寒止痛，临床辨证而施，用于诸多疑难病症，亦能获效。

(1) 顽固性少腹痛：少腹为厥阴之界，厥阴为寒热之脏，故少腹痛病因以寒阻气滞不行，或热灼血郁不散多见。寒能凝血，热能熬血，最终均可导致血脉凝涩，血瘀气滞，不通则痛，为此，通之一法，不能忽视。《血证论·吐血》谓："上焦之瘀多属阳热，每以温药为忌，下焦之瘀多属阴凝。"若寒凝血瘀少腹不解，则症见腹痛绵绵，朝轻暮重，喜暖手按，苔白脉紧，治当温经逐寒，祛瘀止痛，投以少腹逐瘀汤，每能奏功。

吴某，女，54岁。因阑尾炎手术后出现少腹部反复剧痛1年，痛剧时拒按，痛有定处，伴有呕恶，不能进食，多次行胃肠钡餐及胆囊造影检查均（－），舌淡紫苔薄白，脉弦紧。术后有瘀，瘀阻气滞，不通则痛，方用少腹逐瘀汤加柴胡9g，姜半夏9g。4剂后，腹痛霍然而愈，随访数年，从未复发。

(2) 肠粘连：腹痛须分气血，不病于气，即病于血，腹腔术后，必有血瘀残留肠角，以致血瘀气滞，不通则痛，症见腹痛腹胀，痛有定处，大便秘结，呕恶时作，日久不愈，治宜以通为补。血喜温而恶寒，得温则行，遇寒易凝，习有温经活血法以消散宿瘀，取少腹逐瘀汤化裁治疗肠粘连引起的腹痛，颇有效验。

赵某，男，38岁。因结肠癌手术后引起肠粘连，小腹绵绵作痛，恶心呕吐，时作时止，缠绵年余，久治不愈，舌淡苔薄白，舌边紫斑累累，脉细涩。此属术后瘀滞，久羁损阳，治宜温经活血。方用少腹逐瘀汤加红藤30g，败酱草30g，龙葵30g，蜀羊泉30g。服药1周，腹痛顿减，陆续服药6个月，腹痛告愈。

(3) 不孕：不孕症每伴月经不调，或当至不至，或先期而至，或经血量少，挟有瘀块，或畏寒肢冷，小腹冷痛，喜暖喜按。治疗不孕首当调经。不孕多由肝郁、血虚、痰湿、肾亏、胞寒等引起气血乖违，瘀血内结，以致冲任不调，难以摄精受孕，而其中尤以胞宫虚寒挟瘀者最为多见，故常以少腹逐瘀汤祛寒化瘀，调和冲任，习加紫石英以增温经暖宫之力，投之多验。临床用于月经来潮前服5～7剂，以调和冲任，连服3个月，则麟征可期。

此方对瘀血为患的月经不调、痛经、闭经、崩漏、癥瘕等妇科疑难病症，亦有疗效。

刘某，女，36岁。夙有痛经，月经周期紊乱，经来色紫，有血块，婚后8年未孕。患者脸色苍黑，性情乖违，舌紫苔薄，脉沉弦。证属气瘀搏结，冲任无权，药用少腹逐瘀汤，月经来潮前连服5剂，平日则服血府逐瘀汤，每日1剂。

3个月后月经周期正常，痛经消失，半年后怀孕，生育一子。

附：王清任"五逐瘀汤"应用举隅

王清任"五逐瘀汤"包括通窍活血汤、血府逐瘀汤、膈下逐瘀汤、少腹逐瘀汤和身痛逐瘀汤，针对头、胸、腹、少腹到四肢五个顺序的瘀血部位。

如果说活血化瘀是王清任思想的精髓，那么五逐瘀汤就是王清任活血化瘀的精髓。

1. 通窍活血汤

通窍全凭好麝香，桃红大枣老葱姜，川芎黄酒赤芍药，表里通经第一方。

本方赤芍、川芎行血祛瘀；桃仁、红花破瘀行血；老葱、鲜姜通阳宣发；麝香通窍醒神，散瘀止痛；黄酒温通脉络；大枣养血和营。

"通窍全凭好麝香"，此药在方中确属紧要，诸药得此香窜善行无处不达之品，始能奏"表里通经第一方"之功。

原著用治脱发、暴发火眼（急性结膜炎）、酒渣鼻、耳聋、白癜风、紫癜风、紫印脸、牙疳、出气臭、妇女干劳、男子劳病、交节病作、小儿疳症等。因诸证"皆血瘀所致"，故统用通窍活血汤治之。意在通透诸窍，通畅气血，祛瘀生新。

2. 血府逐瘀汤

血府当归生地桃，红花甘草壳赤芍，柴胡芎桔牛膝等，血化下行不作劳。

本方是四逆散、桔梗枳壳汤和桃红四物汤的衍化方。其中桃仁、红花、川芎、赤芍活血逐瘀；当归、生地黄养血和血；柴胡、桔梗、枳壳开胸舒气；牛膝活血通经；甘草调和诸药。诸药相配共奏活血祛瘀，行气止痛之功。血行脉中而贵畅通，血瘀碍气，气滞阻血。

血瘀气滞则胸痛头痛，呃逆日久不愈，内热烦闷，心悸失眠，痛经经闭，或舌有瘀斑，脉弦等。本方逐瘀行气用于上述诸症属实者。

上诸症若无明显瘀血特征，王清任往往依据发病日久，或经他方治疗无效而改从瘀血论治。如"不眠用安神养血药治之不效者，此方若神"，此即其例。临床对心悸气短或脉律不齐，服养心、归脾之类无效或反加剧，且无明显虚弱表现者，于此方中酌减破瘀之品或加补益药，服之有一定效果。

3. 膈下逐瘀汤

膈下逐瘀桃牡丹，赤芍乌药元胡甘，归芎灵脂红花壳，香附开郁血亦安。

方中当归、赤芍、川芎行血调血；桃仁、红花、牡丹皮活血破瘀；五灵脂、元胡（延胡索）化瘀理气；香附、乌药、枳壳疏肝调气；甘草调和诸药。诸药相配共奏活血调气、逐瘀止痛之效。

原书以此方治积块、小儿痞块、痛不移处、卧则腹坠、肾泻久泻等。王氏用药经验之一是抓住有形实邪，认为"结块者，必有形之血""无论积聚成块，在左肋、右肋、脐左、脐右、脐上、脐下……以此方治之，无不应手"。

"倘病人气弱，不任克消，原方加党参三五钱，皆可不必拘泥。"王氏并从病程日久，疼痛部位不移等，作为投方依据。

本方治慢性泻痢，腹痛或兼脓血，气病及血，服温补、四神诸剂少效，年久不愈，王氏认为是"有瘀血"，服此方效果明显。

4. 少腹逐瘀汤

少腹茴香与炒姜，元胡灵脂没芎当，蒲黄官桂赤芍药，调经种子第一方。

《医林改错·少腹逐瘀汤说》载："此方治小腹积块疼痛，或有积块不疼痛，或疼痛而无积块，或少腹胀满，或经血见时，先腰酸少腹胀，或经血一月见三五次，接连不断，断而又来，其色或紫，或黑，或块，或崩漏，兼少腹疼痛，或粉红兼白带，皆能治之，效不可尽述。"

本方以四物汤去地黄而参温经汤合失笑散而成。方中当归、川芎、赤芍行血调血；蒲黄、五灵脂、元胡（延胡索）、没药化瘀理气；肉桂、干姜、小茴香温经散寒。综观诸药有祛瘀温经，理气止痛之功。

本方在妇科较为常用。对冲任受寒，瘀停气滞所致积块、痛经、月经紊乱效果良好。崩漏因瘀而致者，不逐其瘀，血难归经，亦是通因通用之法。王氏并指出："更出奇者，此方种子如神。每经初见之日吃起，一连吃五付，不过四月必成胎……余用此方，效不可以指屈。"由下焦寒滞经血失调的不孕，用本方可促使受孕。王氏经验对"有瘀血"造成之小产，怀孕 2 个月后服三五剂，有安胎之功。

5. 身痛逐瘀汤

身痛逐瘀膝地龙，香附羌秦草归芎，黄芪苍柏量加减，要紧五灵桃没红。

本方所治痹证是由风寒湿侵袭筋脉关节，久而闭着血气，故痛处不移，日久难愈。予身痛逐瘀汤逐瘀通经，散风湿，止痹痛。

本方当归、川芎调血行血；桃仁、红花破血行瘀；没药、五灵脂化瘀止痛；秦艽、羌活散风胜湿；牛膝强筋骨，散风湿；地龙通经；香附理气；甘草和中。

使用本方除要根据发病时间和疼痛特征，还要考虑曾用散风湿、清湿热、滋阴养血诸法无效或少效。因"已凝之血，更不能活"。此方能逐去瘀滞，营血通则痹痛止。若病兼微热者，王氏加苍术、黄柏；虚弱者加黄芪。

痹证从逐瘀立论创方，是王氏富于创新精神的体现。

6. 五逐瘀汤的立法特点

《医林改错》中的五个著名活血逐瘀的方剂，现仍常应用于临床。大都以桃红四物汤为基础，根据发病特征并结合病位，选配相应药物而成。五方皆能活血逐瘀，理气止痛。但各有其特点。

通窍活血汤因有麝香、黄酒的善行通达，故善走头面四肢皮肤，为逐瘀开窍之法；血府逐瘀汤有柴胡、桔梗、枳壳开胸散结，为逐瘀开胸之；膈下逐瘀汤有延胡索、五灵脂、香附、枳壳化瘀理气，为逐瘀化癥之法；少腹逐瘀汤有肉桂、茴香、蒲黄、五灵脂温经化瘀，而为逐瘀暖下之法；身痛逐瘀汤有秦艽、羌活、地龙、牛膝通络散风，为逐瘀开痹之法。

诸汤所治部位亦各有侧重："通窍"侧重头面；"血府"侧重胸中；"膈下"侧重上腹；"少腹"侧重下腹；"身痛"侧重肌表。王氏对活血通瘀治法，颇有心得。此数方连同补阳还五汤虽均本于桃红四物汤，但经王氏化裁，各有法度而不雷同，试用于临床，每收得心应手之效，故至今仍为医者所喜用，其功实不可淹灭。

（摘自《中医学解难：方剂分册》）

附：神应养真丹治脱发症举隅

【组成】羌活、天麻、当归、白芍、川芎、熟地黄（酒蒸捣膏）。《外科正宗》加木瓜、菟丝子。各等分为末，为蜜丸如梧桐子大。

【功效】滋肝补肾，活血祛风，养血生发。适用于肝、肾、血虚而有瘀血在内，风邪外袭以致风盛血燥，不能荣养的脱发症。

【用法用量】每日2次，每次10g，饭后温酒或盐汤送下。同时配用蕲艾汤（蕲艾、菊花、藁本、蔓荆子、防风、薄荷、荆芥、藿香、甘松各6g），加水煎数滚，先将热气熏头面，候汤稍温，用布蘸洗，每日2次。每剂用4天后再换新药。

【方义】本方出自《三因极一病证方论》。方中当归、川芎、白芍、熟地黄养血活血；熟地黄、木瓜、菟丝子滋养肝肾；天麻、羌活辛苦而温，祛风通络，引药上行巅顶。

【临床应用】块状斑秃、湿性脂溢性脱发、干性脂溢性脱发。所有病例均伴有不同程度的心烦失眠，性情急躁，大便干结等症状。

处方：神应养真丹加味，处方用全当归、川芎、白芍、熟地黄、菟丝子、羌活、天麻、木瓜、生首乌各120g，大黄60g，枣仁50g。诸药烘干，研成细粉，蜂蜜1250g，为丸，每丸重10g，每日3次，每次1丸。服药一料为1个疗程。

附：各家学说论脱发应用举隅

转型，指事物的形态结构、运转模型和人们观念的根本性转变过程。我之所谓方剂的转型，是人们使用此方的习惯从古至今发生了变化，比较有名的是"马应龙麝香痔疮膏"原来竟是"马应龙八宝眼膏"，这里给大家介绍的"神应养真丹"，"出世"时是作为治疗左右瘫痪、半身不遂的方子，而现在成了治疗脱发的神方，在此将一将其发展脉络。

神应养真丹，来源于《三因极一病证方论》，转型于《外科正宗》，成名于《医宗金鉴》。

《三因极一病证方论》组成：当归（酒浸）、天麻、川芎、羌活、白芍、熟地黄等分。主治"足厥阴经受风寒暑湿所袭，左瘫右痪，半身不遂，涎潮昏塞，手足顽麻，语言謇涩，牙关禁闭，气喘自汗，心神恍惚，肢体缓弱；荣气凝滞，遍身疼痛；妇人产后中风，角弓反张；或坠车落马，打扑伤损，瘀血在内者"。

《外科正宗》方由《三因》方加木瓜、菟丝子，各等分为末，炼为蜜丸，如梧桐子大，治疗脱发。载："油风，乃血虚不能随气荣养肌肤，故毛发根空，脱落成片，皮肤光亮，痒如虫行，此皆风热乘虚攻注而然。""神应养真丹治风、寒、暑、湿袭于三阳部分，以致血脉不能荣运肌肤，虚痒发生，眉发脱落，皮肤光亮者服之。"

《医宗金鉴》方组成：羌活、木瓜、天麻、白芍、当归、菟丝子、熟地黄（酒蒸捣膏）、川芎等分为末，入地黄膏，加蜜丸梧桐子大。每服百丸，温煮酒或盐汤任下。

神应养真丹主治"油风"："此证毛发干焦，成片脱落，皮红光亮，疮如虫行，俗名鬼剃头。由毛孔开张，邪风乘虚袭入，以致风胜燥血，不能荣养毛发。宜服神应养真丹，以治其本；外以海艾汤洗之，以治其标。若耽延年久，宜针砭其光亮之处，出紫血，毛发庶可复生。"

又方海艾汤（外用）：海艾、菊花、藁本、蔓荆子、防风、薄荷、荆芥穗、藿香、甘松各二钱。

瓜苋四物的补血作用配伍川芎、羌活、天麻三药之灵动，就像是给头发施肥后吹了一阵春风，对毛发干枯血虚所致的脱发有其效。

在网络上也看到一些应用神应养真丹的案例和变化，摘录两则于下。

生发丸（许军）：川独活、羌活各 10g，天麻 10g，何首乌 25g，菊花 25g，木瓜 7.5g，黑芝麻 12.5g，川芎 10g，当归 12.5g，生地黄 12.5g，熟地黄 25g，菟丝子 25g，枸杞子 10g，桂圆 10g，牡丹皮 5g，甘草 5g。

将上述中药粉碎，过 80 目筛，炼蜜为丸，每丸重 10g，用蜡纸包好，放入塑料盒内密封备用。每日 2 次，每次 1 丸温开水送服，2 个月为一疗程。

分析：中医学认为"发为血之余"，气血不足、肝肾两亏、血不荣发、血虚风胜时，头发易脱落。生发丸方中熟地黄、菟丝子、黑芝麻、枸杞子、桂圆、何首乌滋养肝肾，益髓填精，补益气血。当归、生地黄、牡丹皮补血活血，凉血散瘀。辅以川芎、羌活、木瓜、菊花、天麻活血行气，祛风荣肤。甘草补脾益气，调和诸药。共奏补益肝肾、养血生发之效，故斑秃得愈。

患者服本药后治愈，不会出现反复。尤其对毛囊没有萎缩、毛囊口清楚可见的患者疗效更佳。

另外说到斑秃就不得不提及补骨脂，是一味很好的中药；用梅花针在斑秃部位放血，接着用生姜涂抹也是一个很好的方法，对"谢顶"也有作用。徐书老师的斑秃灵就用到了补骨脂，治疗寒凝血瘀型斑秃效果显著。

斑秃灵组成：补骨脂 50g，当归 20g，桂枝 15g，生姜 30g。补肾活血，养血生发。捣碎和匀，加入 95% 乙醇 500ml 内浸泡 1 周后备用。取棉签蘸斑秃灵少许，搽斑秃处至红润为度，每日 2 次。一般 20 天左右可见绒毛生长，开始由白变黄转黑，后逐渐长成正常头发，平均疗程要 2~3 个月。

斑秃成因，多在肝、脾、肾虚损的基础上，感受风、寒而致寒滞血瘀，从而引起头发脱落。在民间早有生姜治疗斑秃的经验，生姜具有温经散寒之效；桂枝能引药上达，发汗解表，散寒止痛，有温通经络之效；当归补血，活血；补骨脂温以助阳，可治疗斑秃。乙醇浸泡有助于药性渗入毛囊。诸药合用，可以促进毛囊再生。此经验方来自苏自强老中医之手，我用了 20 多年，效果显著。

（摘自《脱发神方——神应养真丹的转型》）

七、毛囊炎

（一）概述

毛囊炎是皮肤科常见病、多发病之一，因内蕴湿热，外感风热之毒，郁阻肌肤毛窍而致毛囊急性炎症，起病可急可缓，病程长短不定，反复发作。根据发病之部位不同，有不同的名称，生于项部者，名发际疮；生于胡须部者，名羊胡疮；生于臀部者，名坐板疮。本病除上述病因，还与不清洁、搔抓、正气不足有关，若毛囊炎向周围与深处发展，或演变成疖。临床上可分为慢性毛囊炎和穿通性毛囊炎（头部脓肿性穿通性毛囊周围炎）来进行治疗。

（二）辨证论治

1. 分类

(1) 慢性毛囊炎：为粟米大小疮，初起为与毛囊相一致的红色充实性小丘疹，可化脓或不化脓，中央有毛发贯穿，周围有炎性红晕，顶端可有小脓疱。可多可少，迁延日久，自觉瘙痒。好发于成年人多毛部位，如头皮、外阴、颈项、胸背与臀部。

(2) 穿通性毛囊炎：初起为疖肿，日久不愈，肿如曲鳝头，破后有数孔，形如蝼蛄串穴，故又名蝼蛄疖，溃后不易封口。多发于小儿头部。

2. 辨证要点

毛囊炎系金黄色葡萄球菌感染所引起毛囊炎症疾病，临床表现可因炎症部位而不同，如发际疮。为此项部毛囊及毛囊周围的化脓性炎症，《医宗金鉴·发际疮》云："此证生于项后发际，形如黍豆，项白肉赤坚硬。"本病多发于中年以上男性患者，常伴有皮脂溢出，粉刺如米和具有瘢痕素质等因素者；须疮是脾胃或肝胆湿热而致唇周须丛中的毛囊及毛囊周围的慢性炎症。

《医宗金鉴·燕窝疮》云："初生小者如粟，大者如豆，色红，热痒微痛，破津黄水……疙瘩如攒。"发于男性唇周须丛中，常伴有皮脂溢出；坐板疮为脾经湿热或外感暑邪客于臀部而致臀部毛囊及其周围的慢性化脓性炎症，《外科正宗·痤痱疮》云："痤痱者，密如撒粟，尖如芒刺，痒痛非常，浑身草刺。"本病多见于成年男女，四季皆可发生，以暑天为多。

临床治疗中，多分慢性毛囊炎和穿通性毛囊炎两种类型。慢性毛囊炎初起大多始于夏秋之交，感受暑热湿毒，蕴结外发而生，因失治或治疗不能尽解，毒邪蔓延留滞皮肉之间，经年累月反复外发，有剧痒，患者很痛苦。本证因热毒内蕴，治疗总以清热解毒为主，可用五味消毒饮、黄连解毒汤加味。而穿通性毛囊炎，往往发生在营养较差之儿童或青少年，开始是头皮有毛囊炎性丘疹，渐渐变成大小不一之硬块，继而变成波动的脓肿，但不红，不痛，上面的头发脱落，病程慢。因湿毒蕴结于肌肤，正气不足，故治疗宜扶正祛邪，内外兼治。

3. 治法

清热解毒，活血化瘀，消肿排脓，软坚散结。

4. 代表方剂

普济消毒饮，五味消毒饮，荆芥连翘汤，漏芦连翘汤，大黄䗪虫丸，温清饮，攻坚汤。

（三）典型医案

【案 1】张某，男，36 岁，山西榆社人。2022 年 3 月 10 日初诊。

主诉：头颈部毛囊炎反复发作 3 年，加重 1 个月。

刻诊：头颈部毛囊炎红色丘疹，前胸后背也有散在丘疹，稍痛，体型偏胖，头面部油脂分泌较多，舌红苔偏黄厚。

处方：普济消毒饮合茵陈五苓散。牛蒡子10g，黄芩10g，黄连10g，甘草10g，桔梗10g，板蓝根30g，连翘30g，玄参15g，升麻12g，柴胡10g，陈皮10g，僵蚕10g，薄荷6g，茵陈30g，茯苓15g，猪苓10g，泽泻15g，白术15g，生山楂10g，金银花20g，蒲公英30g，积雪草30g，莪术10g，薏苡仁30g。6剂，每日1剂，早晚分服。

二诊：服用后症状减轻，丘疹颜色变浅，部分已消。效不更方，原方继续服用6剂。

三诊：基本痊愈，只有少许散在的丘疹，原方3剂，每剂药服用2天善后。

【案2】李某，男，16岁，山西忻州人，学生，2020年4月23日初诊。

病史：2年前患穿通性毛囊炎，在山西各医院治疗无效，无奈转往北京某医院治疗，花费10多万元，收效甚微，经人介绍来门诊面诊。

刻下：患者偏胖，发育过快，头部有散在的多个肿块，肿块上脱发，少数肿块发红，顶部有脓点，前胸后背也有丘疹样红色小结节，小便偏黄，大便干，舌红苔偏厚，脉偏滑数。

诊断：蝼蛄疖（穿通性毛囊炎）。

病因病机：过食肥甘厚腻，辛辣刺激食物，生湿热化火毒，加上精神压力大，睡眠不足，湿热毒上冲于头部，聚集化脓融合而成。

治法：清热解毒，活血散结，透毒排脓。

处方：漏芦15g，连翘30g，黄芩15g，麻黄5g，升麻15g，白蔹15g，甘草10g，枳实15g，大黄10g，玄参15g，浙贝母15g，牡蛎30g，薏苡仁60g，皂角刺15g，白芷10g。7剂，水煎早晚分服。

二诊（2020年5月3日）：症状明显改善，红肿消退，结节变小，脓点消失，大便正常。原方原量继续服用7剂。

三诊（2020年5月12日）：诉7剂药吃完后，症状既没有减轻也没有加重，肿块结节没有明显缩小。考虑活血药用的有点少了，有些肿块化脓后没有排出来，瘀堵于头皮下。比较强有力的活血药就是大黄䗪虫丸，因此在原方基础上加大黄䗪虫丸。

处方：漏芦 15g，连翘 30g，黄芩 15g，麻黄 5g，升麻 15g，白蔹 15g，甘草 10g，枳实 15g，大黄 10g，玄参 15g，浙贝母 15g，牡蛎 30g，薏苡仁 60g，皂角刺 15g，白芷 10g。7 剂，水煎早晚分服。

大黄䗪虫丸每日 3 次，每次 1 丸。

四诊（2020 年 5 月 22 日）：效果明显，肿块结节缩小，部分脱发的肿块上长出了新头发，大小便正常，但是身体躯干部位还有红色丘疹，考虑年轻人热性体质，适合用荆芥连翘汤。

处方：荆芥 10g，防风 10g，薄荷 6g，白芷 10g，桔梗 10g，连翘 15g，当归 12g，川芎 10g，赤芍 12g，生地黄 30g，黄连 6g，黄芩 12g，栀子 12g，黄柏 10g，柴胡 12g，枳壳 10g，甘草 10g。7 剂，水煎早晚分服。

自此患者未再复诊，随后电话里得知，头部毛囊炎治好后没有复发，但是身上的痒疹时好时坏，没有根除，孩子吃药有点发愁，过段时间再看。2021 年 6 月 4 日，我的恩师王幸福来山西太原修养，正好住在忻州市。这是我第一个接诊的穿通性毛囊炎患者，没有完全治愈，留下些遗憾，心里一直挂念，随即打电话让孩子无论如何过来看看，经过师父诊断，原来处方缺少了托毒生肌类药，随即在原来的漏芦连翘汤基础上加了几味药。

处方：漏芦 15g，连翘 30g，黄芩 15g，麻黄 5g，升麻 15g，白蔹 15g，甘草 10g，枳实 15g，大黄 10g，黄芪 30g，白芷 10g，莪术 10g，薏苡仁 30g，天花粉 15g。7 剂，水煎早晚分服。

1 周后患者家属打电话告诉我，孩子基本好了，效果不错，等放了暑假，再继续吃药巩固一下，以防复发。

【案 3】刘某，男，19 岁，山西五台人，在读大学生。2020 年 3 月初诊。

病史：患穿通性毛囊炎 2 年左右，用了很多中西药，治病的花费成了家里的经济负担，最严重的时候在某医院做了手术，把一个大的化脓性肿块切开，但一段时间后又复发如初。甚是苦恼无奈。经案 1 患者介绍来门诊就诊。

毛囊炎反复发作，多数红肿化脓，肿块上头发脱落，留有手术后瘢痕，该患者体型肥胖，除了头部的毛囊炎，面部丘疹也很多，典型的湿热体质，大便黏滞不爽，小便偏黄，舌红苔厚腻，脉浮滑。

诊断：疖肿（蝼蛄疖），穿通性毛囊炎。

病因病机：湿热蕴结，火毒上浮。

治法：清热除湿，解毒散结。

处方：漏芦连翘汤合五味消毒饮。漏芦 15g，连翘 15g，黄芩 12g，麻黄 5g，升麻 15g，白蔹 15g，甘草 10g，枳实 15g，大黄 10g，野菊花 10g，金银花 20g，蒲公英 20g，天葵子 12g，紫花地丁 12g。7 剂，水煎早晚分服。

二诊：红肿大为减轻，只剩一个顽固结节肿块发红，其他肿块缩小，二便正常，舌苔稍红，效不更方，继续服用 7 剂，处方同上，不再书写。

三诊：所有红肿消退，没有化脓肿块，只剩满头硬结，好像大冰雹砸过一样。鉴于前面患者的治疗经验，由于毒血瘀积，不易散开，故处方进行变动，加了活血力较强的大黄䗪虫丸来消肿散结。

处方：漏芦 15g，连翘 15g，黄芩 10g，麻黄 5g，升麻 15g，白蔹 15g，甘草 10g，枳实 15g，皂角刺 15g，白芷 10g，莪术 10g，天花粉 15g，薏苡仁 30g，黄芪 30g。7 剂，水煎早晚分服。

大黄䗪虫丸每日 3 次，每次 1 丸。

四诊：结节肿块明显缩小减轻，其余部位未见复发，效不更方，继续服用原方 7 剂，处方同上，不再书写。

五诊：结节肿块继续减轻，部分原有肿块部位长出头发，虽看不出来但是能摸到底下轻微凸起硬结，症状减轻，继续小量服用巩固。

处方：漏芦 15g，连翘 15g，黄芩 10g，麻黄 5g，升麻 15g，白蔹 15g，甘草 10g，枳实 15g，皂角刺 15g，白芷 10g，莪术 10g，天花粉 15g，薏苡仁 30g，黄芪 30g，当归 6g。7 剂，水煎早晚分服。

服用方法：煎药多加水，煎 2 次，分 3 次服用。也就是每剂药服一天半。

大黄䗪虫丸每日 2 次，每次 1 丸。

此后患者再没有来复诊，后来电话回访已经痊愈，未复发。

按：漏芦连翘汤是穿通性毛囊炎的好方子，该方来自《千金要方》，原方组成：漏芦 15g，连翘 15g，白蔹 15g，甘草 9g，大黄 9g，升麻 15g，枳实 15g，麻黄 9g，黄芩 9g。我在临床中将麻黄的用量减小了，能起到火郁发之的作用就行，一般用 5～6g。

八、带状疱疹

（一）概述

带状疱疹多发生在春、秋两季，是病毒性感染所致的一种常见的急性疱疹性皮肤病，常发生于胸胁部，然后是颜面、下肢等部位。本病发作突然，进展迅速，常伴有灼热刺痛，给患者带来很大痛苦。该病为肝火郁结，脾湿内蕴而致的一侧性发疹，有红斑水疱，累累如串珠，每多缠腰而发，形如蛇串，称为蛇串疮，又名缠腰火丹、蜘蛛疮、火带疮等。故《外科大成·腰部》云："缠腰火丹一名火带疮，俗称蛇串疮，初生于腰，紫赤如疹，或起水疱。痛如火燎。"

其主要特点归纳：①多发于春秋季节，见于成年人与老年人。②一般有前驱症状，如轻度发热，全身不适，食欲不振以及患处有灼热感或神经疼痛，附近淋巴结常肿大，有压痛。③皮疹发于一侧，最常见于腰胁部，然后为面、肩、腹部大腿等；也可发生于眼、口、鼻、外阴之黏膜。本病皮疹分布于受损神经之皮肤区，故为单侧性，一般不过正中线，极少数双侧发生，是本病的临床特征之一。④皮疹初起为红斑。迅速变成丘疹，水疱，粟粒至黄豆大小，成簇沿某一体神经支配区域呈单侧性、带状分布。有的疱液初起清澈透明，逐渐变混浊之脓疱，约经 3 周干涸吸收而愈，一般不留瘢痕。

疼痛是本病常有之自觉症状，在皮疹出现之前或出现时发生，或轻或重，甚或疼痛难忍，灼痛如锥刺。本病所伴发之神经痛，给患者带来很大痛苦，其轻重程度往往随年龄而异，年龄越大，疼痛越厉害。

此病愈后一般不易复发。极少数患者除有局限之带状疱疹，全身皮肤还有散发之水痘样皮疹，称为泛发型带状疱疹，此种患者常同时患有自体免疫病、白血病、恶性肿瘤等。额部带状疱疹可发生眼部损害，极少者尚可导致失明。另，极个别患者有肺炎、脑炎、脑膜炎等严重并发症，甚至可导致死亡。

（二）辨证论治

1. 辨证要点

带状疱疹在中医学中列入"丹"门，总称"蛇丹"，分干、湿两型，如《医宗金鉴·中石疽》云："蛇串疮，有干湿不同、红黄之异，皆如累累珠形，干者色红赤，形如云片，上起风粟，作痒发热……湿者色黄白，水疱大小不等，作烂流水，较干者多疼。"本病多因心、肝二经风火所生，或脾经湿邪郁久化热内蕴，复受外邪侵袭，二邪相搏，阻隔经络，致气血失常而发。余据临证之经验，参合传统之辨证，概分为火毒、湿毒、瘀滞三型，而病位在心、肝、脾三脏。因心火旺则血热，热灼干肤，故痛重；脾虚则湿不运，水聚于腠，故疱多；肝郁化火，风火相扇，故肤痛掀红；湿蕴化毒，湿毒流窜，故见疱疹、糜烂渗出等皮损。

其治疗，当以清热利湿解毒以治其因，化瘀通络理气以治其果。在治疗的不同阶段，当权衡湿、热、毒之轻重，随证施治，另外。本病虽以邪实为主，但本虚亦存。邪实者急当治标，用苦寒解毒剂直折其火；邪去之后须用调理气阴之剂善后，以杜后遗之症。本病一般不需作化验检查，合并感染者白细胞升高泛发型带状疱疹，应根据情况做相应之化验检查，查找有无其他内脏疾病。

本病根据成簇水疱，单侧分布，有明显的神经分布性疼痛，即可诊断。但早期发疹前神经痛有时会被误认为急腹症或神经痛等，要细心鉴别。如痛在腹部，则易被误认为反跳痛；如在头部可误诊为三叉神经痛、偏头痛、牙痛；甚至有误诊为阑尾炎、胆囊炎、卵巢炎等急腹症，要行剖腹手术者。个别出疹少之病例应与单纯疱疹鉴别，后者多发于皮肤黏膜交界外，不局限于单侧，不痛或只有灼痛，常有复发史。

2. 治法

清热解毒，活血化瘀，通络止痛。

3. 代表方剂

龙胆泻肝汤，皮肤解毒汤，瓜蒌红花汤，火丹方，芍药甘草汤，金铃子散，四逆散，三仁汤。

（三）典型医案

康某，女，65 岁，山西五台人。2022 年 3 月 30 日初诊。

主诉：带状疱疹发病 1 个月，经其他中医治疗服中药 20 余剂，收效甚微。

刻诊：左后背肩胛骨处及前胸正中有散在的红色斑块状皮损，疱疹不多，已经处于带状疱疹恢复期，后背至前胸针刺烧灼样疼痛，夜间加重，舌红苔薄黄，脉偏滑数。

处方：龙胆泻肝汤合瓜蒌红花汤、芍药甘草汤、火丹神方加味。龙胆草 10g，栀子 10g，黄芩 10g，柴胡 18g，生地黄 15g，车前子 10g，泽泻 15g，当归 15g，木通 9g，甘草 12g，瓜蒌 30g，红花 15g，玄参 30g，丝瓜络 30g，升麻 10g，白芍 30g，七叶莲 30g。6 剂，每日 1 剂，早晚饭后分服。

二诊（2022 年 4 月 5 日）：未面诊，诉服药第 3 天疼痛迅速减轻，6 剂服完，基本不痛了，原有疱疹的部位留有红色痕迹，很是高兴，要求继续吃药。既然有效，原方跟进 6 剂，彻底治疗，以防复发。

此后回访已经痊愈，未留下神经痛的后遗症。

按： 带状疱疹是多发病和常见病，每年遇到的患者没有 50 例，也有 30 例，曾经用其他方治疗效果一般，且疗程过长，之所以用此案例作为典型医案来分享，就是因为效果非常明显，比以往的方子要快。

该案例采用四方合用，有清肝胆，利湿热，通络止痛的功效，在此要特别提到一味药，就是七叶莲。它的止痛作用十分广泛，无论哪种疼痛都可以治疗，包括风寒感冒引起的疼痛，现在我是有痛必用。

临床止痛用七叶莲是受恩师王幸福的启发，现把师父的临床运用摘录出来供大家学习。

七叶莲：擅治"风湿、骨痛"的神奇草药。

七叶莲，又叫龙爪叶，是一味名不见经传的中草药，为五加科植物密脉鹅掌藤的干燥全株，是一种生长于云南、湖北深山中的珍稀植物，也是彝族、哈尼族、壮族用于治疗风湿关节痛，跌打损伤的民间验方，被彝族、苗族、壮族称为很灵验的"救命草"。

《广西实用中草药新选》记载：行气止痛，活血消肿，壮筋骨。治急性风湿性关节炎，胃痛，骨折，扭挫伤，腰腿痛，瘫痪。

现代药理研究证实，七叶莲中含有丰富的"七叶莲多肽"，可以强效杀灭窜引于人体骨髓和血液中的风湿复合原，迅速消除酸、麻、肿、痛等病理症状。七叶莲叶子的镇痛作用比茎强，民间常捣烂外包治疗骨折肿痛及外伤出血。

20 世纪 60 年代末便有七叶莲止痛赛过盐酸哌替啶（杜冷丁）的说法。对于这么一味治疗风湿性疼痛的好药，我们却认识不多。

我平时在治疗类风湿关节炎时，常遇到患者疼痛不已的症状，往往在方中加乌头、麻黄、细辛、马钱子之类的药物，均能收到良好的效果。但是此类药好用是好用，风险也很大，往往掣肘我，不敢用，怕出事，为此很是苦恼。我也一直想寻找一味比较安全又有疗效的止痛药代替，多年未有结果。

一日在和一位老病号的交谈中偶然发现了七叶莲这味药。这是一位68 岁的男性类风湿关节炎的患者，在我处治疗近半年左右，治疗一段时间，血沉、类风湿因子、C 反应蛋白，均恢复的比较理想；但是骨节疼痛一症减轻的不明显，调整了几次用药还是不显著，加上不敢用乌头、马钱子之类药，心中比较郁闷，想随着治疗的时间可能会解决。

就这样一直到治愈时，也未加什么镇痛类药，中途并未见患者再提疼痛一事，心中有点疑问。在患者来感谢我时，交谈中问及此事，是否中途用其他药？

患者嘻嘻一笑：没敢告诉大夫，在痛的时候曾用过一种中成药，叫七叶莲酊，加进去就不痛了。后来不痛了也就不用了。还剩了一点舍不得喝，以备之后再痛时用。

说者无意，听者不同。我像发现了新大陆一样，心里很高兴，这就是我要找的药。回家后，急忙翻资料查书，得悉了七叶莲的知识。纸上得来终觉浅，绝知此事要躬行。

之后，我就在临床进一步的验证其功效，确如其然，是一味治疗风湿性疼痛的安全良药，值得推广使用。现举一例示之。

孙某，女，28 岁。

病史：患类风湿关节炎 1 年多，在医院类风湿科治疗半年多，效果不明显。各种指标居高不下，手脚小关节肿胀疼痛不已。经人介绍找到我，要求中医治疗。

我用治疗类风湿关节炎专方处之，10 天后患者诉还是疼痛，想先解决一下关节疼痛的问题。

我在原方中加入七叶莲 30g，再服 10 剂。患者吃后反馈疼痛减轻了，以后就在方中加七叶莲一直到不痛为止。

半年后该患者病治愈，未再发生疼痛现象。

附当时治疗处方：生黄芪 200g，秦艽 25g，防己 20g，桃仁 15g，红花 15g，海风藤 20g，青风藤 20g，桂枝 15g，地龙 15g，白芷 15g，白鲜皮 15g，怀牛膝 15g，炮甲珠 10g，甘草 10g，女贞子 30g，七叶莲 30g。每日 3 次，水煎服。

（古道瘦马医案）

附：七叶莲应用举隅

七叶莲，味苦甘，性温，有活血散瘀，止痛消肿，舒筋活络，祛风除湿功效。用于治疗风湿关节痛，跌打损伤，胃痛，骨折，可泡酒服或水煎服。治疗外伤出血，取七叶莲鲜叶适量，捣烂敷患处。

七叶莲叶外敷治跌打损伤、手腕脱臼、疔疮等；茎可治肺炎，有解毒、消肿、利尿、解热等功效；根治跌打、腰痛、神经痛、风湿痛、风火牙痛、皮肤炎、肿毒、痈疮。

治淋病：用七叶莲叶、凉粉草、苦菜、球茎甘蓝、鱼腥草、黄瓜、丝茅瓜，加西瓜、菠萝、杨桃、柳橙等水果作汤服用。

治肺痈、肺脓疡：用通骨消根、山葡萄、络石果、拔毒仙丹、积雪草、牛筋草、金钱草、鱼腥草等数样，以半酒水煎服。

目前临床上应用的制剂有七叶莲注射液，适用于跌打损伤、风湿关节痛、胃及十二指肠溃疡疼痛、三叉神经痛、手术后疼痛等；七叶莲酊用于胃痛、跌打骨折、外伤疼痛。

附：火丹神方的有关记载与各家学说应用举隅

带状疱疹是常见的皮肤疾病，各类教科书都有介绍，对肝经郁热型的带状疱疹，可用龙胆泻肝汤；对脾虚湿蕴型的，可用除湿胃苓汤；对气滞血瘀型的，可用桃红四物汤。这从分型来看没什么大问题，也是临床常见的三大证型，但个人感觉，临床效果并不是很好。

比如，有时候给肝经郁热型的患者用龙胆泻肝汤以后，皮疹改善会很快，但疼痛改善并不明显。曾经有一位患者，胸胁部位满布红斑水疱，有明显的口干口苦，大便干燥，舌红苔黄腻，用了3天龙胆泻肝汤，反而越来越痛，后来我换成火丹方（治火丹神方），3天后疼痛明显减轻。火丹方出自《傅青主男科》，在《石室秘录》中也有记载。本人用此方治疗带状疱疹，发现其缓解带状疱疹的疼痛效果比较好。

火丹方的原始药物组成：丝瓜子30g，柴胡3g，玄参30g，升麻3g，当归15g。现在，很多药房都不备丝瓜子这味药，我经常用瓜蒌子和丝瓜络来代替丝瓜子。一方面丝瓜络清热利湿，与丝瓜子疗效接近，而且有通络作用。带状疱疹通常是按照一条既定的线路在走，也就是经络不通，经络受邪，所以就要用一些通经络的止痛药物。另一方面，瓜蒌子同样可以清热，明代孙一奎的瓜蒌红花（甘草）汤治疗带状疱疹效果就很好。包括清代程钟龄在《医学心悟·胁痛》一章里也提到"瓜蒌散治肝气燥急而胁痛，或发水疱"，说明以此方治疗带状疱疹有一定的疗效。

虚人多不宜过度苦寒。带状疱疹的病机和火与湿相关，但对火与湿的认识每个医家的理解又有不同，也就产生了不同的治法治则。

对于实火，一般都喜欢用苦寒直折的方法，但我们临床要考虑到具体情况，因为相对来讲，带状疱疹患者都是年龄大的人。有数据统计，50 岁以上的患者占到门诊病例的 60% 左右；实际临床中 60 岁以上的患者占到了 80% 以上，这说明带状疱疹的发生与机体正气下降有关。

人已经虚了，就没有那么实的火，即使有外感之邪引发火气，但本质是虚的，有时候一味地苦寒直折，虽然火下去了，但痛依然不减，就是因为苦能伤阴，导致人更虚。寒能伤胃，胃阳不足，气血生化就会出现问题，患者本来就气血亏虚，过用苦寒就会导致病情迁延更久，而我们选用甘寒的药物一样能清火，且没有伤阴的弊端。

补水以清肝火。傅青主、陈士铎都认为：火就是因为水不足，水足了，火自然会灭。火从肝中来，因为肝藏少阳生发之气，少阳之火就是胆火，肝属木，木生火，肝应于东方和春天，阳气生发，火气也随之上来，这种火是化源之火。再往上走，就是应于夏天的心火；到秋天，火气开始肃降；到冬天，火气开始藏于水下。只要把肝中的火清了，其他的火也就没有了，心火也会随之而降，所以这是一个根本，治疗带状疱疹要以清肝火为主。

按照傅青主一派的观点，清火就是要补水，以水制火，以水灭火。在这里，要注意两个问题。

一是要清经络之火。火是走经络的，无论偏于肝火、心火、肾火，还是肺火，都要酌情加入这些经络的药物。二是要给邪以出路。这也是我们在临床中悟出的一些体会，比如大便稀的患者疼痛会轻一些，如果患者两三天不大便，晚上就会痛得睡不着。凡是痛得睡不着的，基本上大便都是干的。我们常用的给火和邪以出路之法就是下泻，在火丹方里用瓜蒌子的另一个意义就是下泻，方中的玄参又有滋水清火的作用，两者可以互相配合，所以用这个方子的患者基本上都是大便通畅的。

火丹方中用玄参主要是以水灭火，这是我们治疗火证常用的一个基本方法。玄参能够滋阴清热解毒，主要入肝肾经，而且它是黑色的，是水的颜色，是补水灭火的正药，配合使用丝瓜络、瓜蒌子，清热灭火的功效会更强。

另外，凡有火之地，就有气血的瘀滞，所以清火的同时要注意升散气血，柴胡、当归、升麻都有升散气血的作用，血液不凝滞，也就没有瘀阻和疼痛。

对于水与火的关系，傅青主和陈士铎持有相同的观点：补水火自灭。火旺是因为水亏，火旺之极乃水亏之极，并且水足了火不会复燃。用别的清热药，或苦寒直折之法可能会暂时把火压制下去，但是药物的力量稍微弱一点，火就会复燃。水能灭火，低洼之处水无处不到，清热不留任何死角。对于那些确实达不到的边远地方，可以酌情加入引经药物。

再说柴胡和升麻，柴胡是从左而升气，升麻是从右而提气，有时候在方子中这两味药并不全用，通常左边皮疹用柴胡，右边皮疹用升麻。陈士铎还提到升麻的一个重要作用，就是"可以引诸药出皮毛"。在治疗皮肤疾病时，无论是清热解毒，还是温里化痰，从调理脏腑角度看，要想让药尽快达到肌表，就可以利用升麻"引诸药出皮毛"的作用来完成。

可以说，治疗此类红斑性疾病，有时加点升麻，效果很好。如赵炳南治疗银屑病的一则医案中，初用凉血活血汤效果不好，后来加了清血散，其中就有石膏、升麻，虽然清热凉血解毒的思路没变，但因为加了升麻，可以引诸药出皮毛，效果就好了很多，银屑病的红斑开始消退。升麻的这种功效是很多书上没有记载的。

此外，柴胡还有一个很好的功效，就是通达表里之邪，和解半表半里。也就是说，柴胡可以从内引药达外，也可以从外引内。

在实际临床中，我用火丹方也是按照湿、热及后期的疼痛（气血不和，余邪未清）三种类型来适当加减应用。

带状疱疹热重的，加蒲公英30g，蜈蚣1条。蒲公英清热解毒，基本不伤正，是药食同源之品，能清肝胃之火。大部分患者的带状疱疹发于躯干部分，以肝胃之火为主。加入蜈蚣可以解毒，以毒攻毒，解痉止痛，另外，虫类药还可以通行经络。对于湿重的，水疱较多的，可加薏苡仁40g，土茯苓30g。薏苡仁除了淡渗利湿，还可以排脓、止痹痛。带状疱疹的水疱也是湿邪和热邪外出的一种表现，我们想要顺势而为，顺势而治，就要促邪外出，排脓也是驱邪外出的一种方式。大剂量的薏苡仁还有止痛的作用。土茯苓也是利湿解毒的，且大剂量土茯苓同样可以止痛。一位老中医用单味土茯苓治疗偏头痛，用到120g效果很好，当然是短期用，有报道称长期大剂量使用土茯苓会导致肝损。

在带状疱疹的后期，我们也是以火丹方为基础，加上透脓散。透脓散处方：黄芪12g，穿山甲（代）（炒末）3g，川芎9g，当归6g，皂角刺4.5g。

透脓散本来是用于外科疮疡中托里透脓的一个方子，我在临床中基本上是将两个方子合在一起，用来治疗带状疱疹后期的疼痛。透脓散可以调和气血，有当归补血汤的意义，还可以透邪外出。带状疱疹的发生多起于肝经郁火，火很重，从经络到达肌表，就是从里到外的一个过程，出于肌表表现为热和红，有湿则表现为水疱，这是邪从里外出的一个表现。

如果患者皮疹基本好转，但还是有痛感，说明余邪未清，这时还是要清火去火，要用火丹方，方子大致不变只是适当减量。还要注意一点，在清火的过程中，邪气很容易冰伏在里，导致病情迁延，要彻底透邪外出，就需要透脓散这类外透的药物。

另外一个就是要调和气血，因为带状疱疹患者大多是老年人，气血肯定是虚的，阳气是弱的，所以要调和气血、振奋阳气，这是后期要做的一些事情。

根据临床观察，患者用火丹方的正常反应是用方之后两三天，身上的水疱会增多，或者原有的水疱会增大，但是很清亮，并不会出现脓液之类的，这是正常的，用方3天后大多数会有结痂的倾向。个人感觉，以围针配合火丹方治疗胸胁和躯干部位的带状疱疹，效果最好，相比较而言，头面、四肢的效果要差一些。

从现代医学角度讲，带状疱疹和水痘是同一种病毒，在治疗水痘的时候，我们是往外透的，让它尽快出全，从而加快完成它的自然病程。带状疱疹也一样，病程2～4周，只要让它很顺利地走过这个病程即可，是带有自限性的。这个时候，就需要跟患者解释，吃了药会加速水疱出全。有的患者服用药物，疗效很好，水疱马上就会停止不出了，然后逐渐干涸结痂，这到底是好还是不好，不做评价。作为医生，即使我们没有做大量样本的观察，但心里还是有一杆秤，哪个方法好自己心里是有数的。

经常有医院转过来的后神经痛或后遗神经痛的患者，皮疹已经消除，但疼痛依然在，如果我们用纯中药或者中西医结合治疗，那么这种痛的发生率就不是很高。这也引发我们的思考，是否应该顺势而为？既然是起疱，有里热外达的一个过程，那我们为什么不帮助它一下，让它尽快出全呢？

我给患者用火丹方通常只用 3 天，3 天后就要加一些利湿的药，赶快让它收疱。因为这 3 天，水疱会出得很多，基本上是要出全的，一旦结痂，患者就会感觉很舒服，疼痛的剧烈程度也会很快缓解。

在中医外科，我们非常重视气血，因为气血的盛衰与皮疹能不能出，能否出全有很大关系，气血盛的患者皮疹很容易出全，气血虚的患者经常会皮疹出了一半好像又回去了，最后也可能都形不成水疱，这样患者的疼痛也会逐渐加重。

关于带状疱疹后遗神经痛，个人比较认同疼痛科的定义：带状疱疹愈后仍有疼痛，并且持续 3 个月以上。在治疗上，我们通常是在火丹方和透脓散的基础上，根据疼痛的不同部位和性质进行药物的加减应用。

如头面部，常加全蝎、蔓荆子、菊花，常用的全蝎、蜈蚣，都能息风止痉、通络止痛，个人感觉这些药的止痛效果要好过一些活血化瘀药物。在上肢的，通常加桑枝、延胡索；在下肢的，加川牛膝、延胡索、伸筋草。

对于瘀血所致的刺痛，加桃仁、红花；对于牵掣痛，加全蝎、黄芪。牵掣痛其实是一种虚性疼痛，一般以黄芪补气，透脓散里也有黄芪，全蝎则有舒缓痉挛的作用，用于牵掣痛效果很好。

钝痛和隐痛都是一种虚性表现，钝痛就有气虚血瘀的性质，我们一般以黄芪、当归搭配为主。关于闪电般疼痛，我们认为还是热毒不解，应当加重蒲公英用量，再加穿山龙、延胡索、全蝎。而那种痛感不是特别剧烈的痒痛，则是气血不和加经络不通，有风在里，所以会感觉痒，要以祛风、止痒、通经络为主，在火丹方和透脓散的基础上加乌梢蛇。

一部分患者会有游走痛，疼痛部位游走不定，我们认为是气虚导致气血不能将邪气固于局部，用大剂量黄芪效果比较好。对属于阳气不足的隐隐作痛或者阴天痛，可用附子振奋阳气，再加黄芪补气。

还有一部分患者夜间痛剧烈影响睡眠的，我们会采取重镇止痛的办法，常用的有磁石、龙骨。急性期的痛以火为主，火要散，要清，要以水灭火；后期的痛以虚为主，这是个人的一点体会。凡早期的痛我一般会加大蒲公英解毒的力量，后期的痛一般会加大黄芪的用量。

其他疗法：针灸可以发挥较好的作用，如火针、围针、体针、电针、梅花针，还有放血拔罐、耳针、埋针。火针通常用于早期，后期止痛较少用。早期用于水疱初起的时候，要浅扎，从疱顶垂直下刺，刺到疱的基底稍微往下一点即可，一般到真皮的乳头层就可以停针，这样不仅能加速水疱的结痂和皮疹的愈合，而且能减轻急性期的疼痛。

围针法（围刺法）是常用于治疗带状疱疹的针刺方法，对疾病的早期及后期疼痛皆有很好的治疗效果。经常会有这样的现象：患者有红斑水疱、鲜红的皮疹，第一天用围针法，第二天再看，颜色就会暗淡下来，这是透热外出，且这种火热退下去之后，疼痛也会随之缓解。

体针法就是按照身体的穴位来操作，可以按照辨证选穴，经验选穴，近治选穴，远治选穴等。我们常选的几个部位：偏于上半身和上肢的，选合谷、外关、后溪；偏于下半身的，选足临泣、悬钟、阳辅；个人体会这三个穴位的止痛效果比较好。电针就是在这个基础上接电针仪。

梅花针早期用来泄热，可能会比较痛，特别是在胸胁部位疱疹的两端，也就是胸部和背部。其操作是用梅花针把水疱刺破，敲打至轻微出血，然后放上火罐，这也可以用来清热，类似金针王乐亭的做法：刺龙头、刺龙尾，刺完龙头龙尾，再在龙眼放血。放血后，疼痛很快得到缓解，患者会感觉局部非常舒畅。

在疾病后期用梅花针轻敲以通络活血。疾病后期没有皮疹痛的时候也可以用梅花针。另外，耳针止痛可以按照对应的部位来操作。再有就是埋针，可以在疼痛部位持续留针，对疼痛有持续的抑制作用。

针对带状疱疹的后遗神经痛，还有很多好的治疗方法和药物方剂，比如川芎茶调散。对某些偏头痛，舌质淡红苔白，没有明显热象的，用川芎茶调散治疗效果特别好。如果是以血瘀为主的，川芎可以加到40g以上，这是路志正老先生用治血瘀头痛的经验。此外，用当归芍药散治疗腹部后遗神经痛效果也很不错。针对头面部，特别是有三联征、口眼歪斜的，可以用牵正散。

附：三仁汤在皮肤病中的应用举隅

三仁汤是临床常用方剂，出自清代吴鞠通《温病条辨》，由飞滑石、生薏苡仁、杏仁、半夏、白通草、白蔻仁、竹叶、厚朴等组成，功在宣畅气机、清利湿热，主治湿温初起及暑温夹湿之湿重于热证。

临床中可根据患者体质及具体病情，辨证加减治疗荨麻疹、湿疹、痤疮、带状疱疹、脂溢性脱发等多种证属湿温初起及暑温夹湿之湿重于热证者，疗效显著。现就三仁汤在皮肤科的应用概述如下。

三仁汤之名，首见于清代吴鞠通所著的《温病条辨》，因以杏仁、白蔻仁、薏苡仁为君药得名。其功在宣畅气机、清利湿热，主治证属湿温初起及暑温夹湿之湿重于热者，方中体现的芳香宣透、行气化湿之法，成为后世治疗湿温初起湿重热轻证的基本治法。

三仁汤提出者为吴鞠通，江苏淮阴人，温病四大家之一。19岁因父医治无效病逝而立志学医，受到当时温病学家吴又可《温疫论》和叶天士的启发，继承叶天士的温病理论，结合自身体会于1798年著成《温病条辨》。

此书创立了三焦辨证纲领，为清代温病学说标志性专著，总结了温病治疗原则、有效方剂及药物使用，直到如今医界仍有将三焦辨证和卫气营血辨证结合运用的主张。《温病条辨》留下的方剂中，除三仁汤，不乏银翘散、桑菊饮、藿香正气散、清营汤、清宫汤、犀角地黄汤等后世医家极为常用的方剂。

《温病条辨·上焦》云："头痛恶寒，身重疼痛，舌白不渴，脉弦细而濡，面色淡黄，胸闷不饥，午后身热，状若阴虚，病难速已，名曰湿温。汗之则神昏耳聋，甚则目瞑不欲言，下之则洞泄，润之则病深不解，长夏深秋冬日同法，三仁汤主之。"三仁汤之名虽由吴氏提出，为其治疗上焦湿温病的主方，但从该方组方思路及药物选择来看，可溯源至叶天士医案。

有文献云："在《临证指南医案》与《未刻本叶氏医案》中，运用三仁汤竟达 60 余案，其中与三仁汤 8 味药物相同 7 味的有 2 案，相同 6 味的有 6 案，其余均相同 4～5 味，这 8 案则是吴鞠通制订三仁汤的主要依据。"可以说吴鞠通汲取了叶天士的经验，并结合自己的体会而创立了三仁汤。由于叶天士临证往往信手遣药而不名方，使人不易效法。三仁汤的问世，对继承叶氏的经验，推动湿温病治疗学的发展，具有积极的意义。

三仁汤组方巧妙，用药轻取，临床上更是被广泛应用于各种病属湿温在上焦者。原方中飞滑石、生薏苡仁各六钱（18g），杏仁、半夏各五钱（15g），白通草、白蔻仁、竹叶、厚朴各二钱（6g）。以甘澜水八碗，煮取三碗，每服一碗，日三服。现代用法水煎服即可。

三仁汤功在宣畅气机、清利湿热。主治属湿温初起及暑温夹湿之湿重于热证，主要表现为头痛恶寒、身重疼痛、肢体倦怠、面色淡黄、胸闷不饥、午后身热、苔白不渴、脉弦细而濡。

方中杏仁宣利上焦肺气，气行则湿化；白蔻仁芳香化湿，行气宽中，畅中焦之脾气；薏苡仁甘淡性寒，渗湿利水而健脾，使湿热从下焦而去。三仁合用，三焦分消，是为君药。滑石、通草、竹叶甘寒淡渗，加强君药利湿清热之功，是为臣药。半夏、厚朴行气化湿，散结除满，是为佐药。

综观全方，体现了宣上、畅中、渗下三焦分消的配伍特点，气畅湿行，暑解热清，三焦通畅，诸症自除。徐大椿云："治湿不用燥热之品，皆以芳香淡渗之药，疏肺气而和膀胱，此为良法。"

全方药性平和，无温燥辛散太过之弊，有宣上畅中渗下，上下分消之功，寓启上闸，开支河，导水下行之理，可使气畅湿行，暑解热清，脾运复健，三焦通畅，诸证自除，诚为湿温湿重热轻之证的良方。

其禁忌证为舌苔黄腻，热重于湿者。

湿为阴邪，重浊、黏滞，致病多缠绵难愈或反复发作。故湿邪为患，患者可有纳差、胸闷腹胀、大便稀薄、四肢困倦、舌苔厚腻、脉濡或缓等全身症状，在皮肤病方面可表现为局部肿胀、水疱、糜烂、渗液、瘙痒。

究其病因，一为外感时令湿热之邪；二为湿饮内停，再感外邪，内外合邪，酿成湿温。诚如薛生白所言："太阴内伤，湿饮停聚，客邪再至，内外相引，故病湿热。"卫阳为湿邪遏阻，则见头痛恶寒；湿性重浊，故身重疼痛、肢体倦怠；湿热蕴于脾胃，运化失司，气机不畅，则见胸闷不饥；湿为阴邪，旺于申酉，邪正交争，故午后身热。

三仁汤选用轻灵宣畅利窍之品，集芳香化湿、淡渗利湿、苦温燥湿于一体，更兼以宣展气机，使上焦津气畅行无阻，中焦水湿运化自如，下焦湿邪自有出路，体现了以除湿为主，清热为辅的立方宗旨。根据以上理论依据，三仁汤亦广泛运用治疗各种皮肤疾病。

1. 湿疹

即中医学的湿疮，是一种常见的由于多种内、外因素作用而引起的真皮浅层及表皮过敏性炎症性反应。根据病程分为急性、亚急性、慢性三类。常见于四肢、会阴等处，患者自觉剧烈瘙痒。急性期皮损以丘疹、水疱为主，可有渗出、糜烂，呈多形性改变，并可合并感染。慢性期者以干燥脱屑、苔藓样变为主，容易反复发作。

如果治疗得当，湿疹皮损可于2周左右消退，而炎症反应迁延不愈者可转为亚急性或慢性。慢性湿疹患者病程较长，病情缠绵日久不愈。中医学认为是由于患者禀赋不足，饮食失节，损伤脾胃，脾失健运，湿热内生，又兼外受风邪，内外两邪相搏，风湿热邪浸淫肌肤所致。

张步鑫对湿疹证属湿热蕴肤的患者辨证选用三仁汤加减治疗，服用1周皮损即明显消退，巩固治疗3个月后随访，未再复发。黄虹用三仁汤辨证加减治疗急性湿疹证属脾虚湿盛患者，三诊 17 剂中药内服后诸症消失。张云芳、张志芬也有报道过三仁汤治疗湿疹的医案。但需注意患者饮食作息调整，以期能够长期控制。

综上，湿疹表现为红斑、丘疹、水疱、渗出糜烂，伴脘腹胀满、舌苔厚腻者，病机上总属湿热之证，以三仁汤为主随症加减，辅以祛风，或辅以健脾，多能取得良好的疗效。

2. 荨麻疹

荨麻疹是一种皮肤科临床最常见的过敏性皮肤病，以全身或局部皮肤突发鲜红色或苍白色瘙痒性风团、时现时消为临床特点，由多种因素引起皮肤、黏膜、血管发生短暂性炎症性充血及组织内水肿。

中医学认为本病可由饮食不节致肠道湿热，郁于皮肤腠理间而发。此型患者皮疹色泽鲜红，并伴纳差、便烂等症状，舌偏红苔微腻黄、脉滑。其中三仁汤常用于治疗湿温轻证所致急性荨麻疹。本病起病常较急，患者常自觉皮肤瘙痒，很快于瘙痒部位出现大小不等红色风团，呈圆形、椭圆形或不规则形，可孤立分布或扩大融合成片，皮肤表面凹凸不平，呈橘皮样外观，数分钟至数小时内水肿减轻，风团变为红斑并逐渐消失，不留痕迹，皮损持续时间一般不超过 24 小时，但新皮损可此起彼伏，不断发生。严重者可有过敏性休克症状。

张步鑫运用三仁汤加减治疗慢性荨麻疹 1 例，服药 10 剂后风团已基本不再出，巩固治疗后，数年未见复发。许建阳用三仁汤合银翘散化裁治疗荨麻疹 1 例，7 剂，每日 1 剂，再诊风团隐退，瘙痒明显减轻，效不更方，继服 7 剂，服完药后，诸症消失。

临床中荨麻疹患者多属素体禀赋不耐，兼感风湿热邪，发于肌肤而成本病，其中符合风邪外袭、湿温初起的表现者，可选三仁汤辨证加减，并适量佐以祛风清热祛湿之品。

3. 痤疮

相当于中医学的肺风粉刺，是一种面部、胸背等处毛囊、皮脂腺的慢性炎症性皮肤病，青少年多发，青春期后往往能自然减轻或痊愈。典型临床表现是皮肤散在性粉刺、脓疱、丘疹、结节及囊肿，且多伴皮脂溢出。

中医学认为本病病因可有患者过食辛辣肥甘厚味，肠道湿热互结，上蒸颜面；或脾气不足，脾胃运化失常，湿浊内停，郁久化热，湿热瘀滞肌肤而发。此类患者面部油腻，皮疹红肿疼痛，或有脓疱，并可伴有口臭、便秘，及舌偏红苔微腻黄，脉滑等特征。三仁汤可用于治疗湿邪为患的痤疮患者，更以面部油腻、病程缠绵为主要特征。

张志芬曾报道用三仁汤加减治疗湿热内蕴型痤疮患者，服用21剂后，患者痤疮全消，留少许色素沉着，兼饮食、生活调控，未再复发。张云芳采用三仁汤辨证加减治疗扁平疣合并痤疮患者，5剂后患者皮疹消退一半，瘙痒减轻，厚腻苔前中部变薄，方药对证，守前方再进10剂，皮疹退尽，舌脉如常。

痤疮患者证属湿热者，病势缠绵，脾胃内伤，治宜建中焦、祛湿邪、清热毒为要，故用三仁汤宣化、疏利三焦湿邪；并辅以健脾益气、清热解毒、凉血散结之品，诸药合用，令脾气健旺，"脾阳转而后湿行"，湿去则热孤，诸症好转，皮损亦平。

4. 带状疱疹

即中医学"蛇串疮"，是由潜伏体内的水痘－带状疱疹病毒再激活所致，以沿单侧周围神经分布的簇集状小水疱为特征，常伴显著的神经痛。中医学认为本病是由于感受毒邪、湿、热、风、火郁于心、肝、肺、脾，经络阻隔，气血凝滞而成。故见带状疱疹发作期局部红斑、水疱累累如串珠，痒痛不适，选用三仁汤辨证加减治疗。

张志芬用三仁汤合龙胆泻肝汤化裁加减治疗带状疱疹1例，并用青黛散调醋外敷患处，用药3天灼痛明显减轻，水疱干瘪，基底亦不红肿，再连续用药1周后，结痂脱落告愈。

刘渝生采用三仁汤加味治疗带状疱疹37例，并与西药对照。结果两组均痊愈，治疗组止痛、疼痛消失平均时间及治愈总平均天数均短于对照组，认为三仁汤辨证治疗效果优于西药治疗组。万桂琴对蛇串疮患者的治疗组予三仁汤加减，对照组予阿昔洛韦片及甲钴胺胶囊口服治疗 10 天，治疗组总有效率为 95.6%，对照组为 80.0%，认为三仁汤加减治疗湿盛型蛇串疮疗效显著。带状疱疹患者以脾胃不足、湿热内生为病机，证属脾虚夹湿、气机不畅，可治以三仁汤，并辅以活血通络止痛之品，对于湿盛型蛇串疮疗效较佳。

5. 脂溢性脱发

脂溢性脱发，又称男性型秃发、雄激素性秃发、弥散性秃发，属于中医学"发蛀脱发"范畴，表现为青春期后额、颞、顶部进展缓慢的秃发，男女均可发生，但以男性患者更为常见。本病患者往往伴有头部皮脂溢出较多，头皮屑多，毛发干枯、瘙痒等症状，是皮肤科难治疾病之一。患者早期以脾胃湿热、血虚风燥较为多见，其中脾胃湿热型以头发黏腻脱落为特征。

张慧等通过对 20 例湿热上犯型脂溢性脱发患者应用三仁汤加减辨证施治，20 例服药 3～6 个疗程后，治愈 10 例，好转 8 例，无效 2 例。认为三仁汤具有宣畅气机、清热利湿的功效，治疗湿热上犯型脂溢性脱发有较好疗效。上述医案中脂溢性脱发患者总属湿热上犯，熏蒸头面，可用此方加减，三仁汤宣畅气机、清热利湿，可加入石菖蒲、郁金芳化湿浊，清心开窍。诸药药性平和，无湿燥辛散太过之弊，利湿不伤阴，清热不损阳，使清升浊降，湿热之邪从三焦分消，三焦通畅，则诸症自除。

6. 汗疱疹

汗疱疹又称为"出汗不良"，为一种手掌、足跖部的水疱性疾患。常为双手对称发病，一般发于春末夏初，夏季加剧，入冬缓解。典型损害为位于表皮深处的小水疱，米粒大小，略高于皮面，分散或成群发生于手掌、手指侧面及指端，干涸后形成脱皮，有不同程度的瘙痒及烧灼感，每年定期发作，反复不已。汗疱疹为手部的特殊类型湿疹，中医学认为，脾主四肢，若脾为湿困，运化失职，水湿停滞，再与夏季热邪相合或与长夏湿热之邪相关，内外两邪相搏，充于腠理，浸淫肌肤则发为本病，故汗疱疹总与湿、热相关。

李婷等用三仁汤治疗汗疱疹38例，痊愈35例，有效2例，无效1例，总有效率为97.4%。医案中使用三仁汤恰合病机，三仁相伍，宣上畅中渗下，使气畅湿行，肺脾协调，疾病自愈，用于汗疱疹的治疗，取得了明显的疗效。

7. 银屑病

相当于中医学的白疕，为一种免疫介导的多基因遗传学皮肤病，多种环境因素均可诱导易感患者发病。其典型临床表现为鳞屑性红斑或斑块，可局限某部位或广泛分布全身。中医学认为本病由外邪入侵、七情内伤、脾胃失和等因素致内外合邪、热壅血络所致，故见患者局部皮损肥厚，上覆鳞屑，瘙痒不适。三仁汤辨证加减可用于治疗湿热分型。

叶建州等用三仁汤加减治疗重症银屑病12例，治愈9例，好转3例，有效率100%，疗效满意。湿热内蕴，阻滞气机，肌肤疏泄不畅是皮肤病发病及病程缠绵难愈的主要因素，使用三仁汤清热芳化利湿，利湿而不伤阴，清热而不留湿，可使疾病得以好转和痊愈。还可酌情配合清热解毒、活血凉血之品，疗效显著。

8. 成人斯蒂尔病

成人斯蒂尔病是一种病因不明的以发热、一过性皮疹、关节疼痛和白细胞增高等为主要特征，多系统受累的临床综合征。其病因和发病机制至今仍不是很明确，但大多数学者认为该病与感染、遗传、免疫异常有关。

中医学中无该病名，周仲瑛教授等认为该病可属于中医学的"热痹""内伤发热""虚劳"等范畴。王祥麒教授认为从关节疼痛症状归为痹证，从发热症状归为"内伤发热"等说法均片面，认为该病应归属于"疑难杂症"，且与急症有一定的相关性。

其采用三仁汤辨证加减治疗成人斯蒂尔病1例。患者午后低热，伴手足心热，双下肢酸困，纳眠差，舌红苔黄薄腻，脉弦细滑。辨证属于湿邪内蕴，枢机不和，郁而发热，灼伤肝阴。治当除湿清热，和解枢机，补肝阴，随症加减连服药1个月，病情明显缓解，治疗半年余，病愈无不适。

其认为该病的病因为湿邪为主，热邪为辅，且认为治疗应以祛湿为主，兼以清热。采用三仁汤为底方辨证加减，阴虚者加生地黄、白芍；阳虚者加桂枝；热重者加连翘、金银花、黄芩、黄连；外感者加防风、羌活、独活；夜不寐者加合欢皮，效果明显。

其他三仁汤在皮肤科中适应证广泛，不胜枚举，还有一些常见的其他疾病。

9. 水痘

中医学认为本病可由水痘时毒侵犯脾胃，与湿相搏，外透肌肤，水痘布露。陈治水利用三仁汤辨证加减治疗风热夹湿、侵犯肺脾二经重症水痘 1 例，全身皮肤遍布水疱、脓疱，疱根紫暗，疱浆混浊，破损后渗液淋漓不尽。服药 1 剂，热退症消，3 剂后，脓疱疹均干燥结痂，治愈出院。

龙贤林用银翘散合三仁汤治疗水痘 78 例，均在 3～6 天治愈，平均3～5 天，且无并发症。水痘多因风热夹湿，侵犯脾肺二经，发于肌肤而成。故以三仁汤宣化三焦之湿热，辅以清热解毒、凉血消疹之品，使湿化热清毒解，故而病愈。

10. 接触性皮炎

中医学认为本病为患者禀赋不耐，腠理疏松，接触某物，致毒邪外侵。蕴郁化热，邪热与气血相搏而发病，表现为暴露部位红斑、肿胀、丘疹、水疱等。

张志芬运用三仁汤辨证加减治疗接触性皮炎 1 例，患者表现为双手背皮肤潮红、肿胀，瘙痒感，部分皮肤有黄色渗出物，微恶寒，心胸烦闷，少思饮食，舌质红，苔黄腻，脉滑数。

辨证加入蒲公英、金银花、土茯苓、萆薢、连翘等，服 4 剂，手背红肿消退，渗出物明显减少，效不更方，再进 4 剂，手背恢复如常，未见复发。患者手背皮肤潮红、肿胀、瘙痒、渗出，结合舌脉，辨证为外感湿热之毒，湿重于热，故以三仁汤辨证加减，辅以清热解毒，取得明显疗效。

11. 多形性日光疹

多形性日光疹多由禀赋不耐，腠理不密，不耐日光暴晒，阳毒外侵，蕴于肌肤，与内湿搏结而成。张云芳治疗的患者表现为头、面、颈、手臂日晒加重红斑、苔藓样皮炎伴剧痛，夜间尤甚，反复发作数年，舌质红绛、苔黄厚腻，脉滑数，辨证湿热毒蕴、血燥生风，治以三仁汤倍滑石，加白花蛇舌草、蒲公英、土茯苓、丹参等。

服药 3 剂后瘙痒减轻，但皮疹仍存，再加入水牛角、紫草，配合外用生大黄、五倍子、乌梅、皂角刺煎水湿敷患处。10 剂后痒止，苔藓样皮疹变薄。

本案患者系湿热毒蕴、血燥生风致多形性日光疹，故在用三仁汤的同时，倍滑石，佐以蒲公英、白花蛇舌草等清热解毒消疹。

12. 黄褐斑

本病可由饮食不节、忧思过度，损伤脾胃，脾失健运，湿热内生，熏蒸面部而致病。张云芳治疗因面颊部黄褐斑 5 年伴口干、便秘、痛经，舌暗红、苔白、松、腻，脉濡缓，辨证为脾虚湿滞患者，处方三仁汤去木通，加白术、白芷，3 剂后大便通畅，经量少色黑加块，腹痛汗出，去白术、白芷，加益母草、制香附、水蛭，再服 3 剂。诊时色斑变浅，痛经止，腻苔退去。

患者证属脾虚湿滞，故在用三仁汤祛湿同时，加白术健脾通便，经治疗后便秘症状消除，加用益母草、制香附、水蛭以活血化瘀消斑。

13. 丘疹性荨麻疹

中医学认为丘疹性荨麻疹因先天禀赋不耐或胎体遗热，加之饮食不调，昆虫叮咬，以致虫毒湿热诸邪郁结肌肤，复感风邪而致。陈信生等用三仁汤加防风、荆芥治疗丘疹性荨麻疹 45 例，痊愈 38 例，显效 4 例，有效 2 例，无效 1 例，总有效率 97.8%。

丘疹性荨麻疹多发于夏季，天人相应，临床选择三仁汤加减治疗丘疹性荨麻疹，宣上畅中通下，使脾气健旺，气畅湿行，暑解热清。方证相合，与发病季节相合，临床用来治疗丘疹性荨麻疹效果极佳，值得推广应用。

14. 掌跖脓疱病

中医学并无"掌跖脓疱病"相对应的病名，但根据该病的临床特点，与文献中所载"蛪疮"相符。张志礼教授认为本病的基本病因病机为毒热炽盛，腐肉成脓，或湿热内蕴，腐熟为脓，并将清热凉血、解毒除湿作为本病的两个基本治疗原则。

李振洁等对 34 例辨证为湿热壅盛型的掌跖脓疱病患者，给予口服黄连解毒汤和三仁汤加减治疗 2 个月。结果痊愈 6 例，显效 18 例，有效 6 例，无效 2 例，失访 2 例，总有效率为 88.24%。显示黄连解毒汤和三仁汤加减治疗掌跖脓疱病临床疗效好，使用安全，无严重不良反应。认为本病因热毒蕴于血分，故出现红斑；湿热壅阻肌肤则起水疱，热盛则肉腐，肉腐则为脓，故见脓疱。

因此根据中医临床辨证，对湿热壅盛型掌跖脓疱病患者采用清热解毒、理气化湿法治疗，取得较为满意的临床疗效。

15. 脂溢性皮炎

中医学认为本病是过食油腻、辛辣和炙热之品，积热在里，兼外感风湿热邪，以致热壅上焦，发于肌肤。表现为皮脂腺丰富区红斑、油腻性鳞屑、痂皮。潘慧宜等用加味三仁汤与口服盐酸异丙嗪片、扑尔敏及维生素 B_6，并外用酮康唑，对比治疗脂溢性皮炎各 80 例，得出三仁汤治疗脂溢性皮炎效果满意的结论。

医案中患者均辨证为湿热蕴结型。其治疗可遵循湿温病清热祛湿的原则。以分消走泄为法，清热解毒、凉血活血为原则，结合岭南地区雨湿较盛且气候炎热的特点，选用三仁汤辨证辅以清热解毒利湿之品，诸药相合，三仁相伍，宣上畅中渗下，使气畅湿化。热清脾健，三焦通畅，湿热之邪祛除，脏腑功能恢复正常，皮肤腠理安康，脂溢性皮炎亦能消除。

16. 传染性单核细胞增多症

本病湿热证病因为外湿郁遏肌表、内湿困阻中焦而成。外湿郁遏肌表，卫气不得透达则无汗发热、汗泄不畅；内湿困阻中焦，气机停滞不得上下，则清气不升浊气不降、咳嗽喘息、头目昏蒙、脘闷心悸、呕恶黄疸，诸症见矣；湿热浊邪入扰血分，则致淋巴细胞减少、粒细胞减少、血小板减少。

蔡文等对 41 例成人传染性单核细胞增多症湿热证患者采用三仁汤加味治疗，对照组 38 例采用阿昔洛韦静滴及对症处理，结果显示治疗组效果优于对照组。证实三仁汤加味芳香宣化、分消表里、宣通上下、清热利湿有效，治疗成人传染性单核细胞增多症，退热快且稳定，并能改善并发症的症状，消除神识昏蒙。

患者，男，64 岁。头颈部出现丘疹半年，头面部红斑、肿胀 2 天。素体高血压病史，抽烟 10 余年。半年前因头颈部反复出现丘疹、脓疱、结节伴疼痛，以"皮肤疖肿"予抗生素及中药酊外用，症状可改善，但皮疹仍时有反复。现患者疲乏，头面部片状水肿性红斑，肿胀，轻微疼痛，头皮、颈项部散在毛囊性丘疹、结节、脓疱、囊肿，部分结痂，轻度压痛，局部瘙痒，发热恶寒，口干无口苦，纳可，眠差，二便调。舌偏红苔白腻微黄，脉濡数。

诊断为湿疹伴头面颈部皮肤感染，证属湿热蕴毒，以清热解毒、利湿止痛为治法。方用三仁汤辨证加减。薏苡仁、石膏、泽泻各 20g，厚朴、金银花、枳壳、大青叶、黄芩各 15g，苦杏仁、豆蔻、滑石、法半夏、防风各 10g，甘草、白芷各 5g。共 7 剂，每日 1 剂，水煎服。

二诊：头面部红斑肿胀明显消退，瘙痒减轻，纳增，大便偏烂，舌偏红、苔白腻微黄，脉滑。上方去厚朴、大青叶、滑石，加连翘 15g，苍术 10g，续服 1 周，诸症缓解，随症加减。

按： 患者年老体虚脾虚失运，兼外感岭南湿热之邪，内蕴化毒搏结肌肤发为此病。头面部多发疖肿、红斑、肿胀为湿热之毒上壅所致，疼痛为邪毒瘀滞、不通则痛之征。躯干、四肢红斑、暗红斑、丘疹伴瘙痒为湿热蕴阻、肌肤失养之象，发热恶寒为湿温内蕴、正邪交争所致；口干为湿热内阻中焦，津液耗损之象；眠差为热扰心神所致；舌偏红苔白腻微黄脉濡数均为佐证。

综上所述，病因为年老体虚、感受湿热之邪，病机为湿热蕴毒，故方选三仁汤辨证加减，清利湿热，宣畅气机，辅以祛风解毒。

患者，男，58 岁。全身出现红斑、风团伴瘙痒 20 余天。素体健康，无不良嗜好。现见全身红斑、风团，剧烈瘙痒，无口干口苦，纳欠佳，眠一般，大便烂，小便调，舌偏红，苔白厚腻，脉滑。

诊断为急性荨麻疹，属风湿热证，以疏风清热、健脾利湿为治法。方予三仁汤辨证加减。薏苡仁 20g，豆蔻、厚朴、防风、生地黄、地肤子、白鲜皮、徐长卿各 15g，苦杏仁、白术、广藿香、佩兰、法半夏各 10g，甘草、陈皮各 5g，土茯苓 30g。共 7 剂，每日 1 剂，水煎服。

二诊：风团发作较前明显减少，瘙痒减轻，纳增，大便烂，舌偏红、苔白腻，脉滑。上方中易土茯苓为胆南星 5g，续服 1 周，诸症消失。

按：患者素体禀赋不耐，外感风湿热邪，内不得泄，外不得消，发于肌肤而成本病。全身红斑风团均为风湿热邪蕴结肌肤的表现，瘙痒为风盛所致。纳欠佳、大便烂为湿邪困阻，脾胃失于运化的表现，舌偏红苔白腻微黄，脉滑均为佐证。

综上所述，病因为素体禀赋不耐复感外邪，风湿热邪蕴结肌肤，纳欠佳、大便烂，舌偏红苔白厚腻，脉滑均符合风邪外袭，湿温初起的表现，故方选三仁汤辨证加减，行气化湿为本，佐以祛风清热祛湿，诸症得消。

上述医案中病虽有别，然病机均有脾虚夹湿，气机不畅，故治以三仁汤，异病同治。临床上对湿疹、荨麻疹、痤疮、带状疱疹、银屑病、汗疱疹、脂溢性脱发、黄褐斑、多形性日光疹等多种皮肤疾患，证属湿温初起及暑温夹湿之湿重于热证者，同时针对患者不同体质、病情个体差异，予以三仁汤对症辨证加减，都可以起到良好的作用。

（摘自《中国医学文摘》）

附：王幸福论龙胆泻肝汤之妙用应用举隅

龙胆泻肝汤主方：龙胆草 12g，栀子 12g，当归 12g，木通 12g，泽泻 12g，柴胡 15g，黄芩 15g，生地黄 24g，紫草 30g，白鲜皮 30g，连翘 30g，车前草 30g，甘草 10g。

主治：湿热内蕴外兼风热的多种痒疹，诸如湿疹、药疹、荨麻疹、带状疱疹、男女外阴湿疹、全身无名瘙痒、溃疡。

古道瘦马体悟：皮肤病的治疗对中医来说，是一个顽症，并不是那么容易对付的，如无好方子更是屡治屡败。

我临床多年深有体会，故一直在寻找良方，功夫不负有心人，经过筛选大量治皮肤病的方子，最终定位于马有度先生的加味龙胆泻肝汤，临床验证屡用屡验，成为我治疗皮肤病的有效方之一。

此方我除了严守本方，又在其中加入地肤子、蛇床子、苦参、首乌藤几味药，临床验之效果更好。举例示之。

曾治一位男性患者，65 岁，退伍军人。全身瘙痒长达近 10 年，中西医治疗数次，都未能治愈，十分痛苦，经人介绍找到我，请求中医治疗。

刻诊：身上无斑无疹，白天黑夜就是痒，有时痒起来抓挠的遍体鳞伤，惨不忍睹。查舌微红苔薄腻，口中晨起微苦，脉浮滑微数，性格着急，饮食尚可，爱喝烈酒，阴囊潮湿，大便微溏。

辨证：湿热蕴结，风热郁表。

先予中成药，防风通圣丸 1 周量。复诊，稍有小效，但不明显。余问其能否喝汤药，答之：效果怎么样？我说：先吃几剂再说。遂给予汤剂。

处方：加味龙胆泻肝汤加地肤子 30g，蛇床子 30g，苦参 10g，首乌藤 50g。5 剂，水煎服，日 3 次。

再诊，一见面就说开的药太苦了，我一笑问之：身上还痒吗？他说：好多了，是这几年最轻松的时候了。药再苦，我也要喝，这比痒好忍受多了。我乐了，效不更方，提笔又开出 7 剂，喝完近 10 年瘙痒症痊愈。

（古道瘦马医案）

临床上，我经常用加味龙胆泻肝汤治疗湿热型荨麻疹、玫瑰糠疹及各种无名痒疹和瘙痒症，可以说只要对证，百分百有效。

附：加味龙胆泻肝汤应用举隅

多年以来，我在龙胆泻肝汤中加入白鲜皮、紫草、连翘，作为基础方，用于治疗湿热内蕴外兼风热的多种痒疹，屡用屡验。

治疗风疹块属热者，我最初循常规按风热相搏于血分论治，选用疏风、清热、凉血方药，虽有疗效，但并不满意；后来改用本方，疗效明显提高，不仅对初起者效佳，即使是反复发作之顽固病例也有良效。

曾治孙某，风团反复发作 3 个月不愈。就诊时见全身多处风团，诉其又热又痒，夜间尤剧，难以入眠，舌质淡红苔薄白，脉弦稍数。辨证为湿热内蕴、风团外发。处方予龙胆草、栀子、当归、木通、泽泻各12g，柴胡、黄芩各 15g，生地黄 24g，紫草、白鲜皮、连翘、车前草各30g，甘草 10g。服 3 剂其症大减，6 剂即愈，随访未再复发。

用本方治疗湿疹、药疹、带状疱疹，亦有较好疗效。特别是用于治疗男女外阴湿疹、瘙痒、溃疡诸疾，疗效更佳。

曾治徐姓女，患外阴湿疹半年不愈，瘙痒而痛，黄带甚多，并感腰痛，其证显属湿热兼风为患，予本方主之。除内服外，又嘱其用药渣加花椒 10 粒煎汤外洗，3 剂后，诸症均减。守方 10 剂而愈。

又治王某，阴囊反复溃疡 6 年，复发加剧月余，瘙痒灼痛，舌红苔黄，脉弦。此为内蕴湿热与湿热相搏，而湿性重浊，热郁为毒，发为溃疡，经久不愈。治宜清利湿热，佐以解毒。予本方，以黄柏易黄芩，加苦参 20g。服 3 剂，痒痛大减，黄苔退去，舌质转为淡红，惟阴囊溃疡尚无明显变化。

药既奏效，原方再进，为加强局部疗效，又嘱其用药渣煎汤坐盆，每日 2 次。如此内外兼治 1 周，诸症平复。以后偶发，见症均轻，仍以前法治之，3 日即效。

各种皮疹瘙痒，只要病机以湿热为主，或兼风、毒用本方，奏效多捷。因而想到，临床常见的无疹瘙痒，如有湿热内蕴的病机，运用本方也可能有效，于是试用于临床，果然奏效。

周某，皮肤如常，但瘙痒难忍，入夜最甚，难以成寐，皮肤科诊为瘙痒症，历时 3 个月，诸药无效。

查其舌质红，苔薄黄，脉弦，辨证为湿热瘙痒，因兼腹胀，于本方中加入广木香 12g，仅服 3 剂，瘙痒顿止，1 个月后随访，痒未再发。

又治程某，病程月余，夜晚全身瘙痒甚剧，皮肤觉热，并有口干苦、尿黄热、大便结等湿热见证。遂予本方加生首乌 20g，3 剂症减，6 剂痒止。

再一例为老年周姓妇女，全身发痒历时 9 个月，遇热更甚，瘙痒难熬，近日剧，查其舌质暗红，苔黄厚，脉弦。考虑此例除湿热内蕴，尚有血热血瘀，故以本方加赤芍 15g，牡丹皮 12g，并配合使用水牛角片，每次 8 片，日服 3 次。服药 3 天瘙痒有减，继服 3 天瘙痒大减，再服 3 天瘙痒即止，未再复发。

皮肤发疹瘙痒，甚或溃烂疼痛，固然多由外邪侵袭所致，正如《金匮要略·水气病脉证并治》所说："风强则为瘾疹，身体为痒。"但内因也不可忽视，上述皮肤病症的发病，多是内外合邪的结果。究其病机，属于火热者居多，正如《素问·至真要大论》所说："诸痛痒疮，皆属于火。"而内外之火，又往往兼湿，因此湿疹瘙痒多以湿热为患，固不待言；其他瘙痒性斑疹，也多为风热而兼湿；即使是无疹瘙痒，湿热内蕴也是常见病机。

针对湿热这一病机，使用清利湿热之龙胆泻肝汤，可以收到一定退疹止痒的效果。然而，龙胆泻肝汤毕竟缺乏擅治皮肤病症的专药，且该方凉血解毒之力不足，又无祛风止痒之功，所以退疹止痒之功效尚不满意。

有鉴于此，我特加入治疗皮肤痒疹的专药白鲜皮，取其清热燥湿、祛风止痒之功，又加入长于凉血解毒、活血通经的紫草，以及擅长清热解毒、消退斑疹的连翘。这样一来，本方不仅长于清利湿热，又可凉血解毒，还能祛风止痒，乃成退疹止痒之妙方，姑且名曰加味龙胆泻肝汤。

（摘自马有度《感悟中医》）

九、脓疱疮

（一）概述

脓疱疮是一种常见的化脓性皮肤病，由金黄色葡萄球菌，或乙型溶血性链球菌，或两者混合感染引起，俗称黄水疮。初起皮肤出现小片红斑，很快发展成为表浅水疱，继则逐渐混浊而成脓疱，破后渗出黄色分泌物，故名黄水疮。此症多发于夏、秋季，以儿童多见，系肺胃蕴热，外受湿毒而致。临床上有浅脓疱疮、深脓疱疮、新生儿脓疱疮等数种。

（二）辨证论治

1. 主要症状

(1) 常发生于炎热季节，多见于儿童；发病前常有接触传染史或因先有瘙痒性皮肤病（痱子、湿疹、丘疹性荨麻疹等）继发感染引起。

(2) 皮损好发于颜面，尤其是鼻、口周围，鼻前庭常呈炎性糜烂，有脓涕或黄痂。耳壳及四肢暴露部位亦较常见，也可蔓延全身。皮疹瘙痒，患儿常因搔抓而使皮损扩展蔓延，不断发生新皮疹，致使疾病缠绵不愈。

(3) 皮疹常突然发生，初起为米粒大散在性红斑，并迅速变成水疱，以后水疱增大，在 1～2 天内变成黄豆大或更大之脓疱，边缘有明显的薄而松弛之疱壁，易破。临床上常见到大疱与脓痂性的皮疹。

(4) 本病一般无全身症状，有的皮疹附近淋巴结肿大有压痛，有的并发淋巴管炎、丹毒、蜂窝织炎、毛囊炎、疖病等。皮疹广泛者可有畏寒、发热等全身症状，少数患者可并发急性肾炎。

2. 辨证要点

脓疱疮是暑湿热邪客于肺经，或脾虚湿蕴而致的急性浅表性化脓性皮肤病。其脓疱破后，滋流黄水而名黄水疮，如《医宗金鉴》云："黄水疮初如粟米，而痒兼痛，破流黄水，浸淫成片，随处可生。"《疮疡经验全书》也云："初生一疮，渐及遍体，漫烂无休，合家传染。"本病是常见之脓皮病，具有接触传染性。若不及时控制，可在托儿所、幼儿园等发生流行。

本病根据临床表现，发病年龄、季节及脓疱破溃滋流黄水，结痂色黄，具有接触传染性等，易于诊断。但若仅有水疱，或无疱疹而仅有糜烂，则需与细皮风疹、水痘、湿疹相鉴别。

(1) 细皮风疹：在风团样红斑的基础上出现丘疹或水疱，好发于四肢、躯干，成批出现，反复发作，奇痒。

(2) 水痘：多见于冬春季节，常伴有发热等全身症状。皮疹向心性分布，以绿豆至黄豆大的发亮水疱为主，同时可见斑疹、丘疹、结痂等疹态。

(3) 湿疹：发病较脓疱病慢，对称，瘙痒，疱疹较小。

3. 治法

清热除湿，解毒。

4. 代表方剂

茵陈五苓散，皮肤解毒汤，温清饮，麻黄连翘赤豆汤，除湿胃苓汤。

（三）典型医案

马某，女，25 岁，山西五台山人。

病史：半个月前面部出现黄水疮，水疱密集，渗出液为黄白色，经过其他诊所输液 7 天后效果不明显，遂来门诊就诊。

刻诊：颜面部水疱密集，有渗出结痂，伴有痛痒的感觉，舌红苔黄厚，脉滑。

处方：除湿胃苓汤合茵陈五苓散、皮肤解毒汤加减。防风 6g，苍术 10g，白术 15g，茯苓 30g，陈皮 12g，厚朴 10g，猪苓 10g，山栀 10g，木通 9g，泽泻 30g，滑石 30g，甘草 9g，茵陈 30g，土茯苓 60g，黄连 10g，莪术 10g，乌梅 10g，紫苏叶 10g，薏苡仁 30g，连翘 15g，赤小豆 30g。

7 剂，每日 1 剂，早晚分服。

二诊：渗出明显减少，部分结痂脱落，未见新出水疱，留有红色印迹。效不更方，原方继续服用 7 剂。

三诊：患者没来，由家属代诉，除了皮损部留有红色印迹，其他痊愈。患者对服药比较抗拒，不想继续吃中药了，问我有什么成药可以服。考虑目前已经痊愈，也没有什么合适的成药对症，遂告知不需要再吃药了。但其表皮受损，嘱其注意避免紫外线照射，以免色素回流，导致黄褐斑。做好防晒。

附：除湿胃苓汤应用举隅

此方出自《外科正宗》。

【组成】防风、苍术、白术、赤茯苓、陈皮、厚朴、猪苓、山栀、木通、泽泻、滑石各一钱，甘草、薄肉桂各三分。水二盅，加灯心草二十根，煎八分，食前服。

【功效】清热除湿，健脾利水。

【主治】脾肺二经湿热壅遏，致生火丹，作烂疼痛；缠腰火丹（俗名蛇串疮）属湿者，色黄白，水疱大小不等，作烂流水，较干者多痛。

【方义】本方即《丹溪心法》之胃苓汤加栀子、木通、滑石、防风而成。方中以平胃散（苍术、厚朴、陈皮、甘草）燥湿运脾、行气和胃；以五苓散（白术、泽泻、茯苓、猪苓、肉桂）健脾助阳、化气利水渗湿；加栀子、木通、滑石清热利湿，少佐防风散肝舒脾，祛风胜湿。诸药配伍，共奏清热除湿，健脾利水之功。

【临床应用】主治因饮食失调，脾失健运，湿浊内停，郁而化热，外蒸肌肤所致的皮肤红斑、水疱、渗液等症。辨证要点以红斑、水疱，伴纳呆、腹胀为主。治疗脾虚湿蕴气滞的蛇串疮，以局部颜色较淡，疱壁松弛，伴饮食少腹胀，大便时溏，舌质淡，苔白腻，脉沉缓或滑为主。

疼痛明显，日久不退者，加化瘀通络之品，如郁金、延胡索、乳香、没药、丹参；壮热严重者，若侵及目睛时，可加羚羊粉 0.1～0.15g 冲服；若热象较著，则加板蓝根、金银花、土茯苓；渗出液多加薏苡仁。

十、中耳炎

（一）概述

中医学称化脓性中耳炎为脓耳、耳疳、聤耳等，分泌性中耳炎中医学称为耳胀、耳闭，二者均有急慢性之别，临床以化脓性中耳炎较为多见，建议患有中耳炎的患者及时到医院就诊，由医生进行辨证论治，使疾病得到缓解及治愈。

（二）辨证论治

1. 现代医学分类

（1）急性：急性者多为实证，病变主要在肝胆，由湿热引起。以脓耳为例，急性脓耳患者常表现为突然耳内发胀堵塞，继而耳朵疼痛，甚者牵扯到头痛，或耳朵流脓，随后耳痛减轻，可伴有发热恶寒、急躁易怒、口苦口干等症状。治疗上主要以疏散风热、清热解毒或清泻肝胆、利湿通窍为主。患者可以遵医嘱服用银翘散、五味消毒饮、龙胆泻肝汤等加减治疗。

（2）慢性：慢性者多为虚证或虚实夹杂，病变主要在脾肾，多由湿浊、虚火导致。主要表现为耳内流脓，时发时止或缠绵不止，脓液白黏或清稀，可伴有耳鸣、听力下降等症状。治疗以温肾健脾、益气化湿或滋补肾阴、清降虚火为主。患者可以遵医嘱服用参苓白术散、托里消毒散、知柏地黄汤等加减治疗。

临床上，患有中耳炎的患者经过积极治疗后，一般预后较好，平时要注意锻炼身体，增强体质，减少感冒次数，不要用力擤鼻涕，避免将异物放入耳道，以防止损伤、擦伤外耳道，引起耳道感染，再次出现中耳炎的症状，影响日常生活。

2. 辨证要点

中耳炎，中医学又称为耳聋。中医学认为中耳炎主要是由肝胆湿热、邪气盛行而导致，分为虚、实两种。

（1）实证：耳道内流黄色的脓，脓液非常黏稠，患者有耳疼痛感，可以出现发热，伴有听力下降、头晕、头痛，甚至恶心等相关的表现，多见于急性化脓性中耳炎。

（2）虚证：耳道内流脓，脓液比较稀薄，患者出现听力下降、耳鸣，精神状态比较萎靡，抵抗力比较低，四肢乏力，较瘦等属于脾肾气虚相关症状。

(3) 如果有耳内肿痛，脓液总是不干净，色黄、不黏，同时伴有头晕、耳鸣、心烦、失眠，也可能是阴虚火旺的表现。

3. 治法

清热利湿，温阳化气，解毒排脓。

4. 代表方剂

龙胆泻肝丸，附子薏苡仁败酱散，荆芥连翘汤，阳和汤，桂附地黄丸。

附：荆芥连翘汤（一贯堂方）应用举隅

【组成】当归、芍药、川芎、地黄、黄连、黄芩、黄柏、栀子、连翘、荆芥、防风、薄荷叶、枳壳、甘草各 1.5g，白芷、桔梗、柴胡各 2.5g。

【文献摘录】《万病回春》："两耳肿痛者，肾经有风热也。"

《万病回春》："鼻渊者，胆移热于脑也。"

《汉方后世要方解说》中云："此方之主治，虽从《万病回春》之荆芥连翘汤衍生，但不限于耳疾、鼻病，可广泛应用于改善解毒症体质者。有清热、和血、解毒作用，故用于青年期之腺病体质发生诸症者甚佳。一般皮肤浅黑有光泽，手足心汗多如油，脉诊腹诊均紧张。主要用于发生在上焦之鼻炎、扁桃体炎、中耳炎、上腭窦化脓症等。"

【方义】由四物汤及黄连解毒汤合方之温清饮加荆芥、连翘、防风、薄荷、枳壳、甘草、白芷、桔梗、柴胡组成。

【临床应用】此方为一贯堂森道伯翁之经验方。用于一贯堂流传之所谓解毒症体质（依据四物黄连解毒汤处方为基础，在某种程度上达到改善肝功能不全），且是改善腺病性体质之方药。历来用于蓄脓症、中耳炎等，为《万病回春》之荆芥连翘汤加减方，可应用于特有体质所发生之诸病。

本方主要用于改善青年期腺病体质、急性与慢性中耳炎、急性与慢性化脓性鼻窦炎、肥厚性鼻炎等；亦可应用于扁桃体炎、衄血、肺浸润、面疱、肺结核（增殖型）、神经衰弱、秃发症等。

患者幼年期有柴胡清肝散证，至青年期又转为荆芥连翘汤证。皮肤颜色大致紫黑，多呈暗褐色。脉紧，腹直肌紧张，多相当于肝经及胃经之腹肌拘挛者。

四物汤为养血补血剂，对脏腑有补肝作用，可增强肝脏功能；黄连解毒汤有泄肝作用，加柴胡清泄肝热，从而增强肝脏功能；白芷作用于上焦，配防风祛头痛，与荆芥、连翘、桔梗等相伍，清泄头部之郁热，抑制化脓症；荆芥、防风、薄荷、枳壳疗头部及颜面之风热；桔梗、白芷驱逐头面之风，更有排脓之效。

《万病回春》之荆芥连翘汤组成：荆芥、连翘、防风、当归、川芎、芍药、枳壳、黄芩、栀子、白芷、桔梗各 2.5g，甘草 1g。

鼻病门之荆芥连翘汤：上方去枳壳，加薄荷、地黄。

【类方鉴别】①柴胡清肝汤：主要用于少年期。②龙胆泻肝汤：肝经湿热，主要用于青年期。③小柴胡汤：胸胁苦满。

附：耳道流脓治愈案二则

1. 虚寒型

陈某，女，22 岁，深圳市人，2020 年 1 月初诊。

病史：3 年前加班工作后出现耳道流清稀脓液，反复不愈，输液服中药收效甚微，伴腰酸困，手足不温，舌淡苔白，脉沉细。

处方：桂附地黄丸加味。肉桂 10g，制附子 10g，山萸肉 30g，熟地黄 30g，山药 30g，泽泻 12g，茯苓 30g，牡丹皮 10g，巴戟天 30g。7 剂，每日 3 次，水煎分服。

二诊：症状缓解，耳道没有流脓，手足冰冷好转。效不更方，原方服用 7 剂。

三诊：基本痊愈，患者见好了，不愿意再服用汤剂，嘱其改服成药金匮肾气丸巩固，后期回访未见复发。

按： 阳化气，阴成形。此患者为肾阳虚衰，肾经风寒所致，耳为肾之窍，阳气虚衰导致水液无法气化，加之劳累伤肾，故出现耳道流清稀脓液。桂附地黄丸加巴戟天温补肾阳，促进气化，方证对应而显效。

同病异治思考：此案用附子薏苡仁败酱散合阳和汤也可以。

2. 风热型

杜某，女，29 岁，山西榆社人，2021 年 9 月 20 日初诊。

病史：耳道流脓半年，黄色黏臭分泌物，堵塞耳道，伴耳道痒，可见耳道内有溃疡，接触疼痛，舌脉不详。

处方：荆芥连翘汤加味。荆芥 10g，连翘 30g，薄荷 6g，白芷 10g，桔梗 10g，防风 10g，甘草 10g，当归 12g，川芎 10g，赤芍 12g，生地黄 15g，黄芩 10g，黄连 9g，栀子 12g，黄柏 10g，柴胡 18g，枳壳 12g，薏苡仁 30g，金银花 30g，蒲公英 30g。7 剂，每日 3 次，水煎分服。

二诊：症状消失，未见流脓及疼痛，原方继续服用 7 剂。

后期电话回访已经痊愈。

同病异治思考：龙胆泻肝丸合温清饮是否可行？

十一、剥脱性角质松解症

（一）概述

剥脱性角质松解症又叫"手足脱皮""板状汗出不良"，手掌脱皮会出现疼痛感，严重时会影响正常的工作与生活，除了手掌，足部也可以发生脱皮的现象。多发于春季，没有水疱，没有针尖样丘疹出现，不痒。

本病与中医学"鹅掌风"相类似，中医学认为其发病主要是由血虚血燥、皮肤失养、燥热生风所致。

（二）辨证论治

1. 治法

养血润燥，疏风止痒。

2. 代表方剂

三物黄芩汤，四逆散，皮肤解毒汤，犀角地黄汤，桃红四物汤，疏风养营汤，土槐饮。

（三）典型医案

张某，男，17岁，高中学生，山西榆社人，2021年6月21日初诊。

主诉：手足脱皮干裂2年，不痛不痒，不出汗。

病史：2年来经多方医治，外用药膏也用了不少，收效甚微，手指指腹脱皮尤为严重，呈现粉红色嫩肉，舌质淡红，苔薄白，脉平和。

处方：土茯苓60g，莪术10g，川芎10g，乌梅10g，紫苏叶10g，紫草15g，防风10g，甘草10g，除长卿30g，槐花30g，牡丹皮12g，赤芍15g，生地黄30g，柴胡12g，枳壳10g，白芍12g，蛇蜕10g，苦参10g，黄芩10g，黄连10g。6剂，每日3次，水煎分服。

二诊（2021年7月12日）：由于学校有事，中间停了1周未来复诊，另外也是因手足脱皮症状经过初诊的6剂药后已经痊愈，因此也就不着急了，刻诊完全好了，看不出脱皮的痕迹。既然已经痊愈，以防复发就再来6剂原方巩固。

按：该方由皮肤解毒汤、土槐饮、犀角地黄汤、三物黄芩汤、四逆散合方而成。主在滋阴清热，凉血解毒，祛风止脱。

皮肤解毒汤，出自《续名家方选》。具有解毒化瘀，利湿通络之功效。主治湿疹、荨麻疹、银屑病、结节性痒疹等风湿热毒郁结肌肤导致的皮肤病。症见红斑、丘疹、丘疱疹、渗液、风团、鳞屑，瘙痒剧烈，伴有口干口苦、身热心烦、大便干结、小便黄赤，舌红苔黄或黄腻，脉浮数或滑数或弦数等。临床常用于风湿热毒郁结肌肤导致的多种皮肤病，如湿疹、荨麻疹、银屑病、结节性痒疹等属风湿热毒郁结证候者。

土槐饮，出自《赵炳南临床经验集》。具有除湿，清热，解毒之功效。主治亚急性湿疹，慢性湿疹，植物日光性皮炎，脂溢性皮炎，牛皮癣。

犀角地黄汤，出自《圣济总录》，为清热剂。具有清热解毒，凉血散瘀之功效。主治热入血分证，热扰心神，身热谵语，舌绛起刺，脉细数；热伤血络证，斑色紫黑、吐血、衄血、便血、尿血等，舌绛红，脉数；蓄血瘀热证，喜忘如狂，漱水不欲咽，大便色黑易解等。临床应用于治疗重症肝炎、肝昏迷、弥漫性血管内凝血、尿毒症、过敏性紫癜、急性白血病等血分热盛者。

三物黄芩汤出自《千金要方》。由黄芩、苦参、干地黄三味药物组成，主治产后血亏阴虚、风邪入里化热、四肢烦热、头不痛者，为滋阴清热的有效方剂。《金匮要略·妇人产后病脉证治》云："治妇人在草蓐，自发露得风，四肢苦烦热，头痛者，与小柴胡汤；头不痛但烦者，此汤主之。"柴浩然老中医不仅擅用三物黄芩汤治疗产后虚热，还将其扩大运用于多种虚热疑难杂病。

四逆散，出自《伤寒论》，为和解剂。具有调和肝脾，透邪解郁，疏肝理脾之功效。主治阳郁厥逆证。表现为手足不温，或腹痛，或泄利下重，脉弦；肝脾气郁证，胁肋胀闷，脘腹疼痛，脉弦。临床常用于治疗慢性肝炎、胆囊炎、胆石症、胆道蛔虫症、肋间神经痛、胃溃疡、胃炎等属肝胆气郁，肝胃不和者。

处方中有三个方子都是可以治疗皮肤问题的，以清热滋阴、凉血解毒为主，重点阐述一下四逆散在本病的应用意义。其实在本病的治疗中，四逆散是作为一味药来用的，不必拆开来看，理解为四肢病变的引经药就行，方中蛇蜕的作用是以形治形，取类比象。该患者服用 6 剂药治愈，笔者也觉得很惊讶，效如桴鼓，值得同行们临床试用。

十二、鹅掌风

（一）概述

鹅掌风是因手掌粗糙，裂如鹅掌而名，临床表现为自觉瘙痒，可见水疱、糜烂、脱皮、皮肤肥厚、粗糙、皲裂、疼痛等。多由外感湿热之毒，蕴结皮肤，毒邪感染而成，病久湿热化燥，伤及阴血，无法濡养肌肤，以致皮厚燥裂，形如鹅掌，而成本病。相当于现代医学的手癣，由浅部真菌感染导致。

（二）辨证论治

1. 治法

滋阴养血，除湿解毒，杀虫止痒。

2. 代表方剂

(1) 常用方剂：祛风地黄汤，土槐饮，皮肤解毒汤，定风丹，泻心汤，当归六黄汤，黄芪赤风汤。

(2) 主方：祛风地黄汤加味。生地黄 30g，熟地黄 30g，白蒺藜 15g，川牛膝 15g，知母 10g，黄柏 10g，防风 10g，黄芪 30g，独活 10g，土茯苓 60g，白鲜皮 15g，当归 15g，川楝子 15g，艾叶 6g，威灵仙 30g，苦参 10g，蒲公英 20g，紫花地丁 10g，乌梢蛇 20g，赤芍 12g，牡丹皮 10g。

瘙痒剧烈加：川椒 10g，蛇床子 10g。

渗出液多加：苍术 10g，木瓜 30g。

(3) 外洗方：苦参 50g，川椒 20g，土荆皮 20g，蛇床子 15g，蝉蜕 10g，地骨皮 15g，白矾 10g，陈醋 50ml。

用法：除陈醋外，其他药水煎，煎好的药液兑入陈醋，每天 1 次浸泡患处，每次 40 分钟。

（三）典型医案

【案 1】陈某，女，55 岁，山西晋中人。

病史：双手掌心瘙痒，皮肤增厚，甚则开裂，反复无常，四处求医 10 多年，收效甚微，甚至有时感觉涂抹外用药会加重病情，痛苦不堪。

诊断：鹅掌风。

处方：生地黄 30g，熟地黄 30g，白蒺藜 15g，制首乌 15g，知母 10g，黄柏 10g，防风 10g，黄芪 30g，羌活 10g，土茯苓 60g，白鲜皮 15g，当归 15g，川楝子 15g，艾叶 6g，威灵仙 30g，苦参 10g，蒲公英 20g，紫花地丁 10g，乌梢蛇 20g，赤芍 12g，牡丹皮 10g。7 剂，每剂服用 1 天半。配合外用药浸泡。

二诊：瘙痒减轻，皮损变薄，未见增厚处开裂。

处方：泻心汤合皮肤解毒汤、当归六黄汤、黄芪赤风汤。大黄 9g，黄芩 10g，黄连 9g，土茯苓 60g，莪术 10g，乌梅 10g，紫草 15g，防风 10g，赤芍 12g，黄芪 30g，当归 15g，生地黄 15g，熟地黄 15g，黄柏

10g。7剂，每剂服用一天半，配合外用药浸泡。

三诊：瘙痒减轻80%，效不更方，继续原方服用。

此后未再复诊，微信回访已经痊愈。

按： 该病主要以湿毒蕴结，继而伤阴，出现皮肤增厚、瘙痒、开裂，因此治法以滋阴清热，养血活血，祛风止痒为主。

《素问·至真要大论》将临床常见的诸多症状分属于病机十九条："诸风掉眩，皆属于肝；诸寒收引，皆属于肾；诸气膹郁，皆属于肺；诸湿肿满，皆属于脾；诸热瞀瘛，皆属于火；诸痛痒疮，皆属于心；诸厥固泄，皆属于下；诸痿喘呕，皆属于上；诸禁鼓栗，如丧神守，皆属于火；诸痉项强，皆属于湿；诸逆冲上，皆属于火；诸胀腹大，皆属于热；诸躁狂越，皆属于火；诸暴强直，皆属于风；诸病有声，鼓之如鼓，皆属于热；诸病胕肿，疼酸惊骇，皆属于火；诸转反戾，水液浑浊，皆属于热；诸病水液，澄澈清冷，皆属于寒；诸呕吐酸，暴注下迫，皆属于热。"文中把疾病的病因病机概括归属于五脏、风、寒、湿、火、热，或是人体上部或下部，这对疾病的诊断与治疗，具有指导作用。

此方用泻心汤是因为发病在手掌，属心经，诸痛疮疡皆属于心，又属于疮疡类疾病，故而首选泻心汤；当归六黄汤活血补血，补气托毒，滋阴养血，清热燥湿；皮肤解毒汤，可以解皮肤疾病之湿热毒等；故而疗效确切。

近年来，笔者应用加味黄芪赤风汤治疗慢性肾炎蛋白尿，取得较好的临床疗效，现举两例验案及体会记录于下，以供参考。

【案2】 患者，女，42岁，干部。

病史：3年前因眼睑浮肿被诊断为肾炎，经多家医院中西药治疗，效果不显著。就诊时，症见眼睑及下肢轻度浮肿，头晕头胀，纳差，神疲乏力，腰困膝软，小便泡沫较多，舌胖色暗，边有齿痕，苔薄白，脉沉弦。测血压150/95mmHg。尿常规检查示尿蛋白（++），红细胞（+）。

辨证：脾肾气虚。

治法：益气健脾，益肾活血，祛风利水。

处方：加味黄芪赤风汤。生黄芪 20g，赤芍 10g，防风 10g，金樱子 20g，芡实 20g，穿山龙 20g，地龙 10g，白花蛇舌草 10g，冬瓜皮 15g，茯苓 12g，仙鹤草 20g，三七粉（冲服）3g，杜仲 12g，川怀牛膝各 10g，天麻 10g。

服 7 剂后症状减轻，尿常规检查尿蛋白（＋），红细胞（＋）。服 24 剂后，症状俱消，尿常规连续检查正常，后巩固治疗 2 周。随访半年未复发。

【案 3】患者，男，22 岁。

病史：患慢性肾小球肾炎 1 年余。近日因劳累病情加重。诊见血压 150/100mmHg，神疲乏力，纳差，头晕，心烦易怒，下肢浮肿，小便泡沫多，舌暗，边有齿痕，苔黄腻，脉沉细。尿常规检查示尿蛋白（＋＋＋），红细胞（＋＋＋），24 小时尿蛋白定量 2.54g，肾功能正常，肾穿刺病理诊断为局灶增生性 IgA 肾病。

辨证：脾肾气虚，湿阻血瘀。

处方：加味黄芪赤风汤。生黄芪 20g，赤芍、白芍各 10g，防风 10g，金樱子 20g，芡实 20g，穿山龙 20g，地龙 10g，白花蛇舌草 10g，冬瓜皮 20g，茯苓 12g，仙鹤草 30g，三七粉（冲服）3g，川牛膝、怀牛膝各 10g，生牡蛎（先煎）20g，天麻 10g。

服药 2 周后，水肿减轻，尿蛋白（＋＋），红细胞（＋），24 小时尿蛋白定量 1.37g。以原方随症加减治疗 2 个月，临床症状消失，尿蛋白（－），红细胞（－），血压正常。随访半年未复发。

按： 慢性肾小球肾炎病因病机较为复杂，以正气亏虚为主，兼有湿邪和瘀血。其病变过程与肺、脾、肾三脏关系最为密切。临床上多以本虚标实、虚实夹杂为特点，尤其病久多虚多瘀。

黄芪赤风汤出自王清任《医林改错》，由黄芪、赤芍、防风组成，用于治疗气血痹阻所致瘫腿诸疾，"能使周身之气通而不滞，血活而不瘀。"

笔者认为，黄芪赤风汤与慢性肾炎"虚"和"瘀"的病理特点完全合拍，故在此基础上，结合现代医学观点，用病证相结合立法，自拟加味黄芪赤风汤，即黄芪赤风汤加芡实、山药、穿山龙、地龙、白花蛇舌草而成。方中重用生黄芪益气补虚，有调整机体免疫功能，改善机体代谢，且有一定利尿作用；芡实、山药健脾升清，补肾涩精，减少蛋白尿；赤芍、地龙活血化瘀，增加肾血流量，抑制和排除免疫复合物，改善患者的高凝状态；白花蛇舌草清热利湿解毒，能刺激网状内皮系统增生和增强吞噬细胞活力从而达到抗炎作用；穿山龙、防风剔除肾络风邪，使邪去正安，穿山龙能减轻肾脏系膜细胞增生，具有免疫抑制作用。诸药相伍，既能健脾补肾，又可祛风利水，活血解毒，虚实兼顾，攻补并施。

临床应用本方，可根据患者的具体临床症状，加入相应中药，如水肿明显者，加冬瓜皮、车前子、茯苓以利水消肿；伴有血尿者，加小蓟、仙鹤草、三七粉（冲服）以清热活血止血；腰膝酸困者加杜仲、川怀牛膝以补肝肾，壮腰膝；头胀头昏、血压高者加生牡蛎、天麻、杭菊花以平肝潜阳，清利头目。

附：黄芪赤风汤应用举隅

出自《医林改错》，具有大补元气，活血化瘀之功效。主治瘫腿，诸疮诸病，或因病虚弱。

【组成】黄芪（生）二两（60g），赤芍一钱（3g），防风一钱（3g）。水煎服，早晚各 1 剂。小儿减半。

【文献摘要】《医林改错》：黄芪赤风汤，黄芪二两生，赤芍一钱，防风一钱。水煎服。小儿减半。治瘫腿，多用一分，服后以腿自动为准，不可再多。如治诸疮、诸病，或因病虚弱，服之皆效。无病服之，不生疾病。总书数篇，不能言尽其妙。此方治诸病皆效者，能使周身之气通而不滞，血活而不瘀，气通血活，何患疾病不除。

【功效】大补元气，活血化瘀。

【主治】瘫腿，诸疮诸病，或因病虚弱。

【用法用量】治瘫腿，多用一分，服后以腿自动为准，不可再多。

附：黄芪赤风汤治身如虫行之症（皮肤瘙痒）应用举隅

瘙痒一症着实让患者痛苦，特别是像虫子行走皮中，更令患者难耐。

熊继柏老师用防己黄芪汤合黄芪赤风汤治身如虫行一案收获良效，其治为何？让我们一探其奥秘。

身如虫行案：陈某，男，75 岁，长沙市人，门诊病例。

初诊：患者自诉一身皮肤瘙痒，已 1 年不愈。近 3 个月来，皮肤瘙痒时作时止，犹可忍耐。更有甚者，一身皮肤竟时时有如虫子爬行一般，时或在上肢，时或在下肢，时或及于胸腹、背部，时或及于头面部，然总以四肢发作为甚。夜间亦发，以致夜寐不安。由于发作之时，是一种虫蚁爬行之感，因此总要脱开衣服去查找，但并未发现虫蚁、跳蚤、虱子以及其他虫类杂物。

患者一再诉述，此种虫行的感觉比一身瘙痒更为痛苦。察其一身并无疮疹，唯见其下肢轻度浮肿。询及四肢畏冷，并觉四肢酸重，精神疲乏。舌苔薄白而滑，脉细缓。

辨证：气虚皮水证。

治法：益气通阳化水。

处方：防己黄芪汤合黄芪赤风汤。黄芪 40g，汉防己 10g，茯苓皮 30g，桂枝 6g，防风 10g，赤芍 10g，甘草 6g。7 剂，水煎服。

二诊：诉一身如虫行的发作次数明显减少，双下肢浮肿已除，疲乏酸重感亦觉减轻，舌脉如前。仍拟原方再进 10 剂。

处方：黄芪 40g，汉防己 8g，茯苓 30g，桂枝 4g，防风 10g，赤芍 10g，甘草 6g。10 剂，水煎服。

三诊：诉上症大减，近 3 天来，身如虫行之感仅偶有发作，且感觉轻微。双足酸重明显减轻，精神亦明显转佳，但身痒未除。舌苔薄白，脉细。再拟原方加减，以巩固疗效。

处方：黄芪 30g，汉防己 6g，茯苓 30g，桂枝 3g，防风 10g，赤芍 10g，刺蒺藜 15g，乌梢蛇肉 15g，甘草 6g。10 剂，水煎服。

按：身如虫行之症，《伤寒论·辨阳明病脉证并治》谓其属虚："阳明病……其身如虫行皮中状者，此以久虚故也。"本案患者年迈体弱，又见疲乏，脉细，属气虚无疑。然患者双足浮肿而酸重，且舌上见薄白滑苔，是水气病之症状。

《金匮要略·水气病脉证并治》云："皮水为病，四肢肿，水气在皮肤中，四肢聂聂动者，防己茯苓汤主之。"可见，本案患者既属气虚，又兼皮水，故防己茯苓汤必用。又黄芪赤风汤出自《医林改错》，王清任谓此方"能使周身之气通而不滞，血活而不瘀"，故借用之。

附："黄芪赤风汤"各家学说应用举隅

各家学说皆谓黄芪赤风汤最能调气活血以治诸疾。

张某，女，51岁，2011年8月28日就诊。患者前因食道反流性胃炎在笔者老师名医薛伯寿处就诊，经调治后胃灼热、呃逆不舒、胃脘痞满不舒等症基本缓解。7天前突感头目眩晕，潮热，两胁胀痛，夜间增多，左耳疼痛，睡眠较差，到某医院检查未见异常，舌偏红，苔根稍腻，脉弦细。治以和解少阳，调气活血，兼以辛开苦降。方以黄芪赤风汤、吴茱萸汤、小柴胡汤合用加潜阳安神之味调理。

处方：生黄芪20g，赤芍10g，防风8g，葛根15g，丹参15g，浙贝母10g，黄连6g，吴茱萸1g，珍珠母（先煎）30g，茯苓12g，柴胡10g，黄芩10g，法半夏9g，生姜4片，大枣5枚。14剂，水煎服。

按： 黄芪赤风汤出自王清任《医林改错》，药物组成为生黄芪二两，赤芍一钱，防风一钱。功能益气助阳，活血行滞，祛风通络。王清任在《医林改错·痹症有瘀血说》云："治瘫腿，多用一分，服后以腿动为准，不可再多……无病服之，不生疾病。总出数篇，不能言尽其妙。此方治诸病，皆效者，能使周身之气通而不滞，血活而不瘀，气通血活，何患疾病不除。"薛伯寿认为，此方药味虽少，但配伍奇特，耐人寻味，具有调气活血之功效。本案证情错杂，寒热互见，气血失和，故方用小柴胡汤和解少阳枢机；黄芪赤风汤疏通气血，补而不滞；吴茱萸汤寒热并用，辛开苦降。三方共用，可使"上焦得通，津液得下"，气通血和，升降调畅，故取佳效。

附：黄芪赤风汤妙治老年脑病应用举隅

黄芪赤风汤源自王清任《医林改错》，由黄芪、赤芍、防风三味药组成，药味虽少，然其效精专。同济大学中医研究所颜乾麟教授根据老年脑病气虚血瘀之病机，运用此方随症加减，获效颇佳。

老年脑病是临床常见的一组多发疾病，包括现代老年医学中高血压、脑动脉硬化症、椎动脉供血不足和缺血性脑血管疾病等。属"头痛""眩晕""耳鸣"等范畴。《灵枢·口问》云："上气不足，脑为之不满，耳为之苦鸣，头为之倾，目为之眩。"诸多脑病的出现，多由于老年人阳气、精血虚衰，脏腑等功能减退，加上年长而积劳久病、内外之邪日久耗伤气血和瘀阻血脉、经络不畅，或肝肾脑髓亏损，致使气血运行迟缓，津液失于正常敷布，从而气机升降失调，清窍失养而致病。从临床特点分析，属本虚标实无可非议。所谓本虚是以气血亏虚为主，标实是以脉络血瘀为主。

颜乾麟教授根据《医林改错》中"元气既虚，必不能达于血管，血管无气，必停留成瘀"的特点，大胆运用黄芪赤风汤加味治疗本病，并重用黄芪，确收满意疗效。方中药物相配，符合《素问·阴阳应象大论》所提出"血实宜决之，气虚宜掣引之"的化瘀与补气治疗原则。颜教授认为，黄芪赤风汤药味虽少，然用药严谨，组方紧扣气虚瘀阻。方中妙在黄芪补益正气，"正气存内，邪不可干"；赤芍活血行滞；防风祛巅顶之风以逐外邪。三药共用，使全身之气通而不滞，血活不停，气血通和。因此，对于气血不足、气血痹阻之证，黄芪赤风汤不失为一首良方。鉴于"虚"及"瘀"是诱发本病的主要因素，在实践中颜乾麟教授根据《丹溪心法》"无痰不作眩"之说而另外重用茯苓和泽泻汤，不仅血瘀能化，且痰浊得清，脉道畅通。

颜乾麟教授指出，临床须灵活加减方为妙治。属气血不足加党参30g，升麻6g，柴胡6g，当归15g，白芍30g，川芎15g以益气补虚、升举清阳；痰湿困阻加半夏10g，陈皮6g，天麻15g，葛根30g以祛风化痰；心阳不振加桂枝6g，薤白5g，白术10g，丹参15g。

此外，"孤阴不生，独阳不长"，方剂配伍宜加入麦冬、五味子、玄参等滋补心阴之品；肝肾不足加杜仲15g，桑寄生15g，牛膝15g，黄柏6g以益肝补肾和引热下行；阴虚加女贞子15g，墨旱莲10g，牡丹皮10g；阳虚加补骨脂15g，熟附子10g。

鱼口——黄芪赤风汤证

班某，7 岁顽童。年前十月，左腿根部长一肿物，初如杏核，渐长如大枣，坚硬木痛，微热不红。逾月，有破溃之兆，公社医院手术引流，年后五月，消炎、抗结核药未停，然切口终不敛合。

鱼口者，便毒溃后之谓也。便毒生于腿根折纹缝中，溃后身立则口合，身屈则口张，状如鱼口开合，故名。本案患儿稚阳之体，气血不足，弱质实难与邪抗衡，故久溃不愈。观其面黄体瘦，脓汁清稀如泔，便知阳气虚弱。疮口淡红隐青，显系瘀血阻滞。故补气化瘀当为本。

《医林改错》云黄芪赤风汤："能使周身之气通而不滞，血活而不凝。"夫人之周身既能气通血活，何患诸疾不除。

处方：黄芪 30g，赤芍 10g，防风 6g，蜈蚣 2 条。

仅用 2 剂，7 日后鱼口敛闭。

按：黄芪赤风汤，重用黄芪益气扶正，托疮生肌，赤芍行瘀，防风解毒。加蜈蚣者，《神农本草经》谓其解疮疡肿毒，治瘰疬溃烂。如此顽证，服药不过 2 剂，花费亦仅六角，便迅速治愈。岐黄之道，救苦之乐，余尽享矣。此 1970 年仲夏之事也。

（摘自《中医临床家医案研读》）

十三、唇风

（一）概述

唇风，中医病名。多因胃经素有湿热，外感风邪，风热相搏而起，俗称"驴嘴风"。多发于下唇，主要症状是唇部红肿，疼痛，日久破裂，流水。现代医学慢性唇炎、继发感染性唇炎可参考本病辨证论治。

1. 病因

脾胃湿热，外感风邪，风热相搏。多因辛辣厚味太过，脾胃湿热内生，复受风邪侵袭，引动湿热之邪循经熏蒸唇口；或脾气虚弱，外感燥热，致脾经血燥，熏灼唇口所发。

2. 病机

(1) 风火湿热，外犯唇口。足阳明胃经环口唇。素嗜辛辣厚味，脾胃湿热内生，复感风邪，引动湿热上蒸，搏结唇部而成。

(2) 阴虚血燥，唇口失养。脾主口，其华在唇。脾气虚弱，外感燥热之邪，或温热病后，伤阴化燥，燥热循经上熏肌膜。

3. 诊断依据

(1) 病史：多有唇部灼热痒痛反复发作病史。

(2) 临床表现：唇部发痒，灼热疼痛，嘴唇不时眴动；或自觉唇部干燥，作痒不适，患者常自咬嘴唇以揭去未脱落的鳞屑、痂皮，继而引起疼痛。

(3) 局部检查：唇部肿胀、糜烂、渗液、结痂；或呈肥厚，扪之唇部可有结节感如豆大，质软不硬；或唇部表面干燥、脱屑，色暗红，或有纵形裂沟，结痂，揭去痂皮易出血。

4. 病症鉴别

(1) 唇疔：初起有粟米样脓头，继而坚硬红肿疼痛，伴有全身症状，不能自行消退。

(2) 唇肿：口唇部突然肿胀、麻木，不红不痛或微痛，或口唇抽动、麻痒、肿破流水，多发于春秋两季。

(3) 口疳：口腔黏膜损害好发于唇红部，初起为一个或整个暗红色的圆形或椭圆形斑块，中央萎缩，边缘隆起，表面附有鳞屑，容易糜烂。皮损扩延，导致唇红部与皮肤界限不清，日久向皮肤蔓延。皮肤受累后，边界较清，常呈桃红色，对诊断有一定意义。

(4) 虫咬伤：蚊虫叮咬颜面局部红肿，中央有针头大暗红色斑点，或有小水疱，伴有瘙痒。

(5) 接触性皮炎：有接触过敏史，皮损发生于接触部位，边界清楚，不隆起。

5. 相关检查

唇红部肿胀、糜烂、渗液、结痂；或呈肥厚，扪之唇部可有结节感如豆大，质软不硬；或唇部表面干燥、脱屑，色暗红；或有纵形裂沟，结痂，揭去痂皮易出血。

（二）辨证论治

1. 代表方剂

养血归脾丸，血府逐瘀汤，二至丸，甘露消毒丹，益胃汤，三仁汤。

2. 风火湿热，外犯唇口

症状：唇红部肿痒，破裂流水，灼热疼痛，嘴唇不时抽动。口渴饮冷，口臭，大便干。舌质偏红，脉滑数。

治法：疏风散邪，清热利湿。

代表方剂：双解通圣散加减。

常用药：荆芥、防风、薄荷、麻黄、连翘、栀子、黄芩、石膏、白术、滑石、川芎、当归、白芍、甘草、桔梗。

3. 阴虚血燥，唇口失养

症状：唇肿燥裂，流水，甚者流血，痛如火燎，犹如无皮之状，结痂。鼻息烦热，小便黄赤短涩。舌干少津，脉细数。

治法：凉血祛风，养阴润燥。

代表方剂：四物消风饮加减。

常用药：荆芥、薄荷、柴胡、黄芩、甘草、当归、川芎、生地黄、赤芍、牡丹皮、玄参、麦冬、石斛。

（三）典型医案

【案1】卢某，男，40岁。2011年11月11日初诊。

主诉：口唇干裂2年。

刻诊：口干舌燥不欲饮，口唇麻痒感，下颌及唇周亦自觉麻痒感，夜间尤甚，无鼻干眼干，无胃痛胃胀，纳食正常，二便可，夜寐安，舌暗红有瘀斑、苔黄而干，脉沉。

西医诊断：唇炎。

中医诊断：唇风。

辨证：气滞血瘀，失于濡养。

治法：行气活血，健脾益阴。

处方：血府逐瘀汤加减。当归10g，生地黄15g，桃仁10g，红花10g，炒枳壳10g，赤芍15g，柴胡10g，甘草6g，桔梗10g，藿香10g，牛膝15g，乌梅6g，北沙参10g，山药20g。21剂，每日1剂，水煎服。

服药后患者诉口唇干裂明显减轻，麻痒感已无。

按：口唇干裂多为脾胃虚弱或阴液亏虚所致，但此患者口唇干裂2年，且伴有口唇、唇周及下颌麻痒感，口干不欲饮水，夜间明显，均为血瘀之象，考虑口唇干裂为瘀血内停，津液不能上乘口，"旧血不去，新血不生"，口唇失于濡养所致。治疗不仅应健运脾胃，还要活血化瘀，行血濡润，故以血府逐瘀汤加山药健运脾胃，乌梅酸甘化阴，共奏良效。

【案2】张某，女，26岁，2011年12月17日初诊。

主诉：反复口唇及唇周干燥、起皮2年。

刻诊：口唇肿胀，色暗红，干裂其上有黄色结痂，环口皮肤干燥，脱皮，自觉灼热，口干，大便干结。舌红少津，苔薄黄，脉细数。

西医诊断：慢性唇炎。

中医诊断：唇风。

辨证：阴虚内热。

治法：养阴清热，生津润燥。

处方：二至丸合益胃汤加减。女贞子20g，墨旱莲10g，南沙参30g，麦冬12g，生地黄30g，玉竹15g，白鲜皮30g，栀子12g，白花蛇舌草30g，金银花15g，甘草6g。6剂。

二诊：唇部红肿明显减退，部分结痂已脱落，仍干燥，予前方继续服用14剂。

2周后患者病情明显好转，嘴唇红肿消退，双唇润，下唇少量结痂，自觉口润，大便调。

按：中医学认为本病病因病机主要为脾胃积热，且日久伤阴，津液不能上乘，故治疗本病不仅要清脾胃之热，还应注重养阴生津，本例患者自觉灼热，口干，大便干结。舌红少津，苔薄黄，脉细数，阴虚内热明显，故以女贞子、墨旱莲、玉竹滋补肝肾之阴，南沙参、麦冬益气养阴，且生地黄、麦冬养阴清热、生津润燥，以白鲜皮、栀子、白花蛇舌草、金银花、甘草清热解毒。

陈明岭教授临床上喜用二至丸。辨病上，如在脱发、白发等毛发疾病上常运用二至丸加味，又如黄褐斑、痤疮等毁容性疾病。二至丸有"乌虚发"之效，且现代实验研究结果表明二至丸有提高抗氧化酶活性，增强皮肤组织抗氧化的作用，减少皮肤中的脂质过氧化物，使表皮角化上皮角延长，真皮成纤维细胞数目增多对皮肤组织衰老有延缓作用。从辨证上说，皮肤疾患，辨证为阴虚者常可加用二至丸，《素问·至真要大论》云："诸痛痒疮，皆属于心。"心为火脏，火、热为皮肤病发病的重要原因，而热盛伤阴、伤津，故皮肤病后期常伴有伤阴之象，而此时补阴，又不宜用太过滋腻之品，如熟地黄类，恐其助热而加重病情，故宜清补，女贞子、墨旱莲二味药均性凉，平补肝肾之阴而不助火。故二至丸为治疗皮肤病佳剂。

附：朱仁康治疗皮肤病应用举隅

唇风（现代医学的唇炎）、湿疹等都是生活中常见的皮肤病，此类疾病虽对身体无大碍，但反复发作令人烦躁。西苑医院中医外科主任朱仁康对治疗皮肤病有丰富的经验和独到的见解，现分享如下，以飨读者。

1. 理湿清热以治唇风

中医学所谓唇风者，常见于下唇，初起发痒红肿，日久干燥，破裂流水，痛如火燎。此病与现代医学的唇炎相似。

《外科正宗》谓其由"阳明胃火上攻"所致。朱宗其说，并自拟清胃饮以清泄胃火，对初患者每收显效。方用：黄连、黄芩、知母、生石膏、竹叶、牡丹皮、赤芍、生甘草。然病有新久，证有轻重，如现代医学的慢性唇炎或剥脱性唇炎，虽都属中医学唇风范畴，其病机非仅限于"胃火上攻"一端，还须辨证才能施治。

口唇与脾胃二经有关。脾开窍于口，其华在唇。阳明胃经环唇挟口。脾胃健运，则口唇红润光泽；脾胃失司，则唇病生矣。故口唇疾患，应从脾胃论治。若久病缠绵，口唇肿胀，渗血流水，糜烂结痂，则多属脾胃湿热，循经上犯，常见于慢性唇炎；若口唇干燥，尤以下唇为甚，皲裂疼痛，叠起皮屑，则由脾胃湿热内蕴，郁久化火，伤阴化燥所致，常见于剥脱性唇炎。两者治法各有不同，举验案两则以说明之。

任姓妇人，年过三旬，患唇病 3 年余。口唇肿痛，糜烂结痂，反复脱皮，久治不愈，特从内蒙古自治区远道来京就医。初诊时投清胃饮未效。再诊细查唇红色暗，肿胀不减，糜烂脱屑相兼，并有脘腹不适，大便溏，日二三行，饥不欲食，渴不思饮，舌红苔黄，脉弦滑。鉴于久病中土不调，脾胃运化失职，湿热阻于中焦，上蒸口唇，遂改拟健脾调胃，理湿清热，药用：马尾连 10g，黄芩 10g，竹叶 6g，苍术、白术各 10g，茯苓 10g，陈皮 6g，牡丹皮 10g，赤芍 6g，炙甘草 6g。水煎服。5 剂后二诊：饮食增加，大便成形，口唇痒痛减轻，唯下唇仍干燥结痂，时有脱屑。原方加枇杷叶 10g，冬瓜皮 10g，治疗 3 周，服药 20 余剂，基本治愈，欣然返回故里。

丁某，男，年近半百。于 1978 年春节后发病，久治未效。1979 年冬来诊，称初感唇干，痒而不痛，常以舌舔润，久而干燥皲裂更甚，继则反复揭起皮屑，伴有咽干口燥，大便不畅，舌红少津，脉象弦数。此乃脾胃湿热，郁久化火，伤阴化燥之证。治以养阴益胃、清热润燥，方以甘露消毒饮合清胃饮加减：生、熟地黄各 10g，玄参 10g，黄芩 10g，茵陈 12g，连翘 10g，石斛 10g，麦冬 10g，玉竹 10g，生甘草 6g。水煎服。5 剂后复诊，唇燥咽干明显改善，仍见脱屑。嘱继服原方。调治月余，口唇已不复干裂脱皮，基本治愈。

2. 圆机活法以治湿疹

湿疹病症复杂，治法多变，仅分述两点。

（1）滋阴除湿汤治慢性湿疹：慢性湿疹大多由急性湿疹反复发作转化而来，临床表现及病理变化甚为复杂。《素问·阴阳应象大论》曰："年四十而阴气自半矣。"年高体弱者，精血渐衰，加之渗水日久，伤阴耗血，遂更致阴虚。阴虚为本，理当滋阴培本扶正，但纯用滋阴则有助湿恋邪之虑。湿为重浊有质之邪，性黏腻，湿邪偏盛，蕴郁肌肤，则发而为湿疹。邪盛为标，理当利湿治标祛邪，但徒用利湿则有伤阴伐正之忧。本病辨证属阴虚湿恋之证，故治拟滋阴除湿之法。滋阴与除湿，看似矛盾，但标本兼顾，滋渗并施，滋阴扶正以抵邪外出，除湿祛邪亦有利于正复，两者并行不悖，俾湿去阴复，病焉得不愈？朱治慢性湿疹，证属阴虚湿恋者，应用滋阴除湿汤，每收显效。

赵某，男，年近八旬。双膝下至足背泛起湿疹 6 年余，反复发作，皮肤呈暗褐色，表面粗糙，覆有干痂皱皮，小腿紧胀刺痒，搔抓处糜烂渗水。北京某医院诊为慢性湿疹，经中西药调治，疗效不显。

初诊时自诉刺痒难忍，反复搔抓，糜烂渗水增加，结痂连片，干燥脱落，此起彼伏，痛苦异常。伴有咽干口渴，大便干。舌红苔薄黄，脉沉滑。诸症杂沓纷纭，虚实相兼，然以湿热诸症较为突出。初予龙胆泻肝汤化裁以清热利湿，外用生地榆、黄柏水煎湿敷患处。

5 日后二诊：诸症同前。虑其湿热久羁，非数日所能清利，仍投原方内服外敷，续用 10 日。

三诊：诸症仍有增无减，口燥便干，痂皮脱落更甚。患处湿敷，敷则渗水止，停则水渗出。刺痒难忍，夜不能寐。利湿而湿不除，清热而热反甚。治不中的，必有因未审。细观察其形羸体弱，肌肤干燥失润，虽口咽干燥但饮水不多，舌红绛少津，脉沉滑细无力，辨证为阴虚于内，湿盛于外，本虚标实之证，法当滋阴除湿。

处方：生地黄 30g，当归 12g，丹参 15g，玄参 12g，茯苓 10g，泽泻 10g，白鲜皮 10g，蛇床子 10g。7 剂，每日 1 剂，水煎服。

7 日后四诊：咽干口燥好转，刺痒稍减。效不更方，连服半月。瘙痒明显减轻，夜卧转安，患处糜烂渐收，大片痂皮脱落，唯肤色变化较慢。遂在原方基础上加红花、牛膝、黄柏以活血化瘀，清利湿热，酌配砂仁、陈皮理气调胃，而防生地黄、玄参久用滞脾碍胃之弊。坚持治疗半年多，基本治愈，双下肢皮肤恢复平常，唯色素沉着未去。

(2) 脾健助运治小儿湿疹：婴幼儿湿疹，中医学称奶癣，与胎热、乳食有关，证属脾湿心火、湿热为患。如胎前母食五辛，则儿生后易患此症。病初可以清热利湿治之；久病多为脾运不周，湿从内生而发于肌肤，当以治脾为本。盖小儿生长发育，全赖脾胃运化之精微以营养，若将养失宜，恣食口腹，脾胃积损，则健运失职而湿病生焉。故小儿湿疹，更以调脾健胃为要。过服苦寒清利之品，戕伐脾胃之气，常会导致病情缠绵难愈。

1979 年春节前，一妇人携 7 岁男孩从外地来京就医。称儿生不久，即患婴儿湿疹，虽一度治愈，但仍反复发作，时轻时重，延缠至今，屡医少效。近半年来，日渐加重，抓痕累累，几无完肤，晚间瘙痒尤甚，影响睡眠，精神萎靡，纳差，大便溏薄，脉细无力，舌质淡、苔薄根腻，面色萎黄，肢体瘦弱，此系脾虚健运不周，湿邪外发肌肤。投以小儿化湿汤：苍术、白术、陈皮、茯苓、泽泻、炒麦芽、六一散（包）各 6g。5 剂。方中以二术、茯苓、陈皮、麦芽健脾助运，泽泻、六一散淡渗利湿。

妇人疑病重药轻恐难取效，故出示以前所服之方多系龙胆泻肝汤之化裁。朱指出中医治病不在药多量重，贵在把握病机。妇方犹疑取药试服，服完复诊时喜称，儿瘙痒减轻，夜安卧，纳食馨。遂效不更方，继续调治。先后共服 20 剂，疹消痒除，欣返故里。

3. 重用生地黄以治皮肤病

生地黄首载于《神农本草经》，性味甘苦而寒，有清热凉血、养阴润燥作用，历代沿用至今。朱治皮肤病惯用此药，量既大而应用范围亦广。

或问：您善用生地黄治皮肤病，请道其理何在？

朱曰：因虑及疮疡皮肤病为血热所致者颇多，故用生地黄以凉血清热。凡遇血热证者，除重用生地黄外，常与牡丹皮、赤芍二药配伍，收效更佳。

问：配牡丹皮、赤芍又当何为？

曰：有热当清，此乃常法。热与营血搏结，情况较为复杂。虽《素问·调经论》有曰："血气者，喜温而恶寒，寒则泣不能流，温则消而去之。"但热乃温之甚，血遇热失度而妄行，或邪热煎熬营血而滞涩。故重用生地黄的同时配用牡丹皮、赤芍，既加强凉血清热作用，又活血散血，以防火热煎熬所致营血瘀滞。此取叶天士热入血分，恐耗血动血，直须凉血散血之意也。

临床常见因某些药物而引起药疹，周身泛起弥漫性大片红斑，俗称"中药毒"。此系内中药毒，毒入营血，血热沸腾，外走肌腠所致。每常用自拟皮炎汤治之，多能应手而愈。方用：生地黄、牡丹皮、赤芍、知母、生石膏、金银花、连翘、竹叶、生甘草。此亦以生地黄为君药。由心经火旺、血热生风而引起的皮肤瘙痒症、皮肤划痕症（人工性荨麻疹）等病，每以《金鉴》清风散化裁治之。但余常加大生地黄的用量，以增强凉血清热作用，故能收效满意。

问：用生地黄治疗其他皮肤病又当如何？

曰：据有关文献记载，生地黄尚有润泽肌肤、去诸湿热（《医学启源》），内专凉血滋阴、外润皮肤荣泽（《本经逢原》）等功能，所以也以相应药物配伍，治疗湿疹、银屑病以及剥脱性皮炎等病。如内中药毒重症由毒热内炽、伤阴耗血、肌肤失养而引起的剥脱性皮炎，银屑病由外用药物不当而引起的红皮症，以及皮肤层层剥脱或皮肤大片潮红层层脱屑。此皆系血热生风，风燥伤阴之证。自拟增液解毒汤治之，方中亦重用生地黄，并与玄参、麦冬、花粉、石斛、沙参等药配伍。此处生地黄的作用在于滋阴润燥。湿疹渗水日久，伤阴耗血，湿性黏腻难除，病情缠绵不愈，出现舌红绛、苔根腻等症，自拟滋阴除湿汤治之。方中生地黄、玄参、当归、丹参滋阴养血，配合茯苓、泽泻淡渗利湿。此处重用生地黄，其作用在于滋阴而兼除湿。

（摘自《朱仁康论皮肤科》）

附：巩和平养血归脾汤合益胃汤应用举隅

李某，女，44岁，山西太原人。2022年3月6日就诊。

慢性唇炎多年，口唇干裂，脱皮，瘙痒轻，无水疱渗出液。刻下见面色㿠白，入睡难，无心烦心慌，睡眠浅，慢性唇炎多年，口服药物及外用药时好时坏，收效甚微，舌淡红苔薄白，脉沉弱。患者由于唇炎久治不愈，已经放弃治疗，此次前来主要是治睡眠差。

处方：养血归脾汤合益胃汤、二至丸。党参12g，白术12g，黄芪15g，麦冬15g，五味子12g，生地黄15g，远志10g，酸枣仁30g，木香6g，龙眼肉15g，沙参15g，玉竹30g，茵陈15g，石斛15g，丹参20g，女贞子15g，墨旱莲15g。6剂，每日1剂，早晚饭前分服。

二诊：睡眠改善，口唇干裂、脱皮减轻，大便偏稀。

处方：党参12g，白术12g，黄芪15g，麦冬12g，五味子12g，生地黄15g，远志10g，酸枣仁30g，木香6g，龙眼肉15g，沙参15g，玉竹15g，茵陈15g，石斛15g，丹参10g，女贞子12g，墨旱莲12g。6剂，每日1剂，早晚饭前分服。

三诊：主诉睡眠已经正常，唇炎治愈。患者苦于服药，改养血归脾丸合玄麦甘桔颗粒善后。

按：唇炎患者屡见不鲜，大多可以治愈，只是像此案疗效快的不多，之前习惯用甘露消毒丹，益胃汤，黄连阿胶汤，泻黄散，皮肤解毒汤，犀角地黄汤等方来加减治疗，虽然也能治愈，但是相对要慢。

本案二诊意外治愈唇炎比较少见，该患者主要来治失眠，故首选养血归脾汤，顺便加益胃汤，竟然很快治愈了唇炎。仔细剖析其原因，发现是平时注重了方剂，忽略了经络循行，口唇属脾经所过之处，脾虚血少，加之胃阴不足，导致了本病的发生，所以此案治愈不是偶然。如果是唇炎见口唇瘙痒脱皮，起水疱渗出，红肿疼痛者，拟方以甘露消毒丹或三仁汤合益胃汤、泻心汤治之。

附：益胃汤应用举隅

此方出自《温病条辨》，为治燥剂。

【组成】沙参 9g，麦冬 15g，冰糖 3g，细生地黄 15g，玉竹（炒香）4.5g。以水五杯，煮取二杯，分两次服，渣再煮一杯服。

【方歌】益胃汤能养胃阴，冰糖玉竹与沙参，麦冬生地同煎服，甘凉滋润生胃津。

【功效】养阴益胃。

【主治】阳明温病，胃阴损伤证。症见食欲不振，口干咽燥，舌红少苔，脉细数。临床常用于治疗慢性胃炎、糖尿病、小儿厌食症等属胃阴亏损者。

【方义】温病易从热化伤津，热结腑实，应用泻下剂后，热结虽解，但胃阴损伤已甚，故食欲不振，口干咽燥。胃为水谷之海，十二经皆禀气于胃，胃阴复则气降能食。治宜甘凉生津，养阴益胃为法。本方重用生地黄、麦冬为君，味甘性寒，功擅养阴清热，生津润燥，为甘凉益胃之上品。北沙参、玉竹为臣，养阴生津，加强生地黄、麦冬益胃养阴之力。冰糖为使，濡养肺胃，调和诸药。

十四、皮肌炎

（一）概述

皮肌炎是皮肤与肌肉（主要是横纹肌）受损之全身性疾病，是少见的结缔组织病之一，也是常见的自身免疫病，皮肤和肌肉有特殊的弥漫性炎症，现代医学对本病病因尚不明了。急性发作者，病情危重，常致死亡。

临床上根据全身症状之轻重与病情发展之快慢可分为急性皮肌炎，亚急性皮肌炎与慢性皮肌炎，三者预后不同。本病之特点：初起时肌肉浮肿，软弱无力，疼痛和压痛，随后肌肉发生进行性萎缩。若食道肌肉、膈肌和心肌受累，则可出现吞咽困难，呼吸减弱以及心力衰竭等症状，还可伴有不规则发热、大量出汗、食欲不振、体重减轻、肝脾肿大等症。疾病呈慢性经过，病情时轻时重。

本病以皮肤和肌肉症状为主，但两者并不平行，起病可急可缓，肌肉软弱无力常为本病最早出现之症状。皮肤症状：①皮炎表现以面部为突出，特别是眼睑，呈弥漫性暗紫红色水肿，常被误诊为"急性肾炎"，之后为前额、颧颊部、上胸、肩胛及四肢伸侧。压之褪色，不痛不痒。②皮疹为对称性实质性红斑，大小不等，稍附鳞屑，可伴有毛细血管扩张。典型皮疹常以上眼睑为中心，向颧、额、颌部伸展。尚可出现色素沉着、脱发、多汗、反甲、皮肤萎缩或合并硬皮病样之改变而称硬皮肌炎。③少数患者具有肢端血管痉挛之雷诺综合征，有的可见网状青斑。

肌肉症状：①多发生于肩胛带肌、四肢近端肌群、颈及咽喉部肌群；此外，食道膈肌和心肌亦可受累。②主要症状为对称性肌无力，以致运动障碍，而出现举手、上蹬、上台阶、抬头等动作困难，甚或自主运动完全丧失，其动作呈坠落状，严重者全身软瘫，或不能吞咽、心功能障碍、心力衰竭、大小便失禁等多种症状。

全身症状：可有不规则发热、全身无力、肌肉酸痛、贫血、体重减轻等全身症状，少数有淋巴结肿大、肝大、脾肿大。个别患者可引起视网膜炎而致视力障碍。

并发恶性肿瘤：20%的皮肌炎患者并发恶性肿瘤，常见有肺、胃、结肠、直肠、前列腺、女性子宫、卵巢、乳腺等恶性肿瘤。

本病可因滥用强的松类药物而产生不良反应，如大出血、股骨颈骨折等，严重者可以致死。有的患者全身肌肉进行性萎缩、拘挛以致残废终生。本病多死于心力衰竭、恶性肿瘤和继发感染。

（二）辨证论治

1. 辨证要点

皮肌炎是一种原因未明的皮肤和肌肉的弥漫性炎症性疾病。以皮肤红斑水肿，肌肉变性，引起无力、疼痛和肿胀，可伴有关节、心肌等器官病变为特征。多发生于40～60岁人群，女性发病率约2倍于男性。

中医学文献中未查到有关本病之明确记载，根据临床表现与"肌痹"略相类似。《素问·长刺节论》谓："病在肌肤，肌肤尽痛，名曰肌痹，伤于寒湿。"根据"脾主肌肉""肺主皮毛""肾主骨"的理论，其病机为脾、肺、肾三脏功能失调，体虚阳气不足，卫外固，致风、寒、湿三邪乘虚而入，留于肌肉、经络、关节，以致经脉闭塞、营卫不和、气血运行不畅，进而肌肉失养，症见肌肉瘦减，萎软无力。

初期多属湿热羁留阳明胃经，熏灼肌肉，发病多急，治宜清热解毒为主，利湿消肿为辅；晚期肌肉消瘦无力或萎缩，甚者关节继发性挛缩畸形，并伴有腹痛便溏，短气乏力者，治宜补气养阴，活血通络，断不可妄投寒凉之品。本病实验室检查可见贫血，白细胞增高，血沉加快，24 小时尿肌酸排泄显著增高伴有肌酐排泄减少，球蛋白升高，以及血清酶特别是肌酸激酶、醛缩酶、乳酸脱氢酶、谷草转氨酶及谷丙转氨酶等升高，肌电图为肌性损害或混合性损害。

笔者认为，此病虽然表现有皮肤方面的症状，但究其原因，不属于皮肤病的范畴，整体的症状和肌肉及内脏问题更重要，严重者可危及生命。

2. 治法

补脾益气，调和营卫，凉血养阴，活血通络。

3. 代表方剂

青蒿鳖甲汤，四君子汤，四物汤，六味地黄汤，犀角地黄汤，增液汤，黄芪赤风汤。

附：各家治疗皮肌炎应用举隅

处方一

【组成】秦艽 10～20g，羌活 10～20g，桃仁 6～15g，红花 6～15g，当归 6～15g，川芎 6～15g，五灵脂（包）6～15g，没药 6～15g，香附 6～12g，牛膝 10～15g，地龙 6～15g，甘草 6g。

【加减化裁】发热明显者，加金银花 10g，连翘 10g，知母 10g，牡丹皮 10g。微热兼有四肢困重，苔腻，加苍术 10g，黄柏 10g。食欲不振，加砂仁 3g，焦三仙各 10g。

【主治】皮肌炎。表现为肌肉疼痛如针刺，按之加剧，固定不移，舌质暗或有瘀斑、瘀点，脉涩。

【用法】水煎服，每日 1 剂。

处方二

【组成】当归 15g，赤芍 15g，蝉蜕 15g，苍术 15g，黄柏 15g，白蒺藜 15g，何首乌 15g，川芎 10g，白僵蚕 10g，生地黄 25g，白鲜皮 25g，连翘 25g，甘草 10g。

【主治】皮肌炎。

【用法】每日 1 剂，加水煎煮 2 次，药液兑匀后分 2 次服。

处方三

【组成】生地黄 15g，熟地黄 15g，南沙参 15g，北沙参 15g，墨旱莲 15g，黄精 30g，大青叶 30g，女贞子 9g，党参 9g，木香 9g，陈皮 9g。

【主治】皮肌炎。

【用法】每日 1 剂，先用清水浸泡半小时，煎煮 2 次，药液兑匀，分 2 次服。

处方四

【组成】桑寄生 15g，熟地黄 12g，当归 12g，牛膝 12g，鹿角霜 12g，五味子 6g，丝瓜络 6g。

【主治】皮肌炎。

【用法】水煎取液，每日 1 剂，分 2 次服。

处方五

【组成】黄芪 20g，络石藤 20g，党参 15g，生地黄 15g，北沙参 15g，牡丹皮 12g，紫草 12g，鸡血藤 30g。

【加减化裁】病初发热者，咽痛，红斑显著，加大青叶、金银花、蒲公英。阳虚痹阻者，加附子、淫羊藿、羌活、独活。病久血瘀者，加丹参、红花。伴红斑狼疮者，加重益气养阴药用量，并随症加减。合并癌症者，加白花蛇舌草、蜀羊泉。

【主治】皮肌炎。

【用法】上药水煎取液，每日 1 剂，分 2 次服。

处方六

【组成】党参 12g，鬼箭羽 12g，土茯苓 12g，苍术 10g，白术 10g，山药 10g，茯苓 10g，黄柏 10g，红花 10g，秦艽 10g，萆薢 10g，威灵仙 15g，丹参 15g，白茅根 30g。

【主治】皮肌炎。

【用法】每日 1 剂，加水煎煮 2 次，药液兑匀后早晚分服。

处方七

【组成】熟地黄 48g，山药 12g，山萸肉 12g，茯苓 15g，泽泻 15g，牡丹皮 9g，制附子（先煎）9g，肉桂 6g。

【主治】皮肌炎。

【用法】每日 1 剂，水煎，早晚分服。

处方八

【组成】生石膏（先煎）25g，桑叶 15g，白人参 15g，生甘草 15g，胡麻仁 15g，麦冬 15g，枇杷叶 15g，杏仁 15g，阿胶（烊化）15g。

【加减化裁】发热不退者，加青蒿、连翘。皮肤症状不明显者，加紫草、葛根；气血不足者，加当归。

【主治】风热客表伤肺型皮肌炎。症见发热恶寒，皮痛，肌痛，面部红赤，眼睑紫红，肢软无力，或胸闷咳嗽，或气短咽干，脉浮数无力。

【用法】水煎服，每日 1 剂。

处方九

【组成】金银花藤 30g，鸡血藤 30g，乌梢蛇 10g，蜈蚣 2 条，土鳖虫 12g，地龙 12g，僵蚕 10g，全蝎 6g，赤芍 30g，穿山甲（代）12g。

【主治】皮肌炎。

【用法】每日 1 剂，先用清水浸泡半小时，煎煮 2 次，药液兑匀后分 2 次服。

处方十

【组成】黄芪 50g，秦艽 9g，独活 9g，香附 9g，黄柏 9g，地龙 9g，没药 9g，桃仁 6g，红花 6g，川芎 6g，甘草 6g，当归 12g，牛膝 12g。

【主治】皮肌炎。

【用法】水煎，每日 1 剂，分 2 次服。

处方十一

【组成】茯苓 30g，柴胡 6g，苍术 15g，萆薢 15g，木瓜 15g，青皮 12g，香附 12g，丹参 12g，地龙 12g。

【加减化裁】兼热者，加防己、木通、牡丹皮。兼寒者，加桂枝、淫羊藿。气虚者，加黄芪、薏苡仁，苍术易白术。

【主治】皮肌炎。

【用法】每日 1 剂，水煎，早晚分服。

处方十二

【组成】白花蛇舌草 30g，薏苡仁 30g，地肤子 15g，生地黄 10g，赤芍 10g，甘草 10g。

【加减化裁】热毒炽盛、皮损红斑者，加紫花地丁 30g，白茅根 30g，牡丹皮 10g，连翘 10g，白鲜皮 10g，淡竹叶 10g。风袭痒甚者，加蝉蜕 6g，蕲蛇 10g。脾虚倦怠，纳少便溏者，加黄芪 15g，怀山药 15g，炒白术 10g，茯苓 20g。瘀血者，加丹参 15g，益母草 15g，全蝎 6g。腰膝酸软者，加熟地黄 15g，枸杞子 15g。

【主治】皮肌炎。

【用法】每日 1 剂，加水煎煮 2 次，药液混合均匀，分 2 次服用。

【备注】同时服用泼尼松，每天每千克体重 1mg，4 周后减量，首次减 20%，以后每天递减 10%，直至维持量，12～18 个月后停用。酌情抗感染，纠正酸碱及水、电解质紊乱。1 个月为 1 个疗程，治疗 2～3 个疗程。

处方十三

【组成】水牛角（先煎）30g，生地黄 30g，金银花 30g，白鲜皮 30g，土茯苓 30g，玄参 15g，黄芩 15g，白芍 12g，麦冬 9g，牡丹皮 9g，栀子

9g，雷公藤（先煎）6g。

【加减化裁】发热者，加连翘、荆芥。口渴喜饮者，加石膏、知母、天花粉。心烦失眠者，加远志、合欢皮。

【主治】皮肌炎。

【用法】每日 1 剂，水煎，分 2 次服。

处方十四

【组成】黄芪 30g，鸡血藤 30g，鬼箭羽 30g，茯苓 15g，川芎 15g，丹参 15g，白芥子 15g，党参 10g，桂枝 10g，白术 10g，乌药 6g，甘草 3g。

【加减化裁】低热者，加银柴胡、地骨皮。水肿者，加车前子、泽泻。阳虚畏寒者，加淫羊藿。

【主治】皮肌炎。

【用法】每日 1 剂，上药加水煎煮 2 次，药液混合，早晚分服。

处方十五

【组成】北沙参 15g，麦冬 15g，当归 15g，生地黄 25g，熟地黄 15g，枸杞子 15g，川楝子 15g，川芎 15g，白芍 25g。

【主治】皮肌炎。症见病久不愈，身倦神疲，肢软无力，肌肉萎缩，皮肤不荣，手足麻木。

【用法】每日 1 剂，水煎，分 2 次服。

处方十六

【组成】生地黄 15g，蒺藜 15g，何首乌 15g，白鲜皮 15g，地肤子 15g，当归 12g，赤芍 10g，牡丹皮 10g，栀子 10g，桃仁 10g，黄芩 10g，荆芥穗 10g，川芎 6g，甘草 6g。

【主治】皮肌炎。症见发热，皮肤瘙痒疼痛，遇热加重。

【用法】每日 1 剂，加水煎煮 2 次，药液混合，早晚分服。

处方十七

【组成】白花蛇舌草 30g，豨莶草 15g，络石藤 15g，生地黄 15g，当归 10g，赤芍 10g，白芍 10g，何首乌 10g，芜蔚子 10g，牡丹皮 10g，谷芽 10g，牛膝 10g，半夏 10g。

【主治】皮肌炎。证属肝肾亏损，热毒入营，筋脉失养。

【用法】水煎服，每日 1 剂。

处方十八

【组成】柴胡 15g，白术 15g，羌活 15g，升麻 15g，黄连 15g，半夏 15g，陈皮 15g，防风 15g，茯苓 15g，党参 15g，当归 15g，黄芪 25g，白芍 25g。

【加减化裁】湿盛者，加木瓜、土茯苓、薏苡仁。热盛者，加葛根、生石膏。

【主治】脾虚湿热型皮肌炎。症见肌肉疼痛，四肢痿软无力，身热不扬，头痛如裹，身有红斑，食少纳呆，吞咽无力，或腹胀便溏，舌红，苔腻，脉滑数。

【用法】水煎，每日 1 剂，分 2 次服。

处方十九

【组成】生地黄 30g，何首乌 30g，茯苓皮 30g，侧柏叶 30g，墨旱莲 30g，地骨皮 30g，党参 30g，白芍 15g，石斛 15g，牡丹皮 15g，桃仁 10g，红花 10g，阿胶（烊化）10g，川芎 6g，三七（研末冲服）5g。

【主治】皮肌炎。

【用法】每日 1 剂，先用水浸泡 30 分钟，煎煮 2 次，药液混合，早晚分服。

处方二十

【组成】地骨皮 30g，生地黄 15g，熟地黄 15g，山药 15g，龟甲 15g，鳖甲 15g，党参 15g，黄芪 15g，紫草 10g，牡丹皮 10g，沙参 10g，玄参 10g，麦冬 10g，白术 10g。

【主治】皮肌炎。

【用法】每日 1 剂，煎煮 2 次，药液混合，分 2 次服。

处方二十一

【组成】柴胡 6g，桔梗 6g，茯苓 25g，青皮 12g，陈皮 12g，香附 12g，当归 12g，地龙 12g，苍术 15g，木瓜 15g，海桐皮 15g，丹参 15g。

【加减化裁】兼热者，加防己 9～15g，木通 9～15g，牡丹皮 9～15g。兼寒者，加桂枝 9～20g，淫羊藿 9～20g。气虚者，加黄芪 9～20g，薏苡仁 9～20g。

【主治】湿郁型皮肤炎。

【用法】水煎，每日 1 剂，4 周为一疗程，停药 1 周再服用下一疗程。治疗期间停用其他药物（用激素者应逐渐减量）。

处方二十二

【组成】黄芪 10g，党参 10g，白术 10g，茯苓 10g，陈皮 10g，枳壳 10g，桂枝 10g，女贞子 15g，菟丝子 15g，丹参 15g，鸡血藤 15g，七叶一枝花 15g，白花蛇舌草 30g，木香 6g。

【主治】皮肌炎。

【用法】每日 1 剂，水煎，早晚分服。

附：当归四逆汤治疗皮肌炎应用举隅

《伤寒论·辨厥阴病脉证并治》：手足厥寒，脉细欲绝者，当归四逆汤主之。

"手足厥寒"就是手脚偏凉。"脉细欲绝"，细者，小也，细如发丝，这提示了阴血不足，脉道不能充盈。肝是藏血的，所以一般认为这是肝血不足、四末失养。血虚的患者及四肢末失养的患者，也会手脚发凉。既然是血虚寒厥，那么在治疗上就应当养血散寒、温通经脉，用当归四逆汤。

临床用当归四逆汤的时候，要抓三个主症：第一是血虚，唇爪不华、面色苍白、目涩头晕；第二是冷的症状，凉；第三是痛的症状。只要有凉、冷、痛，又有血虚，就可以用当归四逆汤来治疗。

当归四逆汤是桂枝汤去掉生姜，加上通草、细辛、当归三味药。桂枝汤本身是疏通经脉的，加上当归养血，通草通络，细辛散寒。需要特别说明通草这个药实际上是木通，汉代所说的通草指的是木通。现在用当归四逆汤因为要取养血通经的效果，所以选鸡血藤，而不用木通。下面分享一个病例。

我的邻居，女性，就诊时 32 岁，是一个电器修理工人。西医诊断为皮肌炎，证属初起。她是因为冬季刚至，受寒后慢慢产生手脚痛，来诊时虽身穿厚衣裤，仍不能缓解，但患者自觉并不是十分怕冷，没有头痛项强及恶心呕吐等，饮食、大便正常，小便清，稍有头晕，无心悸，平时月经量偏少，色略暗，偶有血块，月经前后无明显不适。检查时发现她脚上有一个一个的结节，结节轻度压痛，同时发现其四肢相当冷，清冷，脉沉细，其他症状很少。身高较矮，面色萎黄，性格沉静。病理切片显示皮肌炎，这是一个疑难病。

当时诊断为厥阴风寒表证。她手脚稍感到冷而痹，另外，她不仅有血滞，还有结节，且结节较硬，伴有压痛，压痛和疼痛是持续性的，脉象有些不流利。那么这就不仅是血滞，就跟《伤寒论》所讲的当归四逆汤证有区别。区别就在于她是在血滞的基础上，发展成了血瘀。张仲景原文并没有讲有结节的存在，但是我们根据辨证发现患者经脉的血也瘀结了。无论是血滞还是血瘀，与张仲景所述病例产生的原因一样，是寒痹经脉之气血导致血滞、血瘀。既然是由寒所导致的，就必须用当归四逆汤，用桂枝、细辛这些辛温通经的药，解除疾病的原因，才能解决血瘀这个后果。因为张仲景的当归四逆汤主要是用于血滞，对血瘀的作用不太好，所以我加了田七这类活血化瘀药，共用了 12 剂药，患者就痊愈了，直到现在也没有复发。

在这种初期的时候，如果光抓住活血化瘀，用雷公藤一类辛温通窜，而不通经发表，从理论上讲，效果不会好。柯韵伯把当归四逆汤列为桂枝汤的加减方，从解表的角度来讲，柯韵伯是对的，解表在临床治疗中十分重要。之所以现在很多急性病都不找中医，或很多病从轻治到重，其中一个重要的原因就是表证的理论以及证候分类的阐述不够详细和系统，临床上不重视表证的治疗，这是一个很大的问题。

附：名家谈皮肌炎、类风湿、痛风的对药应用举隅

1. 芙蓉叶配紫草，效专凉血活血散热解毒

芙蓉叶首载于《本草纲目》，其味微辛，气平。

李时珍谓其"气平而不寒不热，味微辛而性滑涎黏，其治痈肿之功，殊有神效"。后人用于治疗痈疽发背、乳痈恶疮、不拘已成未成、已穿未穿，研末蜜调涂于肿处。初起者，即觉清凉，痛止肿消；已成者，即脓聚毒出；已穿者，即脓出易敛。

先生在古人经验的基础上，将芙蓉叶用于红斑狼疮、皮肌炎、干燥综合征等皮损的治疗上，且不拘泥于古人只将此药外用，采用内服与外用并举，从而达到内可清肺凉血，外能消肿生肌的疗效。

紫草这味药一直是凉血活血，解毒透疹之要药。

先生认为该药气味苦寒，色紫入血，用治脏腑之热结兼疗疮疡、斑疹，皆取其凉血清热之功效，该药还有缓和的解热作用，对于存在低热的患者可谓一举两得。

芙蓉叶与紫草，前者长于退肿生肌，后者长于清热凉血，互相配伍则相得益彰。

临床上，先生常建议患者将 250g 芙蓉叶加水约 1000ml 煎汁后蒸脸 20～30 分钟，每日 1～2 次，配合内服清热解毒中药，退斑消疹。

病案举例：马某，女，50 岁。

初诊（2003 年 3 月 8 日）：皮肌炎病史 7 年。

患者 1996 年在上海某医院因面部皮疹及鳞屑住院查肌酸激酶 21U/L，诊为"皮肌炎"。长期在医院予激素治疗，多次在撤减激素时出现反复发作。

今年年初又复发，出现头皮、后背弥漫性红斑，瘙痒脱屑，四肢肌肉无力，夜寐梦多，耳鸣，午后遇热面颊红斑明显。舌红苔薄中裂，花剥，脉弦细。证系血分有热，肝肾不足。治予清热凉血，稍加滋阴之品。

处方：生地黄 20g，牡丹皮 20g，赤芍 30g，水牛角（先煎）15g，芙蓉叶 15g，紫草 15g，紫花地丁 30g，白鲜皮 15g，生黄芪 20g，鸡血藤

30g，玉竹15g，木瓜15g，清甘草6g。

另予芙蓉叶250g加水约1000ml煎汁后蒸脸20～30分钟，每日1～2次。

二诊（2003年4月12日）：服药后精神好转，皮损较前减轻，胃纳馨，二便调。原方加苦参片12g，白芍15g。继进14剂后红斑消退。撤减激素过程中未再复发。

2. 生升麻配山药，奏解毒化湿健脾生肌之功

升麻是临床常用的药物，味甘性平。生用可解百毒，辟瘟疫，消斑疹，行瘀血，张元素曾言："脾痹非升麻不能除。"

《本草汇言》曰："此升解之药，风可散，寒可驱，热可清，疱疹可解，下陷可举，内伏可托，诸毒可拔。"

先生认为升麻体轻，气淡，空松透彻，轻清上升，上能散巅顶头面之风邪；中能通脾胃郁遏之滞气；下可举脾虚下陷之清阳。

大剂量生用可以祛逐皮肤之风寒，解散阳明之经热，疏表清胃，透泄解毒。

山药乃补中健脾之要药，味甘性平。李时珍总结其功效为"益肾气，健脾胃，止泻痢，化痰涎，润皮毛。"山药味甘能补脾，能益血。脾统血而主肌肉，故山药能补中益气，充养四肢肌肉。山药又有润肺调肺之妙，肺主皮毛，故山药又可滋润皮毛。

生升麻与山药相伍，既可透泄解毒，又能健脾益气，一疏一补，相得益彰，用于皮肌炎，契合该病病因。

中医学认为皮肌炎属中医学"脾痹"范畴，早期可见肌肉疼痛等热毒蕴结之象，后期出现全身乏力、肌肉痿软等肺脾肾虚损之象。

热毒蕴于肌肤，郁阻成瘀，故肌肤疼痛；脾虚不能充养肌肉，肺虚不能朝百脉而主皮毛，故肌肉痿软，全身乏力。

治疗则遵循健脾益气、解毒化湿的原则。以生黄芪、生白术、太子参、白芍、茯苓等健脾益气；防己、野木瓜、土茯苓、白花蛇舌草、生薏苡仁等解毒化湿。

临证必用生升麻、山药这组药对以加强解毒化湿，健脾生肌之功。

病案举例：周某，男，36 岁。

初诊（1998 年 4 月 17 日）：患者 1997 年 12 月出现双肩酸痛伴背部酸痛无力，低热 37.6～38.0℃，持续约 7 周，上海某医院查肌电图示"肌源性改变"。在另一医院行肌活检示"肌炎性改变"。现服强的松每天 15mg。两侧股四头肌、臀大肌、腓肠肌压痛（++），三角肌、斜方肌压痛（++），肌力示双上肢Ⅳ级，双下肢Ⅳ级。患者肌肉酸痛，全身无力，舌红苔微黄腻，脉小滑。湿热内蕴，脾气亏虚。治宜清热化湿，健脾益气。

处方：生黄芪 30g，生白术 10g，生薏苡仁 15g，生升麻 15g，山药 30g，苁蓉 15g，当归 15g，陈皮 9g，半夏 9g，防风、防己各 12g，羌活、独活各 12g，蜂房 12g，延胡索 30g，土茯苓 30g，白花蛇舌草 30g。

二诊（1998 年 5 月 2 日）：药后肌肉酸痛基本消失，全身仍感无力。药已对证，原方再进。

三诊（1998 年 5 月 15 日）：药后肌力已经恢复至Ⅴ级，抬物及上下楼梯完全没有困难。舌淡红，苔薄质胖，脉细。湿热渐清，加大培补元气之力。

处方：生黄芪 30g，生白术 10g，生薏苡仁 15g，生升麻 15g，山药 30g，苁蓉 15g，当归 15g，白芷 9g，白芍 30g，鸡血藤 30g，枸杞子 12g，制首乌 15g，羌活、独活各 12g，白花蛇舌草 30g。

上方加减 1 个月后，精神大好，工作照常不觉疲劳，门诊随访 2 年未再复发。

3. 伸筋草配寻骨风，有祛湿退肿通络定痛之妙

伸筋草又名石松、过山龙，首见于《本草拾遗》。味苦辛，性温，无毒。具有祛风散寒，除湿消肿，舒筋活血之功效。

《本草拾遗》谓其主治"久患风痹，脚膝疼冷，皮肤不仁，气力衰弱"。古人认为该药可以"下气，消胸中痞满横格之气，推胃中隔宿之食，去年久腹中之坚积，消水肿"。

先生认为其性走而不守，祛湿退肿力强，且无苦寒败胃之弊，近年来有报道认为伸筋草有利尿、促进尿酸排泄的作用。

寻骨风，又名猫耳朵，苦平，归肝经。具有祛风湿，通经络，止肿痛的功效，用治风湿痹痛、肢体麻木、筋脉拘挛、关节屈伸不利。

先生临床喜将二味相伍，治疗类风湿关节炎和风湿性关节炎及其他血清阴性脊柱关节病引起的肿胀、疼痛。

伸筋草除湿退肿力强，而寻骨风搜风通络、舒筋止痛效佳，两者实有相须相使、相辅相成之妙。

病案举例：黄某，男，55岁。

初诊（2003年5月10日）：1997年出现右手食指及右足趾肿痛，半年后双手、肩、肘、膝相继出现对称性疼痛。在上海某医院查类风湿因子（+），确诊为"类风湿关节炎"。曾予免疫调节剂、青霉胺，后因胃痛难忍停用。

现靠服用双氯芬酸二乙胺镇痛，双肩及掌指关节僵痛明显，局部微热，掌指关节轻微变形。舌红苔薄白，脉小弦。

此为湿热阻络，筋脉痹阻之证，予清热化湿，蠲痹通络。

处方：生黄芪30g，羌活、独活各12g，寻骨风15g，伸筋草15g，川芎15g，红花10g，桂枝9g，牛膝15g，野木瓜30g，泽兰、泽泻各30g，土茯苓30g，知母、黄柏各12g，乌梢蛇30g，延胡索50g。

二诊（2003年5月24日）：药后肿痛渐消，僵硬改善，局部仍有屈伸不利。原方去川芎、红花、桂枝，加忍冬藤30g，参三七6g，骨碎补15g，积雪草15g。再服14剂。

三诊（2003年6月7日）：服药后，诸症明显改善，红肿消退，患者的生活质量大大提高。血沉降至每小时15mm。原方去忍冬藤、三七，加鸡血藤30g，片姜黄9g。

又服10剂后，嘱其每周服药2~3剂以巩固疗效。

4. 土茯苓配山慈菇，祛湿热、化顽痰、疗痛风

土茯苓，味甘性凉，无毒。《本草纲目》论其功效："健脾胃，强筋

骨，去风湿，利关节，止泄泻，解汞粉、银朱毒。"古人专治杨梅毒疮（梅毒），能搜剔湿热之蕴毒，深入百络而止痛。

先生从中受到启发，认为该药利湿去热，治疗痛风急性发作期，具有理想的疗效。

山慈菇是玉枢丹的君药，味甘微辛，性寒。可治怪病，因怪病皆起于痰，山慈菇乃化顽痰之要药，故多用治有形无形之痰。

现代药理学研究发现山慈菇含秋水仙碱等多种生物碱及淀粉，进一步解释了该药用于痛风急性发作期有效的机制。

两药相伍，土茯苓长于化湿解毒，入络止痛；山慈菇则擅于祛瘀化痰，快速缓解疼痛，且副作用小。

临床上先生以健脾化湿解毒为大法，白术、薏苡仁健脾；土茯苓、山慈菇、粉萆薢、泽兰、泽泻等化湿解毒；伍以蚕沙、延胡索止痛。

病案举例：冯某，男，50 岁。

初诊（2003 年 4 月 10 日）：3 周前右足大趾红肿热痛，后自行缓解。3 月 31 日查血尿酸 425μmol/L。刻下见右足第一跖趾关节处隐隐疼痛，红肿，触之微热，纳可，二便调，苔白腻，质胖，脉小滑。平日好食肥甘厚味，有高血脂病史。此为热毒内蕴，痰瘀互结兼有脾湿之象，治拟健脾化湿，解毒通络。

处方：苍术、白术各 10g，生薏苡仁 15g，知母、黄柏各 10g，土茯苓 30g，山慈菇 15g，牛膝 15g，粉萆薢 30g，泽兰、泽泻各 15g，延胡索 15g，蚕沙（包）30g。

二诊（2003 年 4 月 18 日）：7 剂中药后，关节红肿全消，疼痛缓解。时有腰酸，纳可，二便调，苔微白腻，脉小滑。

原方去延胡索、知母、黄柏、蚕沙，加菟丝子 20g，杜仲 15g，伸筋草 15g，川断 15g，木瓜 15g。继进 7 剂后症状全消。嘱饮食清淡，注意休息，随访未发。

注：具体治疗与用药请遵医嘱！

（摘自《陈湘君学术经验撷英》）

附：芙蓉叶治皮肌炎应用举隅

芙蓉叶在临床中很少被运用，笔者也就是在治疗皮肌炎的时候才会用，有老前辈在古人经验的基础上，将芙蓉叶用于红斑狼疮、皮肌炎、干燥综合征等皮损疾病，并且不拘泥于古人只将此药外用，同时采用内服与外用并举，从而达到内可清肺凉血，外则消肿生肌的疗效。

芙蓉叶为锦葵科植物木芙蓉的叶。其味辛、苦，性凉，归肺、肝经。具有清热解毒、活血消肿、杀菌消炎的功效。

清热解毒：芙蓉叶作为中药材性味寒凉，归肝经，具有良好的清热解毒功效，适用于体热、血热、咳嗽等症，治疗效果显著。

活血消肿：芙蓉叶味辛，辛能发散，具有活血化瘀的作用，可活血、通经，适宜跌打损伤、闭经等患者食用。

杀菌消炎：芙蓉叶味苦，具有清热解毒的功效，且含有一些天然杀菌消炎成分，能增强人体的抗病毒能力，也能预防感冒和发热，更能防止多种细菌性感染疾病的发生，另外出现口舌生疮和目赤肿痛等上火症状时，食用适量芙蓉叶也能起到明显治疗作用。

病案举例：王某，女，13岁，江西景德镇人。2021年4月10日就诊。

病史：2年前出现下肢无力，肌肉疼痛，全身乏力，家长以为是累了或感冒了，自行口服消炎药及感冒药无效，后就诊于当地省级医院治疗，化验有蛋白尿，尿潜血，诊断为皮肌炎。住院运用激素药等治疗后好转，目前口服激素，化验单稍有不正常，肌酸激酶偏高，磷酸脱氢酶偏高，面部红斑轻微，前胸有V型红斑，不明显，整体情况不错，考虑孩子处于生长发育阶段，家属意下想停服药物。

处方：青蒿鳖甲汤合四君子汤、犀角地黄汤加味。青蒿15g，鳖甲15g，知母10g，生地黄15g，牡丹皮9g，党参10g，白术10g，茯苓10g，炙甘草9g，芙蓉叶12g，紫草12g，升麻9g，山药15g，黄芪15g，水牛角15g，赤芍10g。20剂，每日1剂，水煎服。

二诊（2021年5月1日）：家属代诉，整体疗效很好，红斑消退，没有任何不适，计划再服1个月复查结果对比，开始减激素服药量。

原方服用20剂，每剂药服用一天半。

三诊（2021 年 6 月 4 日）：患者在当地医院复查结果，有所好转，精神状态不错，面部及前胸红斑消退，只是偶有腿疼。

处方：青蒿 15g，鳖甲 15g，知母 10g，生地黄 15g，牡丹皮 9g，党参 10g，白术 10g，茯苓 10g，炙甘草 9g，芙蓉叶 12g，紫草 12g，升麻 9g，山药 15g，黄芪 15g，水牛角 15g，赤芍 10g，骨碎补 10g，制黄精 10g。20 剂，每剂药服用 2 天，分 4 次服用。

1 个月后微信回复，检查一切正常。

按：皮肌炎属中医学的皮痹，病因有肾虚、脾虚。肾主骨，脾主肌肉，因此会出现肌肉疼痛，或四肢疼痛，肾阴亏虚，阴虚火旺，血得热则行，溢于脉外，出现红斑及水肿。因该病多发于孩子，生长发育要长骨，肾虚故而腿疼，因此治法总以补脾补肾，凉血活血，滋阴消斑为主。

十五、掌跖脓疱病

（一）概述

掌跖脓疱病是一种发生于手掌或足底的慢性、顽固性脓疱疹，又称掌跖脓疱性银屑病。中医学认为，本病主要由脾虚生湿、湿热内蕴，或外感湿热邪毒，以致邪毒循经外越，蕴于掌跖而发。另有部分金属过敏体质者，亦可发生此病。

（二）辨证论治

1. 治法

清热除湿，活血解毒，疏风止痒。

2. 代表方剂

皮肤解毒汤，三物黄芩汤，黄连阿胶汤，犀角地黄汤，土槐饮，四逆散。

（三）典型医案

陈某，男，46 岁，山西太原人。2022 年 2 月初诊。

病史：3年前双侧手掌对称出现少数的红色针尖样丘疹，挤破后偶有白色脓水，伴瘙痒，脱皮，干裂，口干，小便黄，大便偏干。近3个月加重，瘙痒剧烈，干皮、脱皮严重，红色丘疹与小脓点层出不穷，舌红少苔。

处方：皮肤解毒汤合四逆散、三物黄芩汤加味。土茯苓60g，莪术30g，川芎10g，紫苏叶10g，乌梅30g，防风10g，紫草15g，柴胡18g，赤芍15g，枳壳10g，甘草30g，黄芩15g，苦参15g，生地黄30g，土荆皮9g，川楝子15g，椿根皮15g，黄连10g，薏苡仁30g，连翘30g。7剂，每日1剂，水煎服。

二诊：瘙痒减轻但还是痒，未见新的红色丘疹发出，丘疹得到控制，皮肤干裂严重。

处方：土茯苓60g，莪术30g，川芎10g，紫苏叶10g，乌梅30g，防风10g，紫草15g，柴胡18g，赤芍10g，枳壳10g，甘草30g，黄芩10g，苦参15g，生地黄30g，土荆皮9g，川楝子15g，椿根皮15g，黄连10g，薏苡仁30g，连翘30g，白芍15g，阿胶10g，鸡子黄2枚。7剂，每日1剂，水煎服。

三诊：皮肤脱皮瘙痒减轻70%，未见新发丘疹，脱皮减轻，皮肤柔软未见开裂。诉整体好转，药味太苦，不想继续服药，笔者甚是着急，于是改变口感便于服药。

处方：土茯苓60g，莪术30g，川芎10g，紫苏叶10g，乌梅30g，防风10g，紫草15g，柴胡18g，赤芍15g，枳壳10g，甘草30g，黄芩15g，苦参10g，生地黄30g，土荆皮9g，川楝子10g，椿根皮15g，黄连5g，薏苡仁30g，连翘30g，白芍15g，阿胶10g，甜叶菊3g，鸡子黄2枚。10剂，每剂服用2日，早晚饭后分4次服，每次200ml。

四诊：其余的症状都好了，还有个别丘疹，为数不多。

处方：土荆皮9g，川楝子15g，椿根皮15g，黄连10g，薏苡仁30g，连翘30g，白芍15g，阿胶10g，薏苡仁30g，白芷10g，黄芪30g，黄芩10g，当归9g，鸡子黄2枚。7剂，每日1剂，水煎服。

最终治愈顽疾。

按：掌跖脓疱病的治疗，甚是头痛，疗程长，药味苦，价格贵，十分难缠。没有足够的信任度不会接收治疗，患者经过了多家医院或诊所治疗，激素内服加外用，甚至在治疗过程因其停了激素药导致反弹，发病很剧烈，有可能会引起医患纠纷。因此治疗该病必须提前与患者沟通，说明治疗过程可能会出现反复，本来该病也是牛皮癣的一类，不会短期内治愈，医患双方要有足够的心理准备。

十六、阴茎结节

（一）概述

男性结节一般是可触及的局限性圆形、椭圆形或不规则形的实质性皮肤损害。结节可以是发炎的，也可以是非发炎的，可以累及表皮、真皮和皮下组织，大小不一，小至粟粒，大如樱桃或更大一些，互相融合就会形成斑块，但临床上常见到的大部分结节都是由 B 超所见的甲状腺乳腺结节组成，上面提到的结节大致可以分为囊性结节、实性结节和恶性结节。

中医学认为结节是肝经湿热下注，湿热蕴结，阻塞经络而成，触摸可以诊断，不痛或轻微疼痛，患者常有嗜食辛辣，饮酒等肥甘厚腻之品。

（二）辨证论治

1. 治法

清肝胆，利湿热，软坚散结，活血化瘀。

2. 代表方剂

龙胆泻肝丸，攻坚汤，消瘰丸，温清饮，四妙丸。

（三）典型医案

赵某，男，60 岁，山西原平人。2022 年 2 月初诊。

病史：该患者是一位老板，常年应酬饭局，熬夜打麻将，患有糖尿病 6 年。近 1 年来，腰部皮肤瘙痒，肛周瘙痒，阴茎部有散在的黄豆大小结节，按上去轻微疼痛，皮肤瘙痒和肛周瘙痒久治不愈，暂时不考虑治疗，先治阴茎结节，担心病变。大便偏稀，小便黄，口干口苦，舌红苔黄，脉滑。

处方：龙胆泻肝汤合攻坚汤、消瘰丸加味。龙胆草10g，栀子10g，黄芩10g，柴胡12g，生地黄15g，车前子10g，泽泻15g，当归15g，木通9g，甘草10g，夏枯草30g，王不留行30g，玄参15g，浙贝母15g，牡蛎30g，积雪草30g，莪术30g，皂角刺12g。7剂，每日1剂，早晚饭后分服。

二诊：患者复诊进来时就说治聋治得哑了，把我吓了一跳。我问他怎么回事，他说吃了7剂药以后腰部瘙痒和肛周瘙痒好了，阴茎结节也有所减小。既然有效，那就原方不变继续服用7剂。

三诊：由于特殊原因，中间停了1周未来复诊，主诉结节缩小三分之二，基本没有口干口苦了，最近有事要去广东佛山，暂时不回来，想多开几剂药带走，考虑一下开了7剂药，嘱咐其每剂药服用一天半，善后巩固。

后期微信回访已经痊愈，以示感谢。

按：阴茎结节是由于肝经湿热下注，壅滞经络而得病。该患者由于生活习惯，嗜食辛辣、烟酒、肥甘厚腻之品，而得此病。拟方以清肝胆湿热之代表方剂龙胆泻肝汤；软坚散结用山西名医刘绍武先生的攻坚汤，夏枯草、王不留行、浙贝母、牡蛎；加以活血解毒，散结消肿的积雪草、莪术，破坚之皂角刺而收功。

十七、丹毒

（一）概述

丹毒是指皮肤忽然变赤，发无定处，进展迅速的一种急性皮肤病。因色如丹涂脂染，意如火烙，故名丹毒。是由溶血性链球菌侵入而引起的急性炎症，常因皮肤破损感染所致，如抓破鼻黏膜或足癣皮肤，其特点：病起突然，恶寒发热，局部皮肤焮热肿胀，迅速扩大，发无定处，边界清楚之水肿性红斑。

中医学认为，丹毒为病，火毒为患，其治法为清热解毒，活血利湿。丹毒有急慢之分，急者为火毒凝滞，迁延失治则转为慢性。因发病部位不同，故命名亦各异，生于头面者，称"抱头火丹"；生于腿胫部，称"流火"；生于肋下腰胯者，称"内发丹毒"；游走全身者，称"赤游丹"等。临床常见者，有"颜面丹毒"和"下肢丹毒"两种。下肢丹毒极易复发，常迁延成慢性丹毒，若发作频繁，亦可成为大脚风症（象皮腿）。

患者可先有短暂之全身不适、疲乏、关节酸痛等前驱症状，继之突然畏寒，高热，体温一般在 39℃ 以上，同时出现局部皮肤损害。皮肤局部开始是一片红肿斑片，迅速向四周扩大，成大片肿胀片块，炎症剧烈时可出现水疱或大疱，甚至皮肤坏死，皮损边界清楚，局部灼热有压痛。病变区附近淋巴结如腹股沟淋巴结、颌下淋巴结可肿大，有压痛。

检验：白细胞及中性粒细胞显著增高，呈急性感染性炎症血象，尿液会有蛋白等改变。

颜面丹毒：面部皮损往往由单侧鼻旁或耳前开始，迅速扩展至同侧面颊，亦可越过鼻背而扩展至整个面部甚至头皮，眼睑有高度水肿。如由鼻部破损引起者，先发于鼻额，次肿于目；耳部破损引起者，先肿于耳，次肿及头角；头皮破损引起者，先肿于头额，次肿及脑后。

下肢丹毒：多见于农村青壮年，常见下肢一侧（多发内侧），局部红肿实硬，或状若伏掌，或如绳索。发生于腿胫部者，多由趾间破损而引起，先肿于小腿，亦可延及大腿，同时患侧胯间有核，拒按压痛。此症四季均发，多见于夏秋，若经常复发，患肢肌肉逐渐增粗，易形成象皮肿。

（二）辨证论治

1. 辨证要点

丹毒是色如丹涂脂染，边界清楚之皮肤急性感染，又名丹煤，火丹。《诸病源候论·丹毒病诸候》云："丹者，人身体忽然焮赤，如丹涂之状，故谓之丹。或发手足，或发腹上，如手掌大，皆风热恶毒所为……"此症可先有皮肤外伤或瘙痒性皮肤病，如湿疹、神经性皮炎等，小腿丹毒多起自足癣继发感染，面部丹毒多起自鼻炎、鼻前庭感染等，患者常有抠脚或挖鼻的不良习惯。

丹毒者，血分有热是其内在因素，火毒湿热为其外因条件，多由于皮肤黏膜破损，邪毒乘隙侵入而诱发。此症内有血热，外受毒热，内外合邪，两热相搏，故发病急骤，来势急暴，故宜速投大剂清解药，可得控制。发于头面者，为风毒较盛；发于肋下腰胯者，多兼挟肝火；发于下肢者，多挟湿热。

2. 治法

清热解毒，凉血消肿，活血化瘀。

3. 代表方剂

四妙勇安汤，五味消毒饮，温清饮。

（三）典型医案

刘某，男，55岁，山西太原人。2014年7月初诊。

病史：1周前喝酒后左下肢踝部出现一片红肿，轻微痒，痛不重，自诉可能是蚊虫叮咬引起。刻下见红肿面积扩大至膝关节以上，皮温高，皮肤张力大，憋胀疼痛，伴有低热37.9℃。

处方：四妙勇安汤合五味消毒饮、犀角地黄汤、小柴胡汤加味。金银花90g，玄参90g，当归60g，甘草30g，野菊花15g，蒲公英30g，天葵子15g，紫花地丁30g，槐花30g，牡丹皮12g，赤芍15g，生地黄30g，积雪草30g，莪术15g，柴胡45g，黄芩15g，法半夏12g，党参12g。5剂，每日3次，分服。

二诊：诉服药次日体温正常，未见发热，红肿减轻，皮肤出现褶皱。

处方：金银花90g，玄参90g，当归60g，甘草30g，野菊花15g，蒲公英30g，天葵子15g，紫花地丁30g，槐花30g，牡丹皮12g，赤芍15g，生地黄30g，积雪草30g，莪术15g。5剂，每日3次，分服。

三诊：红肿减轻三分之二，已退至膝关节以下。原方不变继续服用5剂。

四诊：基本痊愈，服用复方金银花颗粒合四妙丸、玉屏风颗粒巩固善后。

附：刘尚义先生巧用四妙勇安汤应用举隅

刘尚义巧用四妙勇安汤治疗宫颈癌、痤疮、糖尿病足、咽炎、慢性肾衰、甲状腺功能亢进症（简称甲亢）。

刘尚义，男，贵州省名老中医，全国第二届国医大师。他师从贵州葛氏疡科第七代传人赵韵芬，擅用经方，有自己独特的思路。刘教授运用四妙勇安汤治疗内科疾病疗效显著，如各类炎症、恶性肿瘤、糖尿病足、口腔溃疡，且将以上疾病归属为"内脏黏膜的病变"，此谓"引疡入瘤，从膜论治"的学术观点。本文对刘教授运用四妙勇安汤加减治疗各类疾病中的典型病症进行验案分析，探讨其治疗思路。共包括六个医案（宫颈癌、痤疮、糖尿病足、咽炎、慢性肾衰竭、甲状腺功能亢进症），前四个医案印证了刘教授"引疡入瘤，从膜论治"的学术思想。

1. 四妙勇安汤源流

四妙勇安汤最早记载于唐代孙思邈《华佗神医秘传》："此疾发于手指或足趾之端，先疹而后痛，甲现黑色，久则溃败，节节脱落。内服药用金银花三两、玄参三两、当归二两、甘草一两，水煎服。"清代鲍相璈《验方新编》将本方收录，并命名四妙勇安汤。本方具有清热解毒、活血止痛之功效。

主治热毒炽盛之脱疽，症见患肢暗红微肿灼热，溃烂腐臭，疼痛剧烈，或发热口渴，舌红脉数。血栓闭塞性脉管炎、静脉炎、下肢溃疡、坐骨神经痛、下肢深静脉栓塞等均可参考此方进行治疗。脱疽一证，其病机多端，或肝肾阴亏，热毒蕴结；或肾阳虚衰，阴寒凝滞；或气血虚弱，肢末失于濡养。此病好发于四肢末端，初起邪气内蕴，气血失畅，筋肉失于温濡，故见肢端怕冷、麻木，行动不便，继之疼痛剧烈，肌肤紫黑，腐烂不愈，甚至指（趾）脱落。

四妙勇安汤方中金银花甘寒，善于清热解毒，故重用为君药；当归养血活血散瘀，玄参泻火解毒为臣佐药；甘草和中解毒为使药，配金银花以加强清热解毒之力，用量亦不轻。四药合用，既能清热解毒，又能活血散瘀，是治疗脱疽的良方。本方特点，药味少，效用专，药量大，治疗脱疽溃烂，热毒正盛而阴血耗伤者，甚为合适。

2. 四妙勇安汤现代应用

现代药理研究已证实四妙勇安汤具有抗炎、稳定粥样硬化斑块和降脂、保护血管、改善血液流变学、抗凝血、抑制血栓形成、促纤维蛋白溶解等作用。

有研究将四妙勇安汤加味联合降血糖治疗用于治疗组，西洛他唑片联合降血糖治疗作为对照组，治疗前后对照观察 2 型糖尿病患者踝肱指数、内皮素、一氧化氮变化情况。结果显示四妙勇安汤加味可以改善 2 型糖尿病患者大血管病变情况。冠状动脉粥样硬化性心脏病（简称冠心病）属中医学胸痹范畴，为胸阳不振、心脉失养、瘀血阻滞而致，血液黏稠、氧自由基损伤、脂质代谢紊乱、内皮功能受损、多种细胞因子的产生、黏附因子的表达等导致冠心病加重。

王立茹将本方用于冠心病的治疗，对 60 例冠心病患者采用四妙勇安汤加减治疗，疗效确切。何世林等对出血性卒中并发下肢静脉血栓形成的患者进行脱水、保护神经以及加味四妙勇安汤治疗，结果患者各项凝血功能指标均有不同程度改善，与单纯药物组相比，差异有统计学意义（ $P < 0.05$ ）。

卢伟等将本方用于肺癌、乳腺癌、鼻咽癌等的治疗，疗效显著。恶性肿瘤患者行化疗、放疗，易耗伤气阴；癌毒久蕴，阻碍气血运行，又易形成瘀血。故在恶性肿瘤治疗中，灵活辨证运用四妙勇安汤加减，临床疗效显著。"毒、腐、瘀、虚"是慢性皮肤溃疡的基本病机。安虎等收治慢性皮肤溃疡 46 例，用加味四妙勇安汤内服结合美宝湿润烧伤膏外敷治疗慢性皮肤溃疡疗效明显，结果显效率 84.7%，总有效率 97.8%。

3. 病案举例

(1) 宫颈癌

患者，女，54 岁，2016 年 3 月 29 日初诊。

患者 1 年前因"阴道流水，色黄，味臭，带有血色"就诊于贵阳某学院，经妇科查体、HPV 检查、病理检查诊断为"宫颈癌"。排除手术禁忌后行手术治疗，术后予以放疗、化疗。刻诊：肢软乏力，纳眠欠佳，神疲倦怠，阴道流水，色黄，舌红，苔少，脉细。

诊断：宫颈癌。

治法：清热解毒，化瘀消癥。

处方：鳖甲（先煎）20g，莪术 10g，黄精 20g，肉苁蓉 20g，金银花 20g，当归 10g，玄参 20g，冬凌草 20g，猫爪草 20g。15 剂，每日 1 剂，水煎服。

二诊：诸症缓解，继续予以上方治疗。

三诊：未诉特殊不适，予以自拟肿瘤稳定方治疗。

处方：鳖甲（先煎）20g，莪术 10g，黄精 20g，肉苁蓉 20g，冬凌草 20g，猫爪草 20g，玉竹 20g，石斛 20g。15 剂，每日 1 剂，水煎服。

按：宫颈癌乃机体正气不足，外邪入侵所致。癌瘤大多发生在脏器的黏膜，而在内的黏膜如同在外之皮肤腠理，故用外科治疗疾病的思路进行辨治。

本病乃宫颈积热毒内盛，故用金银花、当归、玄参三味药清热解毒、活血化瘀、修复创面；鳖甲、莪术活血化瘀、缓消瘀块；冬凌草、猫爪草增强抗肿瘤之功。诸症消退后采用玉竹、石斛、黄精、肉苁蓉益气养阴，增强机体正气，提高免疫力与抗病能力。肿瘤发生的部位是黏膜，如在外之皮肤，故可用外科用药来治疗肿瘤疾病。此处金银花、当归、玄参的运用体现"引疡入瘤"的学术观点。

(2) 痤疮

患者，女，33 岁，2017 年 4 月 24 日初诊。

患者 1 年前无明显诱因出现面部痤疮，红肿疼痛，发痒。予止痒药膏外用治疗后症状稍缓解，后上症反复发作，稍食辛辣之品即加重。

诊断：痤疮。

治法：清热解毒，祛风止痒。

处方：石决明（先煎）20g，金银花 20g，当归 10g，玄参 20g，白花蛇舌草 20g，半枝莲 20g，地肤子 20g，白鲜皮 20g。15 剂。

2 周后二诊：患者面部痤疮较前减退，色暗，微痒。继以上方加减治疗。石决明（先煎）20g，金银花 20g，当归 10g，玄参 20g，刺蒺藜 20g，防风 10g，地肤子 20g，白鲜皮 20g。

三诊：患者诸症缓解，故继续予上方治疗。

按：本病乃热毒内侵所致，故当清热解毒、祛风止痒。方用石决明平肝息风，金银花、当归、玄参清热解毒，活血凉血；白花蛇舌草、半枝莲增强清热之功；地肤子、白鲜皮、刺蒺藜、防风祛风止痒；共奏清热解毒，祛风止痒之功。此处金银花、当归、玄参乃治疗皮肤病用药，亦体现"从膜论治"的学术思想。

(3) 消渴

患者，男，49 岁，2016 年 11 月 19 日初诊。

患者 8 年前无明显诱因出现口渴多饮，消谷善饥，尿频量多，体检时发现血糖增高。就诊于某医院，经检查诊断为 2 型糖尿病，予以阿卡波糖片、盐酸二甲双胍缓释片、甘精胰岛素等治疗后血糖得到控制。后患者未正规检测血糖，亦未控制饮食，上病复发加重，予以上述降糖药治疗后未见明显好转。现在上病基础上出现足部溃烂，疼痛，行走困难，味臭，为求中西医结合系统治疗来诊。

刻诊：诸症如前，舌红，苔黄，脉细数。

诊断：消渴，阴虚火旺证。

治法：养阴清热。

处方：葛根 20g，金银花 20g，当归 10g，玄参 20g，黄连 10g，玉竹 20g，石斛 20g，黄精 20g，肉苁蓉 20g。15 剂，每日 1 剂，水煎服。

二诊：患者诉足部溃疡范围缩小，口渴多饮等症缓解，故继续予以上方治疗。

三诊：患者诉诸症较前转佳。

按：《灵枢·痈疽》曰："发于足趾，名脱痈（脱疽）。其状赤黑，死不治；不赤黑，不死。不衰，急斩之，不则死矣。"明代陈实功《外科正宗》曰："夫脱疽者，外腐而内坏也。"糖尿病足属于热毒炽盛之血管疾病。中医学将糖尿病足归为脱疽范畴，症见患肢暗红微肿灼热，溃烂腐臭，疼痛剧烈，舌红脉数等。刘教授将以上诸症归结为肌肤微血管病变，故常用金银花、当归、玄参三味治疗。将体表皮肤病变转变为内脏病变，用疡科方法治疗黏膜病变，亦体现"从膜论治"的学术思想。

(4) 梅核气

患者，女，71 岁，2017 年 4 月 20 日初诊。

患者诉咽干咽痒，如咽中有痰，咳之不出，咽之不下，咳嗽，少量白痰，不易咳出，口干，舌红苔少，脉细数。

诊断：梅核气。

治法：养阴清热，化痰止咳。

处方：龟甲（先煎）20g，玉竹 20g，石斛 20g，金银花 20g，当归 10g，玄参 20g，黄精 20g，肉苁蓉 20g。15 剂，每日 1 剂，水煎服。

二诊：服药 2 周后，上症缓解，在原方基础上加减。玉竹 20g，石斛 20g，金银花 20g，当归 10g，玄参 20g，胖大海 10g，桔梗 10g，贯众 20g。

三诊：服药 2 周后，诸症缓解，诉耳鸣、失眠、心悸，予以金银花 20g，当归 10g，玄参 20g，石菖蒲 20g，郁金 10g，远志 20g，酸枣仁 20g，百合 20g。

四诊：患者诉诸症缓解，未有其他不适。

按：本案乃阴虚痰阻所致，治疗当以养阴清热、化痰止咳为法，方中金银花、当归、玄参为主药，以清热解毒、凉血利咽；龟甲、玉竹、石斛养阴清热；桔梗、胖大海化痰止咳；贯众增强清热之功；石菖蒲、郁金、远志乃常用治疗耳鸣、失眠药；酸枣仁、百合乃治疗失眠药对。

(5) 慢性肾衰竭

患者，女，58 岁，2016 年 1 月 22 日初诊。

患者 3 年前体检时发现血肌酐、尿素氮增高，遂于某医院就诊，查肾功能、尿常规等诊断为"慢性肾衰竭"，予以百令胶囊、透析等治疗。

刻诊：纳差、消瘦、心悸，头晕，眼前黑蒙，尿白浊，眼圈周围发黑，面部发黑，舌淡、苔白，脉微。查尿蛋白（++），尿隐血（++）。

诊断：慢性肾衰竭。

治法：活血化瘀，清热化痰。

处方：莪术 10g，川芎 10g，刘寄奴 20g，水蛭 4g，白附片（先煎）10g，金银花 20g，当归 10g，玄参 20g，白芥子 20g，大黄 10g。15 剂，每日 1 剂，水煎服。

二诊：患者尿蛋白（＋），尿隐血（＋），血肌酐、尿素氮有所降低，在上方基础上加减。莪术 10g，川芎 10g，刘寄奴 20g，金银花 20g，当归 10g，玄参 20g，紫珠叶 20g，大黄 10g。

三诊：患者尿隐血（－），尿蛋白（－）。未诉特殊不适。予以初诊方治疗不变。

按： 本案乃热毒内盛，病症日久，瘀血阻滞所致，治以清热活血，故以莪术、川芎、刘寄奴、水蛭活血化瘀，金银花、当归、玄参清热解毒，白芥子、白附片化痰，大黄泄浊以分利二便，紫珠叶养阴清热止血。

(6) 气瘿

患者，女，44 岁，2016 年 12 月 12 日初诊。

患者 1 年前因"颈前甲状腺肿大"伴消谷善饥，消瘦，眼突，就诊于某医院，经甲状腺 B 超及甲状腺功能检查，诊断为"甲状腺功能亢进症"，予以相应激素药物治疗后，颈前肿大及眼突较前好转。

刻诊：症如前，舌红苔黄，脉弦数。

诊断：气瘿。

治法：化瘀消癥，养阴清热。

处方：龟甲（先煎）20g，佛手 10g，郁金 10g，金银花 20g，当归 10g，玄参 20g，猫爪草 20g，夏枯草 20g，海藻 10g。15 剂，每日 1 剂，水煎服。

服用 2 周后复诊，患者诉诸症较前缓解，继续予以此方治疗。

按： 此案乃情志不遂，气血津液运行不畅，津停化痰，日久化瘀，肝郁化火则伤津，故阴液亏虚，消谷善饥，治疗上当活血化瘀、养阴清热。运用龟甲养阴；佛手、郁金疏肝理气；金银花、当归、玄参清热解毒、凉血化瘀；猫爪草、夏枯草、海藻清热消瘀。

十八、神经性皮炎

（一）概述

神经性皮炎系一种慢性皮肤神经官能症，中医学称为牛皮癣，因其皮损状如牛领之皮，厚且坚，故名。好发于颈、肘、咽骶部，常对称分布，有剧烈瘙痒，抓后呈丘疹状，日久皮肤苔藓样变，又名干癣、顽癣、摄领疮。或因风热，或因血虚，或肌肤失养，或七情内伤，或因心火亢盛，但多以内湿为主，如遇情绪波动，郁闷急躁，则病情加重，此病反复发作，迁延难治。

本病多见于成年人，发病不分性别和季节。患部先有阵发性剧烈痒感，不断搔抓后出现肤色或淡褐色的圆形或多角形丘疹，表面光滑或覆有少量极细鳞屑，密集成群，可散在，但多数逐渐融合成片，日久形成典型的苔藓样变，皮肤粗糙，纹理加深，境界明显，边缘清楚。有阵发性奇痒，入夜更甚，搔之不知痛楚。局限型好发于颈项部二侧；泛发型好发于头部、四肢、肩及腰部等处。

（二）辨证论治

1. 辨证要点

神经性皮炎，中医学列入癣门，因其顽固难愈，故统称为"顽癣"。临床上因皮损形态之不同又有牛皮癣、风癣、刀癣等不同名称。如《诸病源候论·疮病诸候》云："摄领疮如癣之类，生于颈上，痒痛，衣领拂着即剧。"本病以内因为主，或七情内伤，内生心火所致；或血热生风，风盛则燥而得；或风湿热毒客于肌肤所生。

本病根据典型之苔藓样变，剧烈性阵发性瘙痒，好发于颈项、四肢、尾骶等部位，以及病程缓慢等特征可以进行诊断。但要注意与慢性湿疹相鉴别，后者多有糜烂渗液等急性病变的经过，苔藓样变不如本病显著，而是以浸润性肥厚为著，边缘不如本病清楚。

2. 治法

神经性皮炎急性期常由湿热风毒所致，宜清热化湿，祛风解毒。慢性者或血虚风燥、肌肤失养；或湿热余毒未清者；或营卫不和，气虚风盛者，宜辨证分型，内外合治，多能取效。

3. 代表方剂

四逆散，白疕一号，皮肤解毒汤，犀角地黄汤。

（三）典型医案

患者，男，46 岁，山西太原烟草公司职工，2015 年 8 月初诊。

病史：颈部两侧各有一片大约直径 5cm 的癣，皮肤组织增厚，表皮有白色皮屑，但不多。经人介绍来门诊医治。诉特别痒，有五六年了，用过不少药膏，但是反复发作，现在再用已经无效。目测是牛皮癣（神经性皮炎）。患处皮肤组织增厚，基底潮红，表皮白色，略有开裂。观其舌红苔干少津，脉象正常。当时我想到一个成方，凉血活血汤是朱仁康老师拟的治疗牛皮癣的方子，也叫白疕一号。

辨证：阴虚血热，血热生风，发于督脉。

治法：滋阴清热，凉血活血。

处方：丹参 20g，赤芍 15g，生地黄 30g，白茅根 50g，鸡血藤 30g，槐花 30g，紫草 15g，白鲜皮 15g，甘草 15g。7 剂，水煎早晚温服。

二诊：9 月初，主诉皮损减轻，但是瘙痒受不了，我仔细观察，表面看起来没有恢复多少，可能患者碍于面子说有点效果。其实我们知道，一个多年的皮肤病用 7 剂药能有点效果就不错了。继续开药，我在原方基础上加首乌藤 50g，并开了外洗方：荆芥、野菊花、金银花、首乌藤、地骨皮。每天 3~4 次热敷外洗。抓药 7 剂。

三诊：9 月下旬，这个患者又来了，我当时没有认出来，进门他就问用不用继续吃药了，我呆住了，忘了他是什么病，我就问他是什么病来吃药的，他说是神经性皮炎，我想起来了。当时我对他的问话感到奇怪，肯定要吃，难道是没有效果？患者不愿意再吃药了？我说先看看再说吧，根据病情来规划治疗的时间。他说已经好了，然后就低头让我看，发现果然看不出来了。我问他怎么好的，他说吃了中药和用了外洗的药就好了。过了半个多月了担心复发，过来问一下用不用再继续吃药，我是半天没缓过神来。7 剂，吃中药加外洗就好了？这么快？我询问他有没有用其他药膏，他确定没用。又开 7 剂中药回家巩固去了。

按：这个患者能好得这么快，我是没想到的。后来又找出以前的方子看了又看，这就是效方，所以记下来告诉大家。我觉得是首乌藤起了很大作用。《本草纲目》在何首乌条目后还有一句话："茎叶主治风疮疥癣作痒，煎汤洗浴甚效。"神经性皮炎，就是和神经有关，首乌藤可以镇静安神，且本身可以止痒，特别是夜间瘙痒难耐。临床中遇到这样的患者大家可以一试该方。也有的同行加龙骨、牡蛎，想必也是这个原因。

凉血活血汤原方：丹参 20g，赤芍 15g，生地黄 30g，白茅根 50g，鸡血藤 30g，槐花 30g，紫草 15g。

为了方便记忆，还编了一句口诀：单身（丹参）吃（赤芍）鸡（鸡血藤）毛（白茅根）生（生地黄）孩（槐花）子（紫草）。

经过一次出奇的效果后，再遇到神经性皮炎，我基本上用这个方子的同时加入白鲜皮和首乌藤，用白鲜皮加快皮损脱落。后来在临床中，我也加入四逆散，因作用于神经，也会加入积雪草、莪术活血解毒。屡收良效。

十九、复发性口腔溃疡

口疮分为急性与慢性复发性，本节主要阐述慢性复发性口腔溃疡的治法用药，恩师王幸福总结出一方，我在临床运用效果很好，借师父的一篇文章分享与大家。

慢性复发性口腔溃疡是临床常见病和多发病，以口腔黏膜反复溃疡、疼痛为主要临床表现，中医学称为"口疮"。本病病程漫长，反复难愈，患者痛苦，病情顽固，治疗起来颇为不易。我临床多年，对此病研究探讨长久，终于摸索出来一个方子，治疗起来颇为顺手，疗效在 90% 以上。

基本方：甘草、黄连、黄柏、胡黄连、苍术、干姜、肉桂、太子参、制附子、鸡内金、砂仁、制龟甲。

该方实为甘草泻心汤、附子理中汤、封髓潜阳丹之合方，集清热燥湿，健脾补肾于一体。

根据中医学"心开窍于舌""脾开窍于口"，脾之经脉"连舌本，散舌下"的理论，本病的发生与心、脾二脏关系最甚。病因多与火热湿有关，且久病之后又有伤肾阴之虞。可以说是虚实交杂，寒热并存。

该证多由于口腔不洁，复感受邪毒，使脾胃蕴结热毒，或由于脾虚失运，湿阻中焦，又常服辛辣醇酒、高粱炙煿之品，湿聚化热，热盛化火，火热循经上蒸所致。又由于久治不愈或劳损过度，真阴受损，不能上济于心，进一步导致心火上炎。

病机表现：实中有虚，虚中有实，寒热夹杂。

故在辨证治疗上要全面考虑，既要清热燥湿，又要温阳滋阴。甘草泻心汤是治疗湿热交炽的名方，也是治疗黏膜疾病的专方，口腔内有黏膜，胃内亦有黏膜，女性阴道宫颈也是黏膜，这类疾病仲景先圣均用此方，我临床也常用，如狐惑病，胃脘痞证，很有效果。之所以产生湿热，是因为其根本为脾虚，所以又选附子理中汤，健脾燥湿。久病伤阴，封髓潜阳丹是正治。该方在运用中有几味药要特别注意，非用不可，也算是我的秘方，现也公开给大家，希望有志于发扬中医者记住。

苍术健脾燥湿，力量强大，且现代药理研究发现苍术含有大量 B 族维生素，中西合璧，正是治疗口腔黏膜的要药。需要注意，不可以用白术代替。

川黄连泻火解毒，清热燥湿，治痞热之良药。胡黄连助黄连燥脾湿、清火热，二药相辅相成，缺一不可。

肉桂，味辛甘，性大热。归肾、脾、心、肝四经。此药为纯阳之品，善补命门之火，又能引火归元。治疗复发性口疮配伍肉桂，旨在引火归元，剂量宜小，通常入煎剂用 6～10g，冲服粉剂用 0.6～1.5g。

鸡内金，消积滞，健脾胃治食积胀满，呕吐反胃，泻痢，疗积，消渴，遗溺，喉痹乳蛾，牙疳口疮。《陆川本草》云：生肌收口。治消化性溃疡、口腔溃疡，在辨证的基础上加鸡内金，其效更验。尤其是对复发性口疮和兼夹消化不良及有脾胃症状者，更为适宜。其可能是因口疮而使咀嚼困难，以致食物难于消化和影响脾胃功能而造成脾胃更虚，使胃浊熏蒸口腔，鸡内金具有磨谷助消化之功能，故达健脾胃、疗口疮之作用。不可少此药。

龟甲，滋阴补肾，引火归元。名老中医邹云翔最善用此药治疗口腔溃疡病，其导龙归海汤就是代表，我借以用来，效果非凡，治此类病不能舍此药，不要因其贵而不用，切记。

刘某，女，65 岁，口腔溃疡病反复发作 10 余年，每隔 1 周即犯。痛苦无比，无法饮食，痛不欲生。

刻诊：舌体两侧溃疡 3～4 处，两颊 2～3 处溃疡，红底白头，舌红苔腻，脉寸关弦滑，左尺不足，饮食不便，二便尚可，余无他疾。迫切要求治疗口腔溃疡一症。

辨证：湿热蕴积，火热伤阴。

处方：苍术 30g，生甘草 30g，黄连 15g，胡黄连 15g，鸡内金 15g，半夏 12g，太子参 15g，干姜 10g，徐长青 30g，肉桂 6g，制附子 6g，黄柏 30g，砂仁 6g，制龟甲 20g，蒲公英 30g，生蒲黄 30g。5 剂，每日 3 次，水煎服。

1 周后，复诊，口腔溃疡痊愈，患者十分惊讶，说看了大半辈子，都没有这么快的速度，真乃神方。我一笑了之。效不更方，又 10 剂，彻底治愈。又以附子理中丸和六味地黄丸交替服用 3 个月善后，未再复发。

（摘自古道瘦马医案）

二十、鼻炎

（一）概述

中医学称鼻炎为"鼻衄"或"鼻渊"。属寒性的症见打喷嚏，流清稀鼻涕，眼睛痒，耳朵痒，甚至咽喉痒；属热性的症见鼻流黄脓涕，鼻塞，前额痛，甚则香臭不闻。治疗以祛风散寒，益气固表，清热通浊为原则。代表方剂有小青龙汤，玉屏风散，消瘰丸。

（二）典型医案

张某，女，42 岁，山西五台人。

主诉：近 3 年来患过敏性鼻炎，秋冬季节加重。

刻诊：鼻塞流清涕，打喷嚏，眼睛痒，伴哮喘，咳嗽痰稀白，全身瘙痒，舌淡苔白，脉沉细。

处方：桂枝 10g，白芍 20g，麻黄 10g，干姜 10g，细辛 6g，五味子 10g，清半夏 12g，甘草 30g，制附子 12g，黄芪 30g，白术 15g，防风 10g，蝉蜕 10g，徐长卿 15g，路路通 15g，地肤子 30g，荆芥 10g，生姜 3 片，大枣 6 枚。7 剂，每日 3 次，水煎分服。

复诊时诸症皆消，唯有一点轻微咳嗽，上方加杏仁 10g，7 剂巩固。

按：过敏性鼻炎症见鼻流清涕，打喷嚏，眼睛、鼻腔、耳朵、咽部痒，伴咳嗽甚则哮喘，属气阳虚证，肺卫不固，腠理松弛，风邪入侵，治以温肺驱邪，发散风寒，益气固表。

该方以小青龙汤温肺解表，玉屏风散固表益气，麻黄附子细辛汤温阳散寒，加止痒药蝉蜕、路路通、地肤子、荆芥、徐长卿。

该患者服用 7 剂有如此好的效果实属意外，仔细研究处方中三个经方为常用合方，有效果但没这么神速。思考这次出乎意料的效果是哪味药增强了作用，平时在治疗风寒型鼻炎的时候没有加地肤子，此次患者是因为皮肤瘙痒严重而用，难道是地肤子起了作用？

张博师兄查阅了有关地肤子的药理作用发现其竟然有抗过敏作用。

(1) 抗病原微生物作用：地肤子对许兰毛癣菌、奥杜益小芽孢癣菌、红色毛癣菌、羊毛状小芽孢癣菌等皮肤真菌均有不同程度的抑菌作用。林秀仙等用地肤子的超临界 CO_2 萃取物进行了抗阴道滴虫实验，结果表明不同条件的超临界萃取物均有较强的抑制阴道滴虫效果，最低药物浓度为 320～1280μg/ml。林秀仙等考察了超临界 CO_2 萃取的地肤子油对临床分离妇科常见致病菌的体外抗菌活性，结果显示，超临界萃取地肤子油对所试菌金黄色葡萄球菌、表皮葡萄球菌、石膏样毛癣菌、红色毛癣菌、羊毛小孢子菌均有较好的抑菌活性。

(2) 抗炎、抗过敏作用：地肤子水提物可降低小鼠单核巨噬系统的吞噬功能，70% 醇提物可抑制炎症和Ⅰ、Ⅲ、Ⅳ型变态反应，并对 compound 48/80 诱导的小鼠搔抓反应有明显的抑制作用。研究表明地肤子所含皂苷为止痒、抗炎及抑制Ⅰ型变态反应的有效成分，而主要抗炎活性成分为地肤子皂苷 lc 及其苷元齐墩果酸。抗炎作用的机制与地肤子甲醇提取物显著抑制脂多糖（LPS）诱导的肿瘤坏死因子 α（TNF-α）、前列腺素 E₂、一氧化氮（NO）等炎性递质的释放有关。

(3) 降血糖作用

戴岳等 21 人对地肤子总皂苷降糖作用的研究显示，地肤子总皂苷灌胃给药，对正常小鼠血糖无明显影响，高剂量可使血糖略有升高，但能降低四氧嘧啶所致高血糖小鼠的血糖水平；地肤子总皂苷明显抑制灌胃葡萄糖引起的小鼠血糖升高，而对腹腔注射葡萄糖所致小鼠血糖上升无显著影响，并呈剂量依赖性抑制正常小鼠胃排空。对地肤子正丁醇提取物降糖作用的研究显示，正丁醇提取物灌胃能显著抑制小鼠胃排空和降低四氧嘧啶所致高血糖小鼠的血糖水平，正丁醇提取物浓度能依赖性地减少大鼠小肠对葡萄糖的吸收。其降糖机制可能与抑制糖在胃肠道的转运或吸收有关。

另外，有报道显示，地肤子甲醇提取物亦能显著抑制灌胃葡萄糖导致的大鼠血糖升高。

由此可见，地肤子治疗过敏性鼻炎疗效确切，大家不妨一试。

为了方便记忆，我把方子编成口诀如下。

鼻炎清涕属虚寒，青龙汤合屏风散，

再加附子来温阳，蝉蜕长卿地肤襄，

重用甘草地肤子，胜过激素作用强。

上文所述的是风寒型鼻炎的治法与心得，恩师王幸福治疗风热型的鼻炎（鼻渊）也有效方。

附：王幸福治疗鼻渊高效方应用举隅

【组成】辛夷 6g，当归 30g，柴胡 15g，黄芩 12g，炒栀子 9g，玄参 30g，贝母 3g，枳实 9g，白芍 15g，甘草 6g，藿香 10g，生牡蛎 20g，夏枯草 15g，红藤 15g。

【功效】宣散通窍，化湿清热，祛涕开塞。

【主治】鼻渊脑漏，即现代医学诊断的过敏性鼻炎（加地龙、蝉蜕、乌梅），黏膜化脓性炎症（鼻窦或副鼻窦炎），变应性鼻炎、血管运动性鼻炎。

【加减化裁】流黄色浊涕或脓性浊涕，或带有腥臭味，脉见弦滑或滑数，舌红苔黄或黄腻者，加鱼腥草（后下）30g，冬瓜仁10g，生薏苡仁30g。如见鼻塞重浊，嗅觉不敏，甚至不别香臭者，加苹芜10g。

如反复发作，久羁缠绵，而见鼻道干涩，或见涕中带有血丝，脉细或弦细，舌红苔薄，出现肝肾阴虚症状者，加细生地黄10g，女贞子10g，墨旱莲10g。

如流涕清稀而见舌淡苔薄或薄白者，加荆芥10g，白芥子10g，紫苏子10g，云茯苓15g，炒白术12g。

如表虚腠理疏松，卫外不固，易染外邪，加上绵黄芪15g，炒白术10g，关防风6g。

此方为清代陈士铎取渊汤和日本治鼻窦炎汉方与消瘰丸之合方加减而成。中医学认为鼻渊当责之肺窍失利或肝胆湿热内蕴而发，方中既有宣散之辛夷、藿香开窍，又有黄芩、栀子清热；加之回逆散疏肝利胆，合当归、红藤活血通络，共奏宣散通窍，化湿清热之功，临床效验尚可。举一案例示之。

陈某，男，10岁，小学生。

病史：患鼻炎1年有余，经常鼻塞流黄涕，偶有上额头痛，易外感。虚胖，动则汗出。饮食二便尚可；舌微红，苔白略厚，脉浮滑微数。

辨证：鼻渊证。

处方：上方加玉屏风散。辛夷6g，当归30g，柴胡15g，黄芩12g，炒栀子9g，玄参30g，贝母3g，枳实9g，白芍15g，甘草6g，藿香10g，生牡蛎20g，夏枯草15g，红藤15g，鱼腥草15g，黄芪15g，炒白术10g，关防风6g。7剂，每日3次，水煎服。

1周后，鼻塞流脓涕减轻，效不更方，又续服10剂基本痊愈。后以桂枝汤合玉屏风散每周服2次，巩固治疗1个月彻底治愈。

按：鼻炎即鼻腔炎性疾病，是病毒、细菌、变应原、各种理化因子以及某些全身性疾病引起的鼻腔黏膜炎症。人群普遍易感鼻炎，其中儿童和青壮年更为好发。鼻炎的主要病理改变是鼻腔黏膜充血、肿胀、渗出、增生、萎缩或坏死等。

(1) 过敏性鼻炎：具有遗传性，接触花粉、尘螨等过敏源可引发该疾病。

(2) 萎缩性鼻炎：可因维生素缺乏、内分泌紊乱等引发。

(3) 药物性鼻炎：长期使用雾化吸入药物或是麻黄素等药物，会造成鼻肺反射等，继而引起发病。

(4) 干燥性鼻炎：空气过热或长期受粉尘的刺激等，会引起发病。

诱发因素常为受凉、疲劳、营养不良、维生素缺乏以及各种全身慢性疾病，使机体免疫功能和抵抗力下降，诱发本病。

鼻中隔偏曲、鼻腔狭窄、异物、肿瘤妨碍鼻腔通气引流，使病原体易局部存留，反复发生炎症。

急性鼻炎反复发作或治疗不彻底，可变为慢性鼻炎。

职业和环境因素，长期吸入各种粉尘，如煤、岩石、水泥、面粉、石灰等可损伤鼻黏膜纤毛功能。各种化学物质及刺激性气体，如二氧化硫、甲醛及酒精等均可引起慢性鼻炎。

由于鼻炎的种类不同，症状有所差别，但鼻炎患者常出现鼻塞、流鼻涕、鼻痒、打喷嚏等多种症状。

为了方便记忆，编了口诀如下。

鼻渊鼻塞流脓涕，辛夷当归炒栀子，

四逆散加消瘰丸，枯草藤香黄芩含，

腥臭舌红苔黄腻，楚仁瓜仁鱼腥系。

二十一、黄褐斑

(一)概述

现代医学认为，黄褐斑多数与内分泌有关，尤其是和女性的雌激素水平有关，如月经不调、妊娠、服用避孕药等均可出现黄褐斑。此外日晒和精神因素会加重本病。临床表现：褐斑多分布于鼻梁、双颊，也可见于前额部，呈蝴蝶形，也称为"妊娠斑""蝴蝶斑"或"色素沉着"。虽无痛苦，但影响美观。

黄褐斑中医学称为"黧黑斑"，是一种色素沉着性皮肤病，多在面部发生，呈对称分布的局限性褐色斑点或斑片，日晒后加重，临床比较难治，持久不易消退。

（二）辨证论治

张伯礼老师对该病的分型与治法如下。

1. 从风论治

六淫之中风为阳邪，易袭阳位，阳主疏泄，人体禀赋虚弱，正气不足，腠理疏松，卫阳不固，易为风邪所袭，黄褐斑常因日晒发斑，首责之于风。风邪所致褐斑常伴有脱屑；风性善行数变，走窜不定，侵扰肌肤，使其自觉瘙痒；风热之邪日久入里耗伤津液，或出现小便黄，口渴喜饮水。

证候特点：黄褐斑常因日晒后发生面颊、鼻部红肿疼痛，愈后出现暗褐色斑片，伴瘙痒，尤以面颊、鼻头、双手暴露部位为重，颜面少量脱屑，或伴小便黄，口渴喜饮水，舌淡紫苔薄白，脉沉滑。治宜祛风解表，滋阴清热。

黄褐斑初期以风论治，王老选用赵炳南老先生的经验方"荆防方"为基础方加减变化，以达疏风解表止痒之功。

荆芥、防风、蝉蜕、黄芩、僵蚕、连翘、生地黄、牡丹皮、赤芍、薄荷、白鲜皮、白芷、白术、怀山药、竹叶、甘草。

方中以荆芥、防风、薄荷、蝉蜕为主药。荆芥、防风宣在表之风；薄荷清轻凉散，善疏上焦风热；蝉蜕质轻性寒，凉散风热，善于透发。四味主药合用，清热疏风较强。若伴小便黄，心烦口渴，咽干口燥者，加连翘、竹叶。连翘既能透热达表，又能清里热而解毒，内外之邪并除；竹叶与连翘同用，以增强疏风清热之力，又可泻火除烦。同时加大黄芩用量可清上焦火。若瘙痒重，加白芷、白鲜皮，以清热燥湿，祛风止痒。

2. 从肝论治

黄褐斑古之又称肝斑，肝主疏泄，情志不舒导致肝气郁滞。王老认为，黄褐斑多发于女性，与女性生理特点有关，女性以血为本，以肝为先天。气行则血行，气滞则血瘀。血瘀上犯于面，聚而成斑。

证候特点：多见于女性，颜面部黄褐色斑片，色深，以眼外眦至太阳穴处为重，对称分布，伴情绪烦躁不安，胁肋胀满不舒，月经不调，经前乳房胀痛，咽干口苦，舌质红，苔薄，脉弦细。治宜疏肝行气，活血化瘀。王老常以小柴胡汤为基础方加减。

柴胡、羌活、升麻、枳壳、郁金、丹参、益母草、怀牛膝、泽兰、僵蚕、生地黄、赤芍、当归、川芎、甘草。

胁肋胀满不舒，胸中烦而不呕，为热聚于胸胁，小柴胡汤去半夏、人参，加枳壳、川芎，疏肝解郁，理气宽胸，配以郁金活血行气。符文澍通过实验研究证明，疏肝理气活血方药不论是对黑色素瘤，还是对黑素瘤细胞酪氨酸酶都有抑制作用，进一步证实了疏肝理气活血之法对黄褐斑治疗的重要性。

王老以脏腑辨证从肝论治的同时十分重视顾护正气，常配伍升麻和羌活引诸药上行，且升麻可升举脾胃清阳之气，顾护正气。月经不调常配丹参、益母草、当归、怀牛膝、泽兰用以活血化瘀，调经温通。怀牛膝还可以补肝肾、强筋骨。泽兰辛散温通，药性平和不峻。若心烦、咽干口苦明显，即热入营血，加生地黄、赤芍以清热凉血，养阴生津，当归、川芎以养血活血，和营润燥。

3. 从肾论治

王老认为北方处寒水之地，阳虚体质较多，肾阳虚本色上泛而为黑色，畏寒肢冷，脉沉细尺弱，显露出肾火虚衰之象，肾火虚衰则不能温养肾水，肾虚精亏，肾水不能上行滋养颜面肌肤，故而成斑。

证候特点：褐黑色斑点或斑片，多在面颊部出现，面色晦暗，伴畏寒肢冷，头晕耳鸣，腰膝酸软，失眠健忘，口中异味，饮食减少，大便不实，舌质红，少苔，脉沉细尺弱。治宜温壮肾阳，益精散寒。王老认为肾阳虚衰之证，应采用温肾散寒之法，以右归丸为主方加减。

淫羊藿、菟丝子、制附子（先煎）、肉桂、鹿角霜（先煎）、肉苁蓉、巴戟天、杜仲、僵蚕、白芷、甘草（先煎）。

现代药理研究，白芷对酪氨酸酶活性有抑制作用，具有抗炎活血的作用，故加白芷有美白祛斑的效果，可改善皮肤色素沉着。伴畏寒乏力，大便不实，矢气恶臭者，加焦三仙（焦山楂、焦神曲、焦麦芽）行气消食导滞。褐斑日久色深，且少气乏力者，加丹参、黄芪补气活血，加大黄芪用量可大补元气。

4. 从血论治

人之皮肤靠气的温养，血的濡润，气血充沛，则皮肤维持并发挥其正常功能。气血中任何一方出现问题，或气血之间的协调出现异常，气滞血瘀，皮肤失去气血的温养、濡润，则见瘀斑瘀点。

证候特点：面部斑色灰褐或黑褐，对称分布，日晒后加重，伴瘙痒，大便燥结，经前小腹痛，月经量少，色暗淡，有血块，舌质暗红，舌边紫斑，苔薄，脉沉涩。治宜活血通经，化瘀行气。王老常以桃红四物汤为基础方进行加减。

桃仁、红花、白芍、赤芍、当归、生地黄、川芎、柴胡、枳壳、川牛膝、丹参、益母草、泽兰叶、鸡血藤、土鳖虫、三七粉、羌活、木香。

方中取桃红四物汤与四逆散为主要配伍，加川牛膝功偏活血祛瘀，引药下行，引瘀血下行，使血不郁于胸中。桔梗、枳壳，一升一降，宽胸行气，桔梗并能载药上行。"气为血之帅，血为气之母"，再加行气之品，柴胡、川芎、羌活、木香。

现代研究证明川芎有抑制酪氨酸酶活性的作用，从而抑制黑色素的细胞合成，有助于褐色斑点的消除。月经量少，色暗者，加丹参、益母草、鸡血藤，有时王老用30g之多，方能显效。褐斑日久色深，且舌质紫暗，有瘀斑者，加配泽兰、土鳖虫、穿山甲（代）、红花、白芍、三七粉以达活血通经、祛瘀生新之效。若伴大便燥结者，加生地黄、赤芍，生地黄偏养阴凉血，赤芍偏凉血活血，二者同用，共奏养阴凉血之效。

用药之后患者未出现月经量多甚至崩漏的情况，说明辨证准确，血瘀甚，正如《内经》所言"有故无殒"。

另外对血瘀型黄褐斑的治疗王老常配合外治法，药用山楂片 500g。粉碎过 100～200 目筛，用蜂蜜调糊状，外敷一两个小时，隔日 1 次。山楂具有活血化瘀的作用。

（摘自张伯礼《名医心鉴》）

附：各家学说及治法方药应用举隅

有较多资料报道，黄褐斑多为肝肾不足、气血虚弱所致，治疗多以补益肝肾、活血化瘀为主。笔者初多选用逍遥散、六味地黄丸加味治疗，但取效不佳，或服药时间较长方有寸功。后读到《新中医》1982 年第 9 期袁尊山的经验，用疏肺散斑汤加味治疗，取得较好疗效。

如原文说："笔者根据 10 多年的实践，自拟疏肺散斑汤取得疗效。

方药：荷叶 6g，防风 10g，蝉蜕 6g，桔梗 10g，百合 10g，浙贝母 15g，淡竹叶 10g，木通 10g，瓜蒌皮 10g，法半夏 10g，茺蔚子 10g，甘草 6g。

加减法：脾胃湿滞，四肢倦怠、纳呆、大便不爽、苔滑润、脉濡等症，加茯苓 15g，荜澄茄、枳壳各 10g。心悸、失眠、烦躁不宁、小便黄少等心经热证，加首乌藤、生龙骨、生牡蛎各 20g，莲子心 10g。肝火上乘，两胁作痛、易怒、头顶或太阳穴痛，舌边红、苔黄稍厚，脉弦数等症，加木贼草 10g，青葙子、夏枯草各 15g。"

《素问·阴阳应象大论》说："地气上为云，天气下为雨；雨出地气，云出天气。"又有"肺气通于天"之说，肺为华盖，主皮毛，五脏六腑之气皆上承于肺。肺通调水道，输布津液，有如天地之气化然。头面为诸阳之会。其出褐斑者，或黑或灰皆为阴邪、湿邪。如天之有云，乃地气蒸腾使然。乌云不散，责诸天气，褐斑所成，责诸肺气。肺气不宣，输布失职，湿邪郁滞，日久化热开合不利，则皮毛难泽，故生褐斑。

方中用荷叶、防风、蝉蜕、桔梗、百合、浙贝母宣肺理气，肺气得宣、水湿可化；再以木通、竹叶助其湿邪从小便而出；半夏、瓜蒌皮除湿化痰；茺蔚子活血以利水气；甘草调和诸药。诸药合用，为治疗褐斑的良方。

如治疗一青年女性，年 26 岁，时产后半年，现面部黄褐斑，以为能自愈，半年内未治疗，现小孩断奶，开始上班，影响美观，遂开始治疗，初在皮肤科给予外用药物和口服维生素 E、六味地黄丸治疗月余，症状无缓解，后求治于余。诉无其他症状。面部两颊处对称分布褐色斑块，额部稍有浅褐色斑块，如云状，舌苔薄黄、脉沉滑，处方：荷叶 6g，防风 10g，蝉蜕 6g，桔梗 10g，百合 10g，浙贝母 15g，淡竹叶 10g，木通 10g，瓜蒌皮 10g，法半夏 10g，茺蔚子 10g，夏枯草 15g，甘草 6g，5 剂，嘱服药 10 天。

二诊：两颊部色斑已有所减少，颜色较前变浅，上方见效，效不更方。继以上方服用 1 个月，褐斑消失，遂停药，后随访半年未再复发。

（摘自田丰辉《黄褐斑良方——疏肺散斑汤》）

附：**各家别论一**

面部黄褐斑是妇女从青春期到绝经期均可发生的一种常见多发症状。由于有碍观瞻，个别女性很是忧虑，大多以化妆品覆盖。为解决这一难题，高老曾试求多种方药治疗，最后选定化瘀消斑汤，较有收获，现体会如下。

黄褐斑，中医学又称"肝斑""鼾黑斑"，是一种后天色素沉着过度性皮肤病，皮损为淡褐色、深褐色、黑褐色斑片，其边界清晰，边缘常不整，形如地图或蝴蝶，对称分布于面部，表面光滑，无鳞屑，无自觉症状，常于日晒后加重。中青年女性发病率较高，亦有孕妇发病，称妊娠性黄褐斑，于分娩后逐渐消失，无须治疗。

本病病机较为复杂，中医学认为多因忧思过度或抑郁不遂，影响情志，为时日久，渐伤肝脾，气耗血虚，继则化火，血弱不华，终至火燥郁滞而成本病。亦有认为肝、脾、肾功能失调，胞宫失常及冲任损伤，导致气血不调，经血不能上荣于面（虚证），或痰浊瘀滞聚于面而发病（实证）。也有人认为是风邪伤于营卫所致。

综上所述，凡面部色素沉积，高老从中医辨证出发，认为黄褐斑是表现，血瘀是本质，形态是风郁（风善行数变），病位在肝、脾、肾，亦与内分泌紊乱有关。本病辨证分型有气滞血瘀证、脾虚肝郁证、肝肾阴虚证。气滞血瘀证多选用化瘀消斑汤治疗，脾虚肝郁证多选用丹栀逍遥散治疗，肝肾阴虚证多选用杞菊地黄丸治疗。目前亦有用中药面膜治疗者，多选用一些白色的中草药，如白芍、白芷、白茯苓、白菊花、白及、白鲜皮、白僵蚕、白珍珠、白醋等，或加入丹参、牡丹皮等活血化瘀药，以达到"以白养白"的效果。高老在临床上根据黄褐斑的病因病机、症状、病位，经过反复临证比较，首选化瘀消斑汤治疗。

方药组成：当归 10g，益母草 10g，红花 6g，川芎 3g，荆芥穗 10g，川牛膝 10g，藁本 10g，白芷 6g，香附 10g，柴胡 5g。

本方出处不详，属于验方。方中以当归为君，养血活血，且有润肤之功；益母草为臣，助当归活血化瘀，且有祛瘀生新作用，可去旧斑生新肤；配以红花、川芎、川牛膝活血化瘀以消斑；川芎且能通达气血，辛温生散上行直达病所；川牛膝引血下行，使瘀血下行消散，瘀有去处；佐以柴胡、香附以疏肝解郁使气血通达；荆芥穗、藁本、白芷为其使药，祛风直达阳明面部。诸药合用，共奏活血化瘀、解郁祛风消斑之功。高老用此方治疗妇女面部黄褐斑数十例均有疗效。

【案1】刘某，女，2011 年 4 月初诊。

病史：2 年来面生黄褐色蝴蝶斑，日渐加重，其服药及应用各种化妆品、面膜均不理想。面颊及两额部位明显对称分布黄褐色斑片，形如蝴蝶，表面光滑，边界清晰。舌暗红，少苔，脉沉细。

辨证：血瘀风郁证。

处方：化瘀消斑汤。每日 1 剂，口服。

1 个月后复诊，患者面部黄褐斑明显消散，斑片内黄褐斑与肤色间见，嘱继服 1 个月。三诊黄褐斑完全消散，甚喜，为防止复发，患者要求继服 1 个月以巩固疗效。

更年期或伴有月经色暗、有块者，或月经不调者，患有黄褐斑，可使用二仙汤加味。

方药组成：淫羊藿 12g，巴戟天 12g，仙茅 12g，当归 10g，黄柏 10g，知母 10g，墨旱莲 15g，蛇蜕 10g。

二仙汤原方为上海中医药大学附属曙光医院经验方，后载入《中医方剂临床手册》，主治更年期综合征、高血压病、闭经以及其他女性病属阴阳两虚，兼有虚火上炎者。本方功在温肾补精，泻肾火，调冲任。据有关资料介绍，应用此方加味治疗妇女黄褐斑有效。本方用二仙汤调理冲任，即调节内分泌紊乱，以充精血、降虚火，方中加入墨旱莲重在滋阴凉血，蛇蜕有祛风退翳作用，取其祛风脱皮之理而消面斑。

【案 2】董某，女，50 岁。

现病史：患者面生黄褐斑 3 年，眼周明显，形成熊猫眼，月经已停，时潮热汗出，心烦易躁。舌质红，苔薄黄，脉滑数。

辨证：冲任失调，肝郁化火，面瘀沉滞。

处方：化瘀消斑汤合丹栀逍遥散。

治疗 1 个月效果不明显，改用化瘀消斑汤合二仙汤加味，继续治疗 1 个月，患者面部黄褐斑明显消退，继服原方 2 个月，黄褐斑基本消退。

体会：面部黄褐斑是妇女的一种常见多发症，多与饮食、情志、日晒有关，应用化瘀消斑汤治疗具有较好疗效。由于是皮肤黑色素沉着，故治疗需较长一段时间，不可能数剂而愈，只有坚持治疗，才会有疗效。

化瘀消斑汤和二仙汤加味均能治疗黄褐斑，临床上要辨证施治，可单独使用，也可合方，效果更佳。

化瘀消斑汤除治疗黄褐斑外，高老还用此方治疗眼周暗、皮肤白斑，均有疗效。切记在选用加味药物时最好不加入黑色的药品，如地黄、黑芝麻、补骨脂，这些药在一定程度上也会影响色素沉着的消退。

在治疗期间应避免日晒和紫外线照射，保持情志舒畅，大便通调。大便不通，瘀毒难散，肺与大肠相表里，肺主皮毛，此理不可不明。

附：各家别论二

黄褐斑俗称肝斑、妊娠斑，是发生于面部的一种色素沉着性皮肤病。可因内分泌障碍，如在妊娠、月经不调期间或患有卵巢、子宫疾病；慢性中毒，如某些消耗性疾病，包括结核、癌、恶病质及慢性酒精中毒等所致。损害为黄褐色或咖啡色的斑片，形状不同、大小不等，边界明显，表面平滑，无鳞屑，无炎症，无自觉症状。常对称分布于面部，形成蝴蝶样。属于中医学的"面尘""黧黑斑"范畴。

处方一

【主治】黄褐斑。症见面部对称褐色斑。俗称"蝴蝶斑""肝斑"。

【方药】生地黄、熟地黄、当归各 12g，柴胡、香附、茯苓、川芎、白术、白芷各 9g，白鲜皮 15g，白附子、甘草各 6g。

【用法】每日 1 剂，水煎服；或为水丸，每次 6g，每日 3 次。

编按：黄褐斑与中医学"面尘""黧黑斑"相似，其病因为情志抑郁、渐伤肝脾、肝郁化火、脾虚不能生化精微，以致血弱不华、火燥结滞瘀于面部。本方诸药相合，可收疏肝解郁、养血健脾、凉血化瘀祛风之效。

（摘自《山东中医杂志》）

处方二

【主治】黄褐斑。

【方药】珍珠母（先煎）30g，白菊花 9g，白僵蚕、茵陈、夏枯草、六月雪、白茯苓、柴胡、生地黄、女贞子各 12g，炙甘草 4.5g。

【用法】每日 1 剂，水煎服。若素有脘部不适者去菊花，加炒白术；阴虚发热者，加地骨皮；肝郁气滞明显者，加玫瑰花。12 天为一疗程。

编按：本方功可疏肝、滋肾、散结。余氏报道用本方治疗 60 例，结果 18 例痊愈，26 例显效，10 例好转，6 例无效；总有效率为 90%。一般在服药后 12 天内见效，但仍需坚持服药直至完全消退。

（摘自《浙江中医杂志》）

处方三

【主治】黄褐斑。

【方药】柴胡、薄荷、黄芩、栀子、当归、赤芍、红花、莪术、陈皮、甘草各10g。

【用法】每日1剂，水煎服。若脾虚者，加服补中益气丸；兼肾阴虚者，加服六味地黄丸。

编按： 本方由逍遥散演化而成，具有疏肝清热、活血化瘀作用，适用于肝郁化火、血气瘀滞所致黄褐斑者。据报道用上方治疗45例，痊愈6例，治后黄褐斑俱消退，随访3～6个月未复发；基本痊愈23例，黄褐斑消退90%以上；显效12例，黄褐斑消退30%以上；无效4例。总有效率为91.1%。服药最多40剂，一般服药30剂左右。

（摘自《山东中医杂志》）

处方四

【主治】面部黑色素沉积。

【方药】柴胡、当归、白芍、白术、茯苓、甘草、薄荷、生姜、牡丹皮、栀子、龙胆草（药量可酌情而施）。

【用法】每日1剂，水煎服。

编按： 本方功能清热凉血、疏肝解郁、养血健脾，适用于忧思过度、伤及肝脾、气耗血虚、继则化火、终致火燥郁滞之面部黑色素沉积症。

（摘自李文亮、齐强《千家妙方》）

处方五

【主治】黄褐斑（蝴蝶斑）。

【方药】白芷27g，白附子20g，密陀僧8g，雪花膏100g。

【用法】外用药。将前三味药烤干研末过筛，加入雪花膏调匀，消毒后装入瓶内。每日早晨洗脸后及晚睡觉前各搽药1次，坚持连用1～2个月。用药4小时内患处不要接触水。搽药期间忌用化妆品，忌食辛辣燥热食物。

编按： 黄褐斑又称蝴蝶斑，系发生在面部的一种色素沉着性皮肤病。该病以女性多见，影响美观。潘彦清报道无论病程长短，应用上法均有效。随访治愈患者一般未见复发。

（摘自王发渭、郝爱真《疑难病症效验良方》）

笔者在临床中治疗黄褐斑，运用血府逐瘀汤和丹栀逍遥散较多。简单来说，本病的发生与气滞血瘀关系密切，当然也会有肾虚，但比较少，病因为情志不遂，久郁而成，瘀积成斑。治法以疏肝活血，化瘀祛斑为主，加麻黄、羌活等改善微循环之药，持续服用，大多有效。

二十二、激素脸

（一）概述

激素脸（激素依赖性皮炎）是由于面部皮肤过敏，包括化妆品、紫外线等过敏后，滥用激素药膏导致的皮肤疾病，症见面部皮肤红肿，瘙痒，紧绷感，脱皮，甚则疼痛或起水疱丘疹，伴渗出。

（二）辨证论治

1. 治法

清热解毒，疏风散热，抗敏止痒。

2. 代表方剂

黄连阿胶汤，皮肤解毒汤，过敏煎，黄芪赤风汤。

3. 激素脸的治疗思路及专方专药

激素脸的形成都是人为因素造成的，有两种情况，一种是使用的化妆品含有激素，长时间的涂抹直接造成了激素脸的发生。另一种就是由于某些女性对化妆品过敏产生皮肤瘙痒，自行到药店买药膏进行涂抹，大部分药店推荐的是激素药膏，从而导致激素脸。

临床中常见的就两个类型，一种情况是皮肤红色，干皮紧绷，脱皮瘙痒，这是一种干性的激素脸，也就是没有渗出物，皮肤是干的，绷得特别紧，不出汗，既脱皮，又瘙痒。这种患者会感觉脸上火烧火燎的，特别喜欢用冰块敷，摸着皮肤特别烫，皮温比较高。还有一种情况是过敏严重，有丘疹、渗出，滋水淋漓，这时就类似湿疹一样，还伴有皮肤瘙痒，面部皮肤溃烂，病情比较严重。且在溃烂的时候，渗出液流到哪里，哪里就会发病，形成同形反应，像"传染病"一样向四周扩散。

笔者治疗激素脸患者大多是因为化妆品直接引起的；也有一些是化妆品过敏以后，用激素药膏引起的；还有一些是由染发剂引起。笔者曾治疗一位患者，理发店老板娘，她给自己染发的时候，头发上的染发剂流到面部，之后面部耳后都有红肿、瘙痒、脱皮，通过其他美容机构治疗，一年花了好几万，最后也没痊愈。后来在我们门诊治疗，三四个星期就痊愈了，痊愈之后还给我们介绍了很多患者过来。但凡是皮肤病，尤其是女性脸上的问题，特别好诊断。先看脸色，红肿干皮、紧绷、脱皮、瘙痒，甚至流水，一眼就能看出来，都不需要把脉，或看舌苔。因为是外在因素引起来的，而不是由内发出来的，跟五脏六腑没有什么关系，是人为造成的一种皮损。

治疗普通的没有渗出性激素脸的方法是我在跟董老师学习的时候，他教给我的一个方子。我用了以后效果非常好，后来我又不断地改进，加了两个经方一起治疗，效果比原来还要好。一般来说，如果得了激素脸，在医院或者美容机构，大多需要一两年的治疗周期，花费几万甚至十几万，但是无法根治，反反复复。激素脸要治疗，就得治疗彻底，我们给患者治疗时，大部分患者也会问多长时间可以治好，我就会告诉他，这个病需要2~4个月，不可能很快治好。上述病例吃了20多剂药，不到1个月的时间就好了，这是比较快的一个，如果难缠的话，怎么都得在2个月以上，最少1个月，脸面部的皮肤才能恢复如初。但是我们告诉患者的时候，要把治疗时间说的长一点，不要给自己挖坑，告诉患者半个月能治好，如果半个月治不好，患者就会找你麻烦。能3个月治好，就告诉患者4个月才能好。所以1~3个月，我们一般会说2~4个月。

(1) 无渗出型

症状：面部颜色发红，皮温过高，拿手摸特别烫，皮肤紧绷感，不断地脱皮，瘙痒。

方剂：黄连阿胶汤合温清饮、过敏煎。

加减：瘙痒比较严重，加生龙骨、生牡蛎、徐长卿、路路通、蝉蜕。

(2) 渗出型

症状：有丘疹，皮肤破损，流水，接近毁容。

方剂：皮肤解毒汤合温清饮、过敏煎。

加减：皮肤破损性的瘙痒严重者，加徐长卿 15～30g，地肤子 12～15g（因为地肤子有小毒，所以量不要太大，否则喝下去容易出现呕吐等症状），路路通 15g（止痒效果非常好）。地肤子、徐长卿、路路通为止痒三药。

附：皮肤解毒汤应用举隅

皮肤解毒汤组成：土茯苓、莪术、防风、乌梅、紫草、紫苏叶、甘草。我经常在皮肤解毒汤的方子里顺手写上一个黄连，实际上就是因为温清饮里也包括了黄连。我在治疗其他皮肤病的时候，在不用温清饮的情况下，就会在皮肤解毒汤里把黄连加进去，因为黄连清热解毒，燥湿作用非常好。另外温清饮中的栀子消肿效果也特别好，如果遇到渗出型的激素脸，患者面部肯定是红肿的，干性的会浮肿，有渗出液的也会浮肿，这时皮肤解毒汤就是个好方。喜欢用这个方子，是因为土茯苓可以渗湿解毒，治疗性病首选，特别是渗出性的，更要用它，用量在 60g 以上。紫苏叶不仅有解鱼虾蟹毒的作用，还有解表散外风的作用，也可以治疗一切过敏性疾病。激素脸既然是化妆品等过敏后发病，那么皮肤解毒汤就是首选，方中乌梅可以止痒，有酸涩收敛作用，还可以清热凉血。

下面详细地说一下黄连阿胶汤，方中黄连、黄芩、白芍、阿胶的比例是 4：2：2：3。我曾经治疗一位普通型的牛皮癣患者，当时用黄连阿胶汤，用了 48g 黄连。后来患者找了另一个诊所，用了药浴以后皮肤病加重，且引起同形反应扩散。需要注意，药浴治疗牛皮癣不当的话，还有可能形成红皮型牛皮癣，经过一晚上就可以让下肢肿起来。我当时给他开了黄连阿胶汤（黄连48g，黄芩24g，白芍24g，阿胶36g，鸡子黄2枚），5剂。患者诉吃了2剂，腿上的肿就消下去了。

特别要注意的是这里面有一味非常关键的药，可能大家会忽略不计。这就是鸡子黄即鸡蛋黄，有些人可能用的时候就把它扔掉了，或者去掉了，也有可能就写了四味药，实际上黄连阿胶汤有五味药。临床上不要小看不起眼的鸡蛋黄，它的作用很大，可以滋阴凉血，也可以滋阴养血。在生活中，很多人上火以后，就会喝个生鸡蛋用来下火，这是有一定道理的。并且在服药的时候，每次喝1个鸡蛋黄是不能煮熟的，不能跟药一起煮，否则效果就没有了。鸡蛋黄一定要喝生的，可以单独另喝，也可以等药晾温之后打进去，就是注意千万不能煮熟，煮熟以后就失去了药性。

使用黄连阿胶汤的时候，一定要看患者的舌苔，问其大便情况，如果脾胃虚寒，那剂量就不能太大，掌握4∶2∶2∶3的比例就行。原来董老师用的话，可能是黄连12g，黄芩6g，白芍6g，阿胶9g。我治疗激素脸的话，起步是黄连24g，黄芩12g，白芍12g，阿胶18g，鸡子黄2枚。

我发现现在很多医生有一个问题，就是处方开不全，在记的时候就没有记住后半句话，经常就忘掉了，包括我们现在有饴糖的门诊方就没几个。没有饴糖的小建中汤，那就不叫小建中汤，小建中汤就是桂枝汤倍芍药加饴糖，古书上有饴糖，是有它的作用存在的，去掉了药效也就大打折扣，对治疗有影响。所以我们门诊部专门准备了饴糖，放到冰箱里，小建中汤肯定里头要加饴糖的，不加的话就是一个不完整的处方。中医学就是临床医学，是来自于民间，来自于生活，古人发明这个方子的时候，加鸡子黄肯定有其用意。如果嫌麻烦或者认为没用的话，肯定也就不加了，既然加了就有加的理由，就不能随便去掉。

皮肤解毒汤，土茯苓用量60g起。温清饮有八味药，如果剂量拿捏不准的话，那就八味药都用10g就可以了。过敏煎有四味药，如果剂量拿捏不准的话，每味药也用 10g，这样好记。止痒三药徐长卿 15g，地肤子 15g，路路通 15g，记标准剂量就可以了。紫草在皮肤解毒汤里至少用 15g；甘草用 30g；紫苏叶比较轻，10～12g 就行；莪术活血解毒，用10～12g 也可以了。

这就总结了治疗激素脸的两大主方，或者说两个专方，大家在临床中可以一试。如果有脾胃虚寒的，就不能喝黄连阿胶汤，喝了会腹泻，需要加大生姜的量以保护脾胃，再加上温清饮、当归、白芍，除了活血，还有润肠通便的作用。渗出型的可以加千里光 15g，有广谱抗菌的作用，能抗感染，也能清热凉血解毒。这两个方子中也可以同时加积雪草 15～30g，以活血化瘀，清热凉血，清热解毒。大家在临床上可以试验一下。

二十三、脂溢性皮炎

（一）概述

脂溢性皮炎是发生于皮脂溢出部位的一种炎性皮肤病。其因与皮脂溢出、细菌感染、内分泌、消化系统、神经系统功能以及接触物的慢性刺激等有关。特别是与化脓性球菌的感染有密切关系。

本病多发于青壮年，男多于女，少数患者可伴有粉刺或酒渣鼻；好发于头、面、四肢屈侧与脂腺丰富之部位以及多毛、多汗的部位，常对称分布；皮损常开始于头部，症状加重时向面、耳、腋、胸、背、阴囊等部位发展；可以呈急性、亚急性或慢性皮炎改变，有剧痒，严重者可泛发全身；皮损为略带黄色之红斑或粉红斑片，大小不一，境界清楚，其上覆有油腻性鳞屑或结痂。

（二）辨证论治

1. 辨证要点

脂溢性皮炎，中医学称为白屑风。或血热当风，或湿热内蕴，或过食膏粱厚味，而致皮脂溢出，表现为皮肤油腻性的皮疹和脱屑。发于面部者称面游风，发于胸腋之间者，名纽扣风。

《医宗金鉴·白屑风》云："白屑风，此症初生发内，延及面目，耳项燥痒，日久飞起白屑，脱去又生。"

治疗本病以去脂、消炎、止痒为原则，临床上因部位之不同分以下几种类型。

(1) 头部白屑风：其一为小片糠秕样脱屑，可累及整个头皮呈片状之油腻性鳞屑，基底稍红，轻度瘙痒；其二为油腻性、鳞屑性的图状斑片，常伴有渗出和厚痂。可合并传染性湿疹样皮炎。

(2) 面部白屑风：在额部和眉部呈灰白色鳞屑或黄痂，基底潮红，鼻唇沟和鼻翼为红色油腻性痂，伴有"油光满面"的体征与油腻性鳞屑。

(3) 耳部白屑风：耳郭、外耳道、耳后皱襞处，可见糜烂、黄痂及皲裂。

(4) 躯干白屑风：为圆形，椭圆形或不规则形的黄色或淡红色油腻性斑片，境界清楚，表面覆以糠秕样鳞屑或结痂。常见胸骨与肩胛骨之皮肤。

(5) 褶皱部白屑风：多发生于腋窝、耻骨部及腹股沟等处。一般呈黄红色油腻性痂，常有糜烂渗出，颇似湿疹。

(6) 婴儿白屑风：常发生在婴儿出生后第 1 个月，头皮局部或全部布满厚薄不等之油腻性灰黄色或黄褐色之鳞屑或痂皮，一般有微痒，无全身症状，经 3～4 周治疗可痊愈。亦可累及眉区鼻唇沟及耳后等处，表现为白色细碎的鳞屑。

2. 治法

清热除湿，凉血解毒，宣肺散热。

3. 方剂

茵陈五苓散，温清饮，枇杷清肺饮，皮肤解毒汤，犀角地黄汤。

（三）典型医案

梁某，男，52 岁，山西太原人。2019 年 8 月初诊。

病史：3 年前出现前额、鼻翼周围红色脱皮，干燥，不痛、不痒，熬夜打牌后加重 7 天。

诊断：脂溢性皮炎。

处方：枇杷叶 10g，桑白皮 15g，地骨皮 15g，杏仁 10g，甘草 15g，水牛角 30g，牡丹皮 12g，赤芍 15g，生地黄 30g，山楂 12g，赤石脂 15g，茵陈 30g，黄芩 10g，赤小豆 30g，积雪草 30g。7 剂，每日 1 剂，早晚饭后分服。

二诊：皮疹减轻，红色消退，略有脱皮，皮肤有紧绷感。

处方：枇杷叶 10g，桑白皮 15g，地骨皮 15g，杏仁 10g，甘草 15g，水牛角 30g，牡丹皮 12g，赤芍 15g，生地黄 30g，山楂 12g，黄芩 10g，黄连 6g，白芍 12g，阿胶 9g，积雪草 30g，鸡子黄 2 枚。7 剂，每日 1 剂，水煎分服。

三诊：面部基本没有脱皮紧绷感，稍有红色印痕。

处方：黄芩 10g，黄连 6g，积雪草 30g，白芍 12g，阿胶 9g，鸡子黄 2 枚。7 剂，每日 1 剂，水煎分服。

后期回访已经痊愈。

按：脂溢性皮炎是由于面部油脂过多，肺经有热，及湿热壅滞皮肤，郁而化热，感受风邪，导致表皮干燥脱落，首选枇杷清肺饮清泻肺热，犀角地黄汤清血分之热，积雪草活血凉血解毒。后期巩固改用黄连阿胶汤清热养阴收功。

二十四、过敏性紫癜

（一）概述

过敏性紫癜又称出血性毛细血管中毒症，是一种毛细血管变态反应性疾病，主要累及毛细血管壁而发生出血症状。临床上表现为皮肤紫癜，不同程度之关节肿痛及胃肠道、肾脏方面症状，血小板计数和血液凝固机能正常，部分患者毛细血管脆性试验（＋）。临床上一般分为单纯性紫癜、关节性紫癜、腹性紫癜、肾性紫癜。现代医学认为本病可能由各种不同的致敏因素作用于人体，通过变态反应而诱发。可由药物或食物、细菌毒素、寄生虫病等致敏。这些因素可能具有致敏原作用、直接或间接作用于毛细血管，使毛细血管壁产生炎性变化，管壁的渗透性增加所致，也可能与自身免疫机制有关。本病病程长短不一，往往反复发作，有的可达数月或数年之久。

多见于青少年，发病前可有轻度发热，头痛不适，食欲减退等全身症状。皮疹好发于下肢，尤以小腿伸面较多见。皮肤黏膜突然或成批出现紫癜，不痛不痒或微痒，轻者可见针尖粟粒大小之瘀点，重者可有风团、水肿性红斑、水疱、血疱等损害。

只有皮肤瘀点而无内脏损害者称单纯型；除皮肤瘀点，还有呕吐、腹痛、便血等症状者，称胃肠型过敏性紫癜或亨特综合征；极少数尚可出现肠套叠甚至肠穿孔；除皮肤瘀点，还伴有关节肿胀、疼痛者，称关节型过敏性紫癜；除皮肤瘀点，还有眼睑和下肢水肿、蛋白质、血尿管型尿者，称过敏性紫癜肾炎，极个别患者可发生肾功能衰竭。

（二）辨证论治

1. 辨证要点

过敏性紫癜属《医宗金鉴》中"血风疮"和"葡萄疫"之列，《医宗金鉴·葡萄疫》云："此症多因婴儿感受疫疠之气……状如葡萄，发于遍身，惟腿胫居多。"其病因，或因情志内伤，或因过食辛辣厚味，外感风邪而引发；或因阴血亏虚，血虚生风而发。其病机为邪热迫血妄行，气血搏结，灼伤脉络，以致出现发斑、便血等表现。

过敏性紫癜的诊断，根据突然或成批出现皮肤紫癜以及血小板计数、凝血时间等，可以诊断，并与血小板减少性紫癜相区别。但还应详细询问病史，尽量寻找致病因素，如链球菌感染或药物过敏，并应密切注意腹部症状，以及时发现肠套叠等并发症。应行尿常规检查，以明确是否合并肾脏损害。

另外，根据有无鼻衄、牙龈出血、月经量过多等出血病史及血小板、血细胞等检查，以排除再生障碍性贫血、血小板减少性紫癜、白血病、坏血病等疾患。

2. 治法

以清热解毒，凉血消斑为主。虚热者，宜清热养阴，凉血化瘀；脾虚者，宜补脾摄血，养血益气；血瘀为主者，宜活血化瘀，养血止血。

3. 代表方剂

犀角地黄汤，泻白散，凉血五根汤，二至丸，青蒿鳖甲汤，白疕一号。

附：各家别论应用举隅

各家别论一：荨麻疹治法（包括过敏性紫癜）

《太平惠民和剂局方》消风散：羌活、防风、薄荷、荆芥、僵蚕、蝉蜕、川芎、茯苓各 9g，陈皮、厚朴各 6g，人参 10g。

此方治疗过敏性疾病疗效颇佳，可与麻黄连翘赤小豆汤、葛根汤、桂麻各半汤等方媲美。

余用此方去羌活、薄荷，加麻黄、连翘、赤小豆、杏仁、桑白皮治荨麻疹，不下数十余人，真良方也。

治疗风疹，可用手指按其发丹部位，放手以后色白不红，属风客膜腠偏寒之象，可用此方。若放手以后颜色鲜红，是风邪客于血分化热之征，当用麻黄连翘赤小豆汤加牡丹皮、赤芍，非本方所宜。

治疗皮肤顽麻，头昏目眩，应以舌淡苔腻为其辨证要点。

若舌淡而胖，则是阳虚湿滞，当用真武汤、五苓散。

若见舌淡而嫩，则是气虚不荣或气陷不升，当用防己黄芪汤或补中益气汤。

治疗瘙痒，应以不见疹子，搔后皮肤不破，不见血珠、不渗水液为其辨证要点。

沈某，男，10 岁，1995 年 5 月 17 日初诊。

病史：家长代诉患儿肠道下血已 3 个月有余，经某省级医院诊断为过敏性紫癜，住院药物治疗 1 个月，仍无寸效，今仍便中带血，每日 2～3 次。

患儿面色无华，又兼舌淡，显然不是血热妄行，而属气不摄血之象，是因过敏所致，非一般益气摄血方药所能胜任。

此证是因风邪客于半表半里，外不得疏，内不得泄，从三焦内陷肠道，干及血络，渗出脉外所致。

遂书《太平惠民和剂局方》消风散，每日1剂，连服3剂，便血即止。二诊时，效不更方，嘱原方续服6剂。2周后患儿父亲来告，便血未再复发。

各家别论二：当归饮子治疗过敏性紫癜

当归饮子，出自宋《重订严氏济生方》。

【组成】当归、白芍、川芎、生地黄、白蒺藜、防风、荆芥穗各一两（各30g），何首乌、黄芪、炙甘草各半两（各15g），丹参一两（30g）。

【用法】水煎服，每日2次。

【功效】养血润燥，祛风止痒。

【主治】心血凝滞，内蕴风热，皮肤遍身疮疥，或肿或痒，或脓水浸淫，或发赤疹瘰瘤。舌淡，苔白，脉濡细或细涩。

【方义】当归饮子方中之当归、川芎、白芍、生地黄为四物汤组成，滋阴养血以治营血不足，同时取"治风先治血，血行风自灭"之意；何首乌滋补肝肾，荆芥、防风疏风解表，改善微循环。

【临床应用】临床主要用于治疗瘙痒症、湿疹、荨麻疹、老年性紫癜等病症。

各家别论三：过敏性紫癜肾炎的医案分享

肾炎一方

【组成】白花蛇舌草30g，鱼腥草20g，半枝莲15g，半边莲15g，土茯苓15g，当归15g，川芎8g，赤芍10g，虎杖10g，荆芥10g，陈皮10g，干姜3g，甘草7g。

【功效】清热解毒，除湿祛瘀。

【主治】肾炎，肾病综合征，肾盂肾炎，狼疮性肾病，尿毒症，还可用于带状疱疹，扁桃体炎等。

【方义】肾炎、肾病综合征、肾盂肾炎、狼疮性肾病、尿毒症多属中医学"水肿"范畴，常因外感六淫、疮毒内侵或七情、饮食、房室、劳倦等损伤脾肾而为病。六淫是急性肾炎的主要病因，也是慢性肾炎、隐匿性肾炎、肾病综合征等病诱发或加重的因素。外邪袭肺，肺失宣降，不能通调水道；脾亦受损，失于运化，不能游溢精气，布散水津；肾为水脏，肾虚则气不化水，水液内停。肺、脾、肾气化功能失调，气机阻滞，经脉闭塞，水液代谢障碍，导致水湿泛滥潴留。水湿内停，日久化热，湿热蕴结不解，气滞血凝，三焦升降失司，湿热邪毒积留脏腑而实多虚少。

本方经多年临床运用，每每有效。方用白花蛇舌草、鱼腥草、半枝莲、半边莲、土茯苓清热解毒，利尿除湿；当归、川芎、赤芍、虎杖活血化瘀，消肿散结；荆芥疏风解表，令药性活泼，佐诸药使其寒而不滞；陈皮芳香醒脾，导寒散滞；干姜温中逐寒，以防久服凉药"寒凉败胃"；甘草甘平，能行十二经，调和诸药而解百毒。

【临床应用】本方对湿热邪毒内盛的各型肾病均可适用，还可随症、随病加减。

如浮肿可选加车前子、泽泻、云苓、大腹皮等。

蛋白尿加金缨子、芡实等。

血尿选加茜草、仙鹤草、白茅根。

血压高选加黄芩、钩藤、草决明、夏枯草、白茅根、广地龙等。

肾病综合征可选加建瓴汤、镇肝熄风汤等。

肾盂肾炎选加蒲公英、紫花地丁、黄柏、薏苡仁等。

狼疮性肾病选加水牛角、紫草、芦根、青蒿、女贞子等（贫血、气阴两虚者除外）。

过敏性肾炎、紫癜性肾炎加蝉蜕、僵蚕、青黛、炒山栀子等。

急性肾衰早期重用大黄通腑攻下，活血化瘀时可用抵当汤、桃仁承气汤、血府逐瘀汤化裁。肾病后期多为虚实夹杂，导致湿浊壅盛，五脏受损，脾肾衰败，邪毒伤胃，呕吐频频，势成关格，必急投健脾除湿、芳香化浊、强肾排毒保胃之品。

肾炎二方

【组成】荆芥 6g，防风 6g，柴胡 10g，前胡 10g，羌活 4g，独活 4g，枳壳 10g，桔梗 10g，半枝莲 10g，白花蛇舌草 5g，生地榆 15g，炒槐花 12g，川芎 6g，赤芍 10g，茯苓 30g。

傅某，男，68 岁，山西五台人。2021 年 9 月 11 日初诊。

病史：3 个月前下肢出现红色点状斑块，不痛不痒，经过多方治疗后没有得到控制。刻下见紫红色点片状斑点，扩散到上身及胳膊伸侧。

处方：生地榆 30g，紫草 30g，仙鹤草 50g，卷柏 30g，藕节 20g，栀子 15g，女贞子 30g，墨旱莲 30g，生地黄 30g，水牛角 30g，牡丹皮 10g，赤芍 10g，大枣 10 枚。8 剂，每剂药服用 1 天半。

二诊（2021 年 9 月 25 日）：诉紫斑点消退 70%，已经退至膝关节以下，效果很明显，观其舌苔厚腻偏黄。

处方：生地榆 30g，紫草 30g，仙鹤草 50g，卷柏 30g，藕节 20g，栀子 15g，女贞子 30g，墨旱莲 30g，生地黄 30g，水牛角 30g，牡丹皮 12g，赤芍 12g，滑石 20g，白蔻仁 10g、砂仁 10g，薏苡仁 30g，连翘 12g，黄芩 10g，茵陈 30g，地骨皮 30g。6 剂，每剂药服 1 天半。

此后该患者未再复诊，电话回访已经痊愈。

按：本例患者用方简单，以犀角地黄汤合二至丸为主方加减，滋阴清热，凉血化瘀，考虑其年纪较大，加入扶正止血的仙鹤草。二诊因其舌苔黄厚腻而合用三仁汤收功，方小量大，直中病机，效如桴鼓。

二十五、疥疮

（一）概述

疥疮是由疥虫传染而引起的皮肤病，其原病虫为疥螨，经皮肤接触而互相传染，传播迅速，发病甚快。其特点是患者指间、腕部、腰部、阴部有大量剧痒之丘疹小疱或雌疥虫在表皮内穿行的细线状隧道，尤以夜间奇痒难忍。阴囊、阴茎或阴部附近常有特殊质硬的豆大结节，称为疥结节，顽固难愈。婴幼儿的手掌部位还常出现炎症性丘疹、脓疱，常被误诊为单纯的"脓疱病"；也有的被误诊为"过敏性皮炎"而滥用强的松类药物或抗组胺类药物。

本病好发于青年、儿童和成人，多发于冬春季节，常有接触传染史。好发于手指缝、腕曲侧、下腹部、外生殖器及大腿内侧等皮肤较薄嫩之部位，成人不侵犯面部，婴幼儿可累及头面足跖。

其损害可有两种：其一为隧道损害，为一条灰白色或浅黑色微弯曲而隆起之线纹或点状虚线，长 3～15mm；其二为丘疹、水疱及脓疱损害，为广泛而对称分布之小丘疹、小水疱和脓疱，针头至绿豆大小，散在而不融合，丘疹为红色或浅红色。

伴剧烈瘙痒，尤以夜间入睡和遇热后为甚，搔抓日久，可致皮肤增厚或继发感染，而出现脓疱，疖疮疖肿或红丝疔等病变。位于阴囊等处的损害可为瘙痒性结节，部分病例查疥虫（＋），并发肾炎者约占0.2%。

（二）辨证论治

1. 辨证要点

《诸病源候论·疮病诸候》云："疥者……多生手足，乃至遍体……并皆有虫，人往往以针头挑得，状如水内病虫。"故疥虫侵入皮肤而诱发风、湿、热、毒的皮肤病，称为疥疮。又名疥、虫疥、疥癞。继发感染化脓者，称脓疥或脓窝疥。疥虫属于螨虫，又称疥螨。疥虫侵袭皮肤后，主要引起小丘疹、小水疱及隧道损害，通常发生于指缝间与屈侧面皮肤，而不发生于头面部。有剧烈瘙痒感，常因搔抓而产生抓痕、色素沉着和化脓感染。此症因湿毒内蕴，血热旺盛，湿热相蕴而生虫。治宜清热凉血，败毒杀虫。本病之诊断除根据夜间剧痒、皮疹形态与部位等临床特征及家庭内接触传染史，最可靠的方法为搜寻到疥虫，可将新起之水疱用针头挑破，轻刮一下，或将隧道一端之小白点拨开，然后对光观察针头，可发现肉眼能见到的发亮而活动之小白点，放在显微镜或放大镜下可观察到疥虫全貌或被挑破之残骸或虫卵。

2. 治法

除湿解毒，杀虫止痒。

3. 代表方剂

皮肤解毒汤，荆防败毒散，消风散，五味消毒饮加土荆皮、土茯苓、苦参、百部、白鲜皮、蛇床子等杀虫药，外用疥灵霜（林旦乳膏）。

第 4 章　名医妙方良药精选

一、龙胆泻肝汤治湿热脱发

蔡某，女，20 岁。1977 年 3 月 14 日初诊。

病史：2 年前突然发生脱发，以头顶部较显著，梳头、洗头或搔头皮时脱发更甚，病损部位发根较松，很易拔出。脱发时轻时重。严重脱发前，皮肤萎黄，食欲不振，精神倦怠。脱发处于低潮时，上述症状好转。平素情绪压抑，焦虑烦躁，口苦口干，晨起口黏，小便短赤，有时伴灼热感，屡服益气养血、滋补肝肾、养血祛风以及胱氨酸、维生素类中西药物，局部涂生姜均未见明显效果。终日戴帽上班，精神压力和心理负担巨大。

刻诊：外观头顶部毛发极为稀少，病损处皮肤光亮，无瘢痕及鳞屑，发根疏松，易将毛发拔出。舌质偏红，舌苔黄厚腻，脉弦近数。

中医辨证：肝经湿热，循经上扰巅顶，经络气血瘀滞，毛发失养。

处方：龙胆泻肝汤加减。龙胆草 6g，生栀子 9g，黄芩 9g，生地黄 12g，车前草 15g，泽泻 9g，木通 6g，甘草 3g，当归 9g，柴胡 9g，萆薢 12g，赤小豆 15g。嘱连服 10 剂再来复诊。

二诊（4 月 1 日）：患者服上药后舌苔黄腻已除，脉象弦数转为细软，饮食增进，口不苦不干，小便已清，病损区已布满短嫩发，梳头时已极少脱发，拟改用参苓白术散善后。后追踪随访，疗效巩固，未再出现脱发。

按：脱发大致可分为两种类型，一种为头发突然脱落，常在一宿之间，成片成块掉落，脱发处头皮光亮如镜，不留发根，古称油风，俗名鬼剃头，现称斑秃。一种为头发逐渐稀落，尤以头顶为甚，日久形成秃顶。

脱发属于难治性疾病，目前尚无较好的治疗方法。大量脱发，女性高于男性。其原因是多方面的，如长期的心理压力，或不正确的饮食，也可能是某些疾病或先天性疾病所致。中医多责之于肝肾两虚、血虚风燥、湿热内蕴、瘀阻经脉等病因。发失濡养为其共同病机。

本案患者为妙龄未婚女性，从事商业服务工作，大量脱发，多方治疗不愈，已严重影响其心身健康。查阅治疗记录，常规方案已重复多遍，始终未能获效。我接诊后，认真分析其证候表现及治疗经过。

从总体上看，患者虚实并存，既有脾虚血亏，气虚不固之虚证，如精神倦怠，食欲不振，皮肤萎黄，发根疏松；又见舌苔黄厚腻，脉象弦数，口苦、口黏、口干，小便短赤灼热等湿热证候。

上述见症为进一步辨证施治提供了重要基础。

但导致大量脱发的主要矛盾是虚还是实，这决定辨证施治的正确定位以及能否取得疗效。

从证候特点分析，我认为是由实致虚，实为因，虚为果。脱发是由实所致。所谓"实"是湿热邪实，阻遏头皮经络气血的正常运行。

头为诸阳之会，为气血聚会之所。又"发为血之余"，头部为神经、血管极为丰富之处，"发"得气血之濡养，则"发"润根固而茂密。气血不足，或瘀血阻络，"发"失濡养，则毛发干枯，发根不固，而易脱落。

头皮经络与"肝主筋"和"肝藏血"功能密切相关。从本案证候表现分析，显然为肝经湿热循经上蒸巅顶，热郁经络，气血瘀滞，毛发失养，发根不固所致。故用龙胆泻肝汤加味以火降热清，湿浊得消，经络气血运行通畅，发得濡养，故药后肝经湿热证候先消除，继而病损区布满短嫩发，梳头时已少脱发，追踪随访，疗效巩固。

由此可见，正确地进行证候分析，区分矛盾的主要方面，以及因果关系，结合临床，融会贯通中医药理论，这对丰富临床思路，提高临床水平，有不可忽视的重要作用。

（摘自《中国现代百名中医临床家丛书：洪广祥》）

二、湿热型荨麻疹医案一则

此案患者为王老师的弟子，经老师指点处方痊愈，记录如下。

谢某，女，50岁。2022年2月23日初诊。

病史：荨麻疹反复发作2年余。以胸背部及关节部位为甚，一般是热水洗澡后发作比较严重，胸背部大片皮肤红肿瘙痒难耐，用青草油涂抹后约1小时内皮疹消散，没有痕迹。曾服抗过敏药、抗组胺药、玉屏风散等，效果不明显。

刻诊：伴口干口苦，大便燥结，舌苔薄黄腻，眠可纳可。

诊断：慢性荨麻疹。

处方：龙胆泻肝汤加减。龙胆草10g，车前子20g，川木通10g，黄芩10g，栀子10g，当归15g，生地黄15g，泽泻15g，生甘草30g，柴胡10g，白鲜皮30g，紫草30g，地骨皮30g，荆芥10g，防风10g，羌活10g。7剂，每日2～3次，水煎服。

吃药第二天口干口苦没有了，大便正常；吃药四五天后荨麻疹的发作频率明显减少，且范围缩小很多，原来洗完澡之后大片大片地发出来，现在没有了，偶尔局部有点发出来，但不多。

欣喜地告知师父，师父嘱原方加秦皮、牡丹皮、蝉蜕各10g，丹参15g，路路通50g，再吃几剂巩固。

张光按：荨麻疹是临床常见的一种病，大多数患者表现为遇风遇寒发作。本案较为特殊，表现为遇热发作，加之患者口干口苦，便干，苔腻，表现为一派湿热郁遏之像，故不能以祛风散寒的常规思路治之，而应辨证处方，对症下药。

临床遇湿热一症，王幸福老师常用三方分别治之：上焦常用甘露消毒丹，中焦用三仁汤，全身用龙胆泻肝汤。此患者荨麻疹全身皆发，且口干口苦，偏于肝胆湿热，故以龙胆泻肝汤加减治疗而获佳效。

三、乌梅丸：顽固性皮肤病特效药

厥阴病的研究始于岐黄，形成于张仲景，但厥阴病的建立，却给后世医家带来了不解之难题。

厥阴篇是历代医家研究《伤寒论》绕不过去的难点，困惑了中医界1800年，成为"千古疑案"。本篇就厥阴病证主方乌梅丸加减，介绍3例顽固性疾病，病种包括"顽固性湿疹""天疱疮""糖尿病"。

1. 顽固性湿疹

刘某，女，46岁。

主诉：双上肢湿疹8年久治不愈。

病史：体胖，上肢湿疹处溃烂瘙痒，水疱成簇光亮，严重影响生活。

刻诊：体矮胖肤白，微肿，四肢麻木，寐须趴卧则舒适，舌胖大苔白厚腻，满布齿痕，口臭，脉微细难寻。

诊断：湿疹。

治法：温阳化湿，通阳去疹。

处方：乌梅丸加减。7剂。

二诊时已经痊愈，继开7剂善后，随访2年未复发。

按：本案患者湿疹8年之久。病因在湿，湿气不化，从而化热。《素问·生气通天论》曰："汗出见湿，乃生痤痱。"

张景岳曰："汗方出则玄府开，若见湿气，必留肤腠，甚者为痤，微者为痱。"

此属于湿郁肌肤、津液凝结为患的病症。乌梅丸方中，黄柏、黄连燥湿，干姜、附子、蜀椒、细辛、桂枝温经扶阳散寒。

2. 天疱疮

患者，男，年近半百，未娶妻，由其老父亲照顾服药起居。

病史：平素糖尿病史，患天疱疮以来，全身溃烂流血及分泌物较多，衣服常沾黏。在南昌某医院经大量激素治疗不久又复发，又在上饶当地医院求医，医院拒收，朋友介绍，其侄子带其求诊。

刻下：全身溃烂，薄衣满布血渍，近身则恶臭扑鼻，口不能张故舌不全见，寸口溃烂故三部难寻。

诊断：寒热错杂，真假难辨。

处方：厥阴乌梅丸以内服，外用仲景王不留行散以粉溃烂。

看诊结束让其离座回家，久久不能起。

用力3次才勉强起身。待起之，衣服被血染红，椅子靠背及座面全是血渍。作为一名医生，观此场景，不由心酸。

二诊见其大有好转，唯独乏力，遂加太子参继进 7 剂。

三诊时可以自由步行坐立，全身偶有溃烂，几乎痊愈。

3. 糖尿病

患者，男，一老翁。

病史：高血糖 10 余年，长期服药，近 2 年血糖不降反升，遂求诊中医治疗。

刻下：舌红胖大而萎，中裂纹深而宽，脉沉细，夜半口渴欲饮则醒，醒后不寐，长期大便溏薄，身易瘙痒。

处方：乌梅丸 7 剂。

二诊血糖大幅下降。

4. 总结

汉字中，"厥"的意思是极、尽，如自然阴阳中，阴气至尽名为"厥阴"，与自然之气相通，人体也有厥阴。

在经脉和脏腑表现为足厥阴肝经、手厥阴心包经和脏腑的肝、心包，病邪如果伤及这些地方，在六经辨证中即被诊断为厥阴病。

厥阴病是伤寒六经病证的最后一经病。肝脉起于足大趾，向上过阴器，到小腹，夹胃属肝络胆，还会继续往上到达额部和巅顶部；心包经从胸走手，行于上肢内侧的正中线。肝脏在人体主藏血、疏泄，与胆腑互为表里；心包是指心外围，是中医学的特殊腑脏术语，主要是代心用事，内藏相火。当厥阴病变的时候，人体的这些经脉、脏腑，以及与其相关处都会发生变化。人身的厥阴系统，主要由手足厥阴经脉和手足厥阴脏器（心包、肝）构成。

《伤寒论·辨厥阴病脉证并治》第 326 条：厥阴之为病，消渴，气上撞心，心中疼热，饥而不欲食，食则吐蛔，下之利不止。

《伤寒论·辨厥阴病脉证并治》第 338 条：伤寒，脉微而厥，至七八日肤冷，其人躁，无暂安时者，此为脏厥，非蛔厥也。蛔厥者，其人当吐蛔。令病者静，而复时烦者，此为脏寒……蛔闻食臭出，其人常自吐蛔。蛔厥者，乌梅丸主之。又主久利方。

乌梅丸组成：乌梅三百枚，细辛六两，干姜十两，黄连十六两，当归四两，附子（炮，去皮）六两，蜀椒（出汗）四两，桂枝（去皮）六两，人参六两，黄柏六两。

乌梅丸用法：上十味，异捣筛，合治之，以苦酒渍乌梅一宿，去核，蒸之五斗米下，饭熟捣成泥，和药令相得，内白中，与蜜，杵二千下，丸如梧桐子大。

先食饮服十丸，日三服。稍加至二十丸。禁生冷、滑物、臭食等。

乌梅丸方解：醋浸乌梅之酸以和肝安胃、敛阴止渴、安蛔；用附子、干姜、川椒、细辛、桂枝之辛热以温经扶阳祛寒、通阳破阴散结；用黄连、黄柏之苦寒以泄热燥湿；用人参、当归甘温以益胃生津、养血柔肝。诸药合用，逐寒，泄热，和肝，安胃，通补气血阴阳。

此方加减可广泛用于治疗暑温、温热等温病以及呕吐、胃痛、泄泻、痢疾、久疟、痞证等杂病。

俗皆以乌梅丸仅治蛔厥，所以在解释乌梅丸方义时，皆奔蛔虫而来，曰蛔"得酸而安，得辛则伏，得苦而下"，此解失去了乌梅丸的真谛。

厥阴篇的本质是因肝阳虚而形成寒热错杂证，治之亦应在温肝的基础上调其寒热，寒热并用，燮理阴阳。

乌梅丸中以附子、干姜、川椒、桂枝、细辛五味热药以温阳，益肝之用；人参益肝气，乌梅、当归补肝之体；黄连、黄柏泻其相火内郁之热，遂形成在补肝为主的基础上，寒热并调之方。

乌梅丸由数方组成。蜀椒、干姜、人参乃大建中之主药，大建中脏之阳；附子、干姜，乃四逆汤之主药，功能回阳救逆。

肝肾乃相生关系，子寒未有母不寒者，故方含四逆，母虚则补其母。当归、桂枝、细辛，含当归四逆汤主药，因肝阳虚，阳运痹阻而肢厥，以当归四逆汤。

芩连参姜附，寓泻心之意，调其寒热复中州斡旋之功，升降之职。

乌梅丸集数方之功于一身，具多种功效，共襄扶阳调寒热，使阴阳臻于和平，故应用广泛。若囿于驱蛔、下利，乃小视其用耳。

足厥阴肝和手厥阴心包都属于厥阴。

寒热错杂形成的机理：肝为刚脏，内寄相火，心包亦有相火。相火者，辅君火以行事，随君火以游行全身。当肝寒时，阳气馁弱，肝失升发、舒达之性，则肝气郁。

这种肝郁，是因阳气馁弱而郁，自不同于情志不遂而肝气郁结者，此为实，彼为虚。

既然阳气虚馁而肝郁，则肝中相火也不能随君游行于周身，亦为郁，相火郁则化热。

这就是在阳气虚馁的脏寒基础上，又有相火内郁化热，因而形成了寒热错杂证，正如尤在泾所云："积阴之下，必有伏阳。"

治疗这种寒热错杂证，因其前提是厥阴脏寒，所以乌梅丸中以五味热药温肝阳；人参益肝气；乌梅、当归补肝体；黄连、黄柏清其相火内郁之热；形成补肝且调理寒热之方。

（摘自大医双合传承公众号）

四、留香阁医案二则

1. 口干舌裂

张某，女，62 岁。

病史：口干渴，舌裂纹，偶有出血疼痛。在某中医院专家处诊治半年，无效，求诊我处。

刻诊：人略黑，偏瘦，自诉口干渴，饮食一般，大便略干，舌微红嫩，舌上裂纹多条，个别有渗血，疼痛，眼略干涩，眠差，脉右沉弱无力，左弦细略滑。

辨证：胃阴虚馁，气阴不足，津不上承。

处方：益胃汤合生脉饮加减。西洋参 15g，白扁豆 15g，怀山药 30g，玉竹 18g，茯神 10g，枸杞子 30g，五味子 15g，苍术 10g，生蒲黄 30g，麦冬 30g，百合 25g，生甘草 25g，大枣（切）6 枚。3 剂，每日 3 次，水煎服。

二诊：3 天后诉口干好转，舌裂纹基本愈合，大便不干，睡眠好转。效不更方，续服 5 剂，诸症消失，久治不愈之口干舌裂痊愈。

（古道瘦马医案）

按：此病辨证不难，结合脉证诊断为胃气阴两虚，一般都会想到甘寒育阴，用沙参益胃汤之类润之，于法不错。但我诊之右脉沉弱不细应为胃气虚，舌红津涸为阴虚，除了用益胃汤育阴，还应健脾，扁豆、山药、苍术、甘草、大枣，尤为关键的是用苍术一药，在阴不足的情况下，能不能或敢不敢用，确实考验人。我过去治此证，从不用辛燥之苍术，往往久治不效。后学习四川老中医治血分湿温病，舌红无苔加苍术，一剂津回，真乃惊讶。将其移治杂病亦收速效。由此可见，理论是一说，关键还要靠实践证明。苍术具有健脾生津之效，不虚传也。另一用药，蒲黄，活血止血，乃我治疗口腔疾病常用专药，其他案中有解释，故不再赘言。

2. 口舌溃疡

董某，女，60岁。

病史：既往慢性肾病史，找我专看舌及口腔溃疡。诉在某老中医处看肾病，吃了1个多月的药，满嘴都是血疱和溃疡。其伸出舌头，一看吓我一跳，这么多年我还没有见过如此骇人的舌头，满舌头的大小血疱和瘀斑，有十几个，口腔两侧也有大小不等的溃疡。吃稍硬点的食物就起疱。现在吃不成饭，喝不了水，痛苦之极。诉老中医没有什么办法了，只好来我处就诊，因前年在我这里吃过几剂药，还不错。

刻诊：脉象弦细数。大便略干，小便稍黄，腰痛。

辨证：一派火热之毒，想必是前医用热药过多，造成血热脉溢。

治法：散血凉血，引血下行。

处方：犀角地黄汤合潜阳丹加蒲黄。水牛角（先煎）100g，赤芍12g，牡丹皮12g，生地黄50g，制附子6g，砂仁3g，制龟甲15g，生蒲黄（包）30g。5剂，每日服3～5次，水煎服。

二诊：1周后血疱已平成瘀斑。效不更方，前方水牛角减为60g，加炒杜仲30g，续服7剂。

三诊：口腔溃疡已愈，舌上瘀斑消退三分之二，已能吃饭喝水。续服7剂，瘀斑消净，舌复常态。

（古道瘦马医案）

按：此案点睛之处在于用了关键之药生蒲黄。也许有人问，怎么能想到用这味药？不瞒大家说，这得益于我平时爱看医话医案，多了就记住了，需要时就会从脑海里蹦出来。所以我经常跟学生说要多看医话医案，好处多多。

五、地骨皮止痒效神奇

地骨皮，别名枸杞皮，为茄科、枸杞属植物，是枸杞的根皮。可入药，具有退热、凉血除蒸、清肺降火等功效。

现分享留香阁孕妇身痒医案一则。

患者，女，33 岁。

病史：妊娠 3 个月，突患荨麻疹，浑身上下陡然云起大片红白相间的大疙瘩，瘙痒无比，抓挠血痂。要求中医治疗，并称不服中药，只用外洗。余接诊后，思之，外治之理即内治之理，结合胡天雄老中医重用地骨皮之经验给予处方。

处方：荆芥 12g，防风 12g，透骨草 30g，地骨皮 100g，野菊花 60g，蝉蜕 20g，益母草 60g，地肤子 60g，蛇床子 60g，生甘草 10g。3 剂，令用大锅煎 20 分钟，洗浴。

3 剂药用完即告痊愈。

（古道瘦马医案）

按：此案即是重用了地骨皮，合其他药共奏疏风、透热、活血、止痒。平时临床上，吾不但外洗重用地骨皮止痒，内服亦然，仍然效佳。

读《中国百年百名中医临床家丛书：胡天雄》一书时，读到地骨皮止痒一篇真叫人拍案叫绝，不时拿到临床上验证，确有实效，乃感天雄老中医不胡言也。原文分享如下。

地骨皮性味苦寒，通常用之有二：退伏热以除蒸；清肺而定喘。此外，尚可祛风热以止痒，但不甚为人所注意。

一人患疹，遍身瘙痒，胸腹尤甚，久治未效，谭礼初老医师用地骨皮 30g，生地黄 30g，紫草 15g，猪蹄壳 7 个，煎水服，3 剂即愈。以药测证，知此种瘙痒，当有血分燥热证候之可验。

又见一人患脓疱疮，瘙痒流汁，遍请县城诸老医治之不愈。一年轻女医师单用地骨皮一味煎水洗之，随洗随愈，因而声名大噪。

湿疹外洗方：苦参 60g，蛇床子 30g，百部 30g，益母草 30g，野菊花、地骨皮各 30g。煎水洗涤。每剂药可煎洗 2 次或 3 次，配内服更佳。

六、柴胡桂枝干姜汤治疗皮肤病，疗效迅速

张某，男，60 岁，2021 年 1 月 16 日初诊。

主诉：过敏性皮炎 15 年。

病史：两腿发痒、发干，脱皮，有明显结痂，两腿活动轻度受限，经常用药膏擦涂，症状反复已有 15 年，被医院诊断为过敏性皮炎，既往疗效不佳。素有冠心病史，经常胸闷、心悸，偶尔心绞痛，常服用养心汤、丹参片等药物。

刻下：双腿发痒，脱皮，结痂，两腿活动受限，经常胸闷，心悸，遇事紧张出汗，睡眠时好时坏，早上口干，食凉则胃酸，有时便溏，大便每日 2～3 次，无肠鸣音。舌质红苔少，舌底暗红，六脉沉细弱。

诊断：过敏性皮炎，冠心病。

辨证：少阳太阴合病。

治法：和解少阳，温脾生津。

处方：柴胡桂枝干姜汤加减。柴胡 60g，干姜 15g，桂枝 40g，生牡蛎 20g，瓜蒌根 30g，炙甘草 20g，黄芩 20g。7 剂，每日 1 剂，分 3 次，水煎服。

二诊：药后皮肤症状、胸闷、心悸、口苦等明显好转，睡眠质量亦有所提高，疗效之速令我不及，效不更方。

三诊：腿部皮损处明显好转，心脏症状进一步好转，其他症状明显减轻。患者舌底暗红无明显变化，舌暗红兼腿部肌肤甲错（皮肤发干脱皮），此为有瘀血，上方加桂枝茯苓丸、酒大黄（根据笔者经验，病程较长的疾病反复发作，是其中有瘀血作祟的缘故，治疗过程中拔除瘀血能够预防疾病复发）。病情稳定后柴胡、黄芩剂量稍减。

处方：柴胡 30g，干姜 10g，桂枝 40g，生牡蛎 20g，瓜蒌根 30g，炙

甘草 20g，黄芩 15g，赤芍 15g，牡丹皮 10g，炒桃仁 10g，茯苓 20g，酒大黄 20g。7 剂，水煎服。

四诊：胸闷、心悸、心绞痛、两腿发痒未再发生，皮肤进一步恢复。

五诊：把此方打粉，改散剂，每天 12g，每日 2 次。

4 个月后电话随访，两腿发干、粗糙几乎恢复正常，嘱继服半年，以图根除。

（摘自石维娟、石善林《柴胡桂枝干姜汤竟能治愈多例皮肤病》）

讨论：《伤寒论·辨太阳病脉证并治》载："伤寒五六日，已发汗而复下之，胸胁满微结，小便不利，渴而不呕，但头汗出，往来寒热，心烦者，此为未解也，柴胡桂枝干姜汤主之。"

柴胡桂枝干姜汤可用于伤寒误治导致的邪传少阳，脾虚有寒的气化失常，津液不布的少阳太阴病。

裴永清在《伤寒论临床应用五十论》中提到：方中的干姜，是为误下而损伤脾气而设，仲景向以干姜温中，以药测证，可知本方既有太阴未解之邪，又有少阳郁热及太阴脾寒之转机。尽管太阴脾寒之情尚未显露，但已为误下所伤，故用干姜（与桂枝相合，《神农本草经》云桂枝"补中益气"）温中补虚，治中有防，所谓不治已病治未病之意。

方中之牡蛎，亦从小柴胡汤加减变化之法而来，"胁下痞硬者，去大枣，加牡蛎"，本证中有"胸胁满微结"，加牡蛎以软坚散结。从临床实践上出发，本方有表邪时可用，无表邪时亦可用，取桂枝与干姜相协，温中补虚之用。

刘渡舟教授对本方的认识："此方与大柴胡汤遥相呼应，彼治少阳兼阳明里实，此治少阳兼太阴脾寒，亦体现了少阳为病影响脾胃而有寒热虚实之不同。余在临床用此方治疗慢性肝炎腹胀、泄泻、带有太阴病阴寒机转，投之往往有效。"

刘渡舟教授对此长期研究体会，在上文提出，本方具"小柴胡与理中汤合方之义"，由于体现"阴证机转"，故其主症应有太阴脾寒的"下利与腹胀"特点，此外，还应具有"口苦、恶心呕吐"等少阳证证候，脉应沉弦而缓，舌苔白滑而润。至于"后背疼痛""少腹胀满""小便不利""两手麻木"等，则为或然证。

总之，本方"能温寒通阳，解结化饮，疏利肝胆之气，善治背痛、腹痛、腹胀、胁痛、小腹痛、小腹胀、小便不利、大便溏薄等症"。

笔者承刘师之意，将此方用于具有口苦、心烦、腹胀、便溏、恶冷食、尿黄等一系列症状的患者，这类患者属肝胆有郁热而脾有虚寒。从这个意义上讲，柴胡桂枝干姜汤是一首调和肝脾之方。

尤在泾提到："汗下之后，胸胁满微结者，邪聚于上也。小便不利，渴而不呕者，热胜于内也，伤寒汗出，周身漐漐，人静不烦者，为已解，但头汗出而身无汗，往来寒热，心烦者，为未欲解。夫邪聚于上，热胜于内，而表不复解，是必合表里以为治。柴胡、桂枝，以解在外之邪，干姜、牡蛎，以散胸中之结，瓜蒌根、黄芩，除心烦而解热渴，炙甘草佐柴胡、桂枝以发散，合黄芩、瓜蒌根、生姜、牡蛎以和里，为三表七里之法也。"

《金匮要略·百合狐惑阴阳毒病证治》载："百合病，渴不瘥者，用后方主之。"瓜蒌牡蛎散方，瓜蒌根、牡蛎等分。

胡希恕教授讲道："瓜蒌根这个药，它是苦寒的，去热的力量相当强，治消渴，同时也能够滋阴解热，因为它苦，所以去热的力量非常多，解渴的力量也强；牡蛎是咸寒，也解热，且多少有点儿强壮的药效。这两个药合起来，治疗这种虚热的渴再好不过了。"

笔者认为瓜蒌牡蛎散的方证是周身汗出多，自汗、盗汗皆可，舌淡脉细弱。

临床总结发现柴胡桂枝干姜汤证的主要症状：口苦、口干、口渴、胸胁不舒、胸闷、心悸、大便溏、舌苔腻、脉弦细或脉缓等。

柴胡桂枝干姜汤由部分小柴胡汤、桂枝甘草汤、瓜蒌牡蛎散组成。柴胡、黄芩解决少阳郁热引起口苦、口干，并且柴胡有推陈致新的作用，能够清除体内的瘀滞，使气血津液有了生化的空间；瓜蒌根、牡蛎解决口渴问题；桂枝、甘草解决"心下悸，欲得按"；干姜、甘草相当于半个理中汤，解决脾阳不振的问题。

因此对冠心病患者，心悸明显者，笔者桂枝用量60～90g，炙甘草用量30～45g。我通常让冠心病患者把柴胡桂枝干姜汤拆开煎，桂枝与炙甘草同煎，其他几味同煎，喝的时候再混合，这样效果比一起煎好，对肠炎患者，腹泻严重的，干姜换成炮姜，炮姜量增加至30～60g。

对皮肤粗糙、脱皮患者当重用瓜蒌根、牡蛎。瓜蒌根、牡蛎色白入肺，补充肺肾之津，体现了金水相生的原理。"脾气散精，上归于肺，通调水道，下输膀胱。水精四布，五经并行"，皮肤的润泽离不开脾肺的协同作用。《内经》还提到"谷入气满，淖泽注于骨，骨属屈伸，泄泽补益脑髓，皮肤润泽，是谓液"。布散于体表的津液能滋润皮毛肌肉，如若津液不足，失去滋润与濡润的作用，则会使皮毛、肌肉的生理功能受到影响，从而出现皮肤疾患。

临床上我用柴胡桂枝干姜汤治疗了大量皮肤病患者，曾经在网上对一些患者进行诊治，疗效满意。

2017年6月同上海的一位姬姓老板在网上认识，他的皮肤病10余年来经上海各大医院的中西医治疗，疗效一直不稳定。表现为全身皮肤瘙痒，时轻时重，皮色鲜红，部分区域有少量渗出液。

上海的夏天十分炎热，即便如此条件他也不敢穿短裤、短褂。吃海鲜、喝酒时症状加重。但因长期招待客人几乎天天喝酒、饮茶，导致湿热瘀积，常口苦、口干，苔黄腻，便溏，大便每日4～6次，吃水果稍多则溏稀加重，便黏难冲，气味臭秽，他还因长期应酬而患有严重的脂肪肝，经常胸肋部不适。

我把柴胡桂枝干姜汤原方中的柴胡、黄芩量加大，再加白豆蔻、生苍术。为方便运输，采用免煎中药颗粒，7日后患者反馈，疗效很好，服药3个月，诸症消失。2019年10月随访，疾病未再反复。

我的弟子山东临清人，他的奶奶患皮肤病多年，基本症状与柴胡桂枝干姜汤主症吻合，服汤药20剂后症状改善明显，因嫌药苦，停药。2个月后轻度复发，遂续服40余剂，疗效稳定，2年来未再反复。

只要病机符合，或者主症具备柴胡桂枝干姜汤证的特点，即可用柴胡桂枝干姜汤。本方可用于糖尿病、慢性肝炎、胆囊炎、慢性结肠炎、冠心病、月经不调、不孕症等，尤善于治疗具备口苦、口干，经前肋胀、烦躁易怒，小腹、腰及下肢发凉症状的月经病。输卵管通而不畅或完全堵塞的，只要病机符合，再合当归芍药汤、抵挡汤等，患者往往能快速改善症状，成功怀孕。

七、加味荆芥连翘汤妙用

【组成】荆芥穗 10g，连翘 30g，当归 10g，川芎 10g，生地黄 15g，丹参 15g，白芍 10g，柴胡 10g，枳壳 10g，防风 10g，白芷 10g，桔梗 10g，薄荷（后下）10g，甘草 10g，黄连 10g，黄柏 10g，黄芩 10g，栀子 10g，粉萆薢 30g。

【用法】每日 1 剂，水煎分 2 次温服。

【功效】散风，理气，活血，泻火，解毒。

【主治】以红肿热痛为特征，以火郁血瘀为病机的皮肤黏膜炎性疾病，包括但不限于痤疮、湿疹、过敏性皮炎、银屑病、带状疱疹、慢性胃炎、慢性结肠炎。

【方义】荆芥连翘汤源于明代龚廷贤《万病回春》，后由日本名医森道伯加味而成今日之荆芥连翘汤。其由养血活血之四物汤、清热解毒之黄连解毒汤以及疏散理气之四逆散加荆芥、防风、白芷、桔梗、薄荷等祛风达表之品组成。周迎春全面继承了全国老中医药专家学术经验继承工作指导老师陈宝田教授运用荆芥连翘汤的经验心法，并根据个人的临床心得改良了荆芥连翘汤。

以红肿热痛为特征的皮肤黏膜炎性疾病的病机多为火郁血瘀。治疗火郁病症，清热泻火当为不二法门，且于寒凉清解药中酌加数味风药，可使泻火而无寒凉遏邪之弊，散邪而无升焰助火之虞。风药与清热药配伍，有相辅相成之妙，即方中黄连解毒汤与四逆散、荆芥、防风、白芷、桔梗、薄荷等风药的配伍。对于血瘀之证，除了单纯活血化瘀，当循"治血先治风，风行血自通"之法，将风药与活血药同用，可协同增效，即方中四物汤与诸风药的配伍。对于火郁血瘀之证，清热解毒与活血化瘀本是常法，又更有大队风药斡旋其中，此方便势大而灵动，则热自清，毒自解，风自散，血自行。

周迎春深谙荆芥连翘汤配伍之奥妙，在不违背组方原则的条件下，根据自己多年的临床经验，将原方进行了改良。又因四物汤活血之力有限，故在原方基础上加丹参一味。丹参功同四物，能祛瘀以生新，善疗风而散结，性平和而走血。

《本草便读》云："丹参虽有参名，但补血之力不足，活血之功有余，为调理血分之首药。其所以疗风痹去结积者，亦血行风自灭，血行则积自行耳。"其祛瘀散结之功于皮肤黏膜炎性疾病最相适宜。此外火郁之证除清解与发散之于上，还需通利二便于下，如此清上而畅下，便可使有形无形、上下表里之诸多热邪悉数散尽。故在原方基础上加用粉萆薢一药。

《滇南本草》称萆薢"利膀胱水道，赤白便浊"，《药品化义》云其"性味淡薄，长于渗湿，带苦亦能降下"。粉萆薢为泌别清浊之代表药，更是通利二便的不二之选。

元滑寿在《十四经发挥》中有"至是而泌别清浊，水液入膀胱，滓秽入大肠"之论，"泌别清浊"之意就是"水液入膀胱，滓秽入大肠"，即通利二便。如此一来，荆芥连翘汤在法度上更趋完善，对于皮肤黏膜病，只要辨证准确，投以本方，往往收效很好。

八、王三虎妙治"皮肤病"通方

1. 加味龙胆泻肝汤

【组成】龙胆草 12g，栀子 12g，当归 12g，木通 12g，泽泻 12g，柴胡 15g，黄芩 15g，生地黄 24g，紫草皮 30g，白鲜皮 30g，连翘 30g，车前草 30g，甘草 10g。

【主治】湿热内蕴外兼风热的多种痒疹，诸如湿疹、药疹、荨麻疹、带状疱疹、男女外阴湿疹、全身无名瘙痒、溃疡。

皮肤病的治疗对中医来说，是一个顽症，并不是那么好对付的，如无好的方子更是屡治屡败。

我临床多年深有体会，故一直在寻找良方，功夫不负苦心人，经过筛选大量治皮肤病的方子，最终定位于马有度先生的加味龙胆泻肝汤，临床验证屡用屡验，最终成为我囊中治疗皮肤病的有效方之一。

此方我除了严守本方，又在其中加了地肤子、蛇床子、苦参、首乌藤几味药，效果更好。

2. 临床验案

患者，男，65岁，一名退伍军人。

病史：全身瘙痒长达10年，无数中西医治疗，都未能治愈，十分痛苦，经人介绍找到我，请求中医治疗。

刻诊：身上无斑无疹，白天黑夜就是痒，有时痒起来抓挠的遍体鳞伤，惨不忍睹。查舌微红苔薄腻，口中晨起微苦，脉浮滑微数，性格着急，饮食尚可，爱喝烈酒，阴囊潮湿，大便微溏。

辨证：湿热蕴结，风热郁表。

处方：先予中成药防风通圣丸1周。

二诊：稍有小效，但不明显。余问能否喝汤药，反问效果如何？我说先吃几剂看看。

处方：加味龙胆泻肝汤加地肤子30g，蛇床子30g，苦参10g，首乌藤50g。5剂，每日1剂，分3次水煎服。

三诊：一见面就诉开的药太苦了，我一笑问之，身上还痒么？

他说好多了，是这几年最轻松的时候了。药再苦，我也要喝，这比痒好忍受多了。我乐了，效不更方，提笔又开出7剂，喝完近10年瘙痒症痊愈。

按：临床上，我经常用加味龙胆泻肝汤治疗湿热型荨麻疹、玫瑰糠疹及各种无名痒疹和瘙痒症，可以说只要对症百分之百有效。

3. 摘录马有度《感悟中医》

多年以来，我在龙胆泻肝汤中加入白鲜皮、紫草皮、连翘，作为基础方，用于治疗湿热内蕴外兼风热的多种痒疹，屡用屡验。

治疗风疹块属热者，我最初循常规按风热相搏于血分论治，选用疏风、清热、凉血方药，虽有疗效，但并不满意；后来改用本方，疗效明显提高，不仅对初起者效佳，而且对反复发作之顽固病例也有良效。

曾治孙某，风团反复发作 3 个月不愈。就诊时见全身多处风团，诉其又热又痒，夜间尤剧，难以入眠，舌质淡红而苔薄白，脉弦而稍数。

辨证：湿热内蕴，风团外发。

处方：龙胆草、栀子、当归、木通、泽泻各 12g，柴胡、黄芩各 15g，生地黄 24g，紫草皮、白鲜皮、连翘、车前草各 30g，甘草 10g。

服 3 剂其症大减，6 剂即愈，随访未再复发。

用本方治疗湿疹、药疹、带状疱疹，亦有较好疗效。特别是用于治疗男女外阴湿疹、瘙痒、溃疡诸疾，疗效更佳。

曾治徐姓女，患外阴湿疹半年不愈，瘙痒而痛，黄带甚多，并感腰痛，其证显属湿热兼风为患，予本方主之。

除内服外，又嘱其用药渣加花椒 10 粒煎汤外洗，3 剂后，诸症均减。守方 10 剂而愈。

又治王某，阴囊反复溃疡 6 年，复发加剧月余，瘙痒灼痛，舌红苔黄，脉弦。此为内蕴湿热与湿热相搏，湿性重浊，热郁为毒，发为溃疡，经久不愈。治宜清利湿热，佐以解毒。

予本方，以黄柏易黄芩，加苦参 20g。服 3 剂，痒痛大减，黄苔退去，舌质转为淡红，惟阴囊溃疡尚无明显变化。

药既奏效，原方再进，为加强局部疗效，又嘱其用药渣煎汤坐浴，每日 2 次。如此内外兼治 1 周，诸症平复。

以后偶发，见症均轻，仍以前法治之，3 日即效。

各种皮疹瘙痒，只要病机以湿热为主，或兼风、兼毒，但用本方，奏效多捷。

因而想到，临床常见的无疹瘙痒，如有湿热内蕴的病机，运用本方也可能有效，于是试用于临床，果然奏效。

周某，皮肤如常，但瘙痒难忍，入夜最甚，难以成寐，皮肤科诊为瘙痒症，历时 3 个月，诸药无效。

查其舌质红，苔薄黄，脉弦，辨证为湿热瘙痒，因兼腹胀，于本方中加入广木香 12g，仅服 3 剂，瘙痒顿止，1 个月后随访，痒未再发。

又治程某，病程月余，夜晚全身瘙痒甚剧，皮肤觉热，并有口干苦、尿黄热、大便结等湿热见证。遂予本方加生首乌20g，3剂症减，6剂痒止。

再一例为老年周姓妇女，全身发痒历时9个月，遇热更甚，瘙痒难熬，近日剧；查其舌质暗红，苔黄厚，脉弦。

考虑此例除湿热内蕴，尚有血热血瘀，故以本方加赤芍15g，牡丹皮12g，并配合使用水牛角片，每日3次，每次8片。

服药3天瘙痒有减，继服3天而瘙痒大减，再服3天瘙痒即止，未再复发。

皮肤发疹瘙痒，甚或溃烂疼痛，固然多由外邪侵袭所致，正如《金匮要略·水气病脉证并治》所说："风强则为瘾疹，身体为痒。"但内因也不可忽视，上述皮肤病症的发病，多是内外合邪的结果。

究其病机，属于火热者居多，正如《素问·至真要大论》所说："诸痛痒疮，皆属于火。"而内外之火，又往往兼湿，因此湿疹瘙痒多以湿热为患，固不待言；其他瘙痒性斑疹，也多为风热而兼湿；即使是无疹瘙痒，湿热内蕴也是常见病机。

针对湿热这一病机，使用清利湿热之龙胆泻肝汤，可以收到一定退疹止痒的效果。然而，龙胆泻肝汤毕竟缺乏擅治皮肤病症的专药，且该方凉血解毒之力不足，又无祛风止痒之功，所以退疹止痒之功效尚不满意。

有鉴于此，我特加入治疗皮肤痒疹的专药白鲜皮，取其清热燥湿、祛风止痒之功，又加入长于凉血解毒、活血通经的紫草皮，以及擅长清热解毒、消退斑疹的连翘。这样一来，本方不仅长于清利湿热，凉血解毒，且能祛风止痒，乃成退疹止痒之妙方，姑且名曰加味龙胆泻肝汤。

（摘自王三虎《妙治"皮肤病"通方》）

九、治疗结膜炎高效方

【组成】夏枯草30g，香附子25g，桑叶15g，薄荷10g，菊花15g，玄参15g，甘草10g，每日3次，水煎服。

【主治】结膜炎，眼红，眼痛，眼肿等。

结膜炎为一种由病毒、细菌或过敏物质引起的结膜炎症。当结膜受到刺激时，表现为结膜充血，眼珠痛或不痛，常伴有分泌物。

细菌性结膜炎患者的分泌物可以很稠，呈白色或奶油状。

病毒性或过敏性结膜炎患者的分泌物常为清水样。眼睑可肿胀、发痒，过敏性结膜炎眼痒更甚。

中医学称为上火，属肝肺两经郁火上炎。一般治疗为眼药水，不效就点滴输液，但效果还是比较慢。尤其是复发性眼结膜炎，现代医学治疗更不易，中医治疗却很容易，用此方一般 3～5 剂就可收效，其速度之快确实令人惊讶。现举两例以示之。

一位 8 岁小女孩，患眼结膜炎，双眼结膜布满红丝，痒涩流泪难受。

其家长先是买氯霉素眼药水点之不效，又带其到社区卫生院打抗病毒点滴，具体药物不详，3 天仍然不见好转；其祖母经常在我处看病，即问我中医能治否？我说这没有什么难的，几剂药就搞定。其祖母露出惊讶，再问，是吗？我说先给你开 3 剂吃吃看。

随即书写上方 3 剂，叫拿回去自己煎，多放些冰糖当饮料喝。3 日后，其祖母将该女孩领来，告之，好了。我观眼结膜洁白无瑕，眼珠黑亮，确实已愈。今又叫我给其治疗弱视一证，我以益气聪明汤为主加减治之，此为后话。

一中年妇女，湖北人，35 岁。近半个多月，左眼睑红肿，眼结膜略红，流泪，发痒，予消炎药 1 周，不见好转，听人说中医疗效好，转求我予治疗。我望诊如上，按脉寸浮滑数，察舌尖边略红，大便干燥。上方加生大黄 10g，元明粉 10g。5 剂即愈。

古道瘦马按：此方我用之多年，治风热火眼疗效确切，如有兼证，稍作加减即可。

近期阅读《杏林集叶》发现，郭永来先生早已用此方治疗上症，两方大致相近，且论述验案更详细，真乃慧者相见亦通。在此，一并转录：吾妻病目疾，经常复发，犯则白睛满布红丝，眼内如有砂粒或烟熏，涩痛难忍，自此每遇劳累或情绪波动必犯，或几日或十几日一犯。各种眼药膏及激素都无良效，深以为苦。

1974年1月，一次又犯，我正好在看《本草纲目》，见夏枯草条下曰：黎居土《易简方》用治目痛，取其能解内热，缓肝火也。

楼全善曰：夏枯草治目珠疼，至夜则甚者，神效。或用苦寒药点之反甚者，亦神效。盖目珠本肝系也，属厥阴之经。夜甚及点苦寒药甚者，夜与寒亦阴，故也。夏枯禀纯阳之气，补厥阴血，故治此如神，以阳治阴也。

一男，至夜目珠疼连眉棱骨，及半边头肿痛，用黄连膏点之反甚，诸药不效。灸厥阴、少阳，痛随止半日，又作月余。以夏枯草二两，香附二两，甘草四钱，为末，每服钱半，清茶调服。下咽则疼减半，至四五服愈矣。

我遂为她用夏枯草25g，香附25g，甘草10g，玄参25g，连服3剂而愈。到现在我整理这篇文章时，已近30年，未再复发。

夏枯草汤治复发性眼结膜炎，药简效宏，原方只前三味，只要药证相合，投之辄应。虽不能像原书所说覆杯即愈，然多在3～6剂收功，远期疗效也甚佳。

于此之后，我曾治数人皆愈。如表嫂张守花，邻居袁华，都是3剂而愈。

十、一味中药治荨麻疹

荨麻疹于中医学又称风疹、赤面游风。急性者骤起而骤消，吹一阵风或者抓一下，血痕就出来了。慢性者反复发作，发作时全身皮肤痛痒，出现大小不等的暗红色风块，也叫风团，一团团的，颇为顽固。我们讲不患风而不去，而患风之复来。不怕风邪赶不出去，就怕赶出体外以后，它又跑回来。一味中药治愈荨麻疹，这味中药就是徐长卿。说起徐长卿，相信很多人都会觉得它是一个人名，徐长卿既是人名，也是一味中草药。徐长卿在中医学中有着一定的药用价值，且这味药的药效特别强大，内在也很刚强。徐长卿属于萝藦科植物。萝藦科植物有个特点，种荚都是"角"形，种子非常小带白色绢质细毛，角成熟爆裂后，风一吹，就飘走。这一点与大家熟悉的蒲公英种子一样。这就造成分布广，不集中的特点。

《新修本草》载：徐长卿所在川泽有之，叶似柳，两叶相当，有光泽，根如细辛，微粗长，黄色而有腺气。对比实物或图片，不禁感慨：描写的真好。徐长卿在古代就已经开始盛行了。

传说，徐长卿是一位民间郎中的名字，因单用一味民间草药治好了当时连御医们都束手无策的君王的病痛，君王便赐该味草药名为徐长卿，以示赞赏。徐长卿这味药是不错的药，中医学上以根茎或全草入药，性温味辛，有祛风止痛、活血解毒和止痒等功效。我们日常所见徐长卿的饮片一般呈不规则的圆柱形细段状，表面淡黄白色或淡棕黄色，有特殊香味，口尝味微辛凉，一般以香气浓者为佳。

贵州名医石恩骏先生曾长期用防风通圣散治荨麻疹有效，后以此方加徐长卿则疗效可增一成，又以单味徐长卿水煎服疗效亦好，再加蜂蜜水煎服，则疗效大增。

具体使用方法：徐长卿 25g，蜂蜜 15g。主治急、慢性荨麻疹。一般急性者用水蜜煎剂，每天分 3 次服。慢性者多用徐长卿粉碎以蜜为丸，每丸重 9g，每天 3 次，每次 1 丸，温开水服。

荨麻疹虽病在体表，但通常是机体内有瘀滞，如果疾病反复发作，机体的气血运行就会不畅，导致脉络瘀阻，此时利用徐长卿活血行气的功效，可起到血行风灭的效果。石恩骏先生认为，徐长卿祛风解毒之力略胜其活血止痛之力，故一般皮肤瘙痒、接触性皮炎、带状疱疹等皮肤病皆可用之，尤以荨麻疹疗效最好，多因其祛风解毒之力也。蜂蜜和营卫，润肠肺，通三焦，调脾胃，并有清热解毒之功效，而荨麻疹必有营卫不和，脏腑滞涩，三焦不利，脾胃邪壅之病理，风热邪毒自然稽留于肌腠为病也。蜂蜜或入煎剂，或为蜜丸，皆为治疗之药，非仅调味赋型之剂也。

十一、张仲景治皮肤病妙方

对于湿热又兼表证的人来说，麻黄连翘赤小豆汤治疗皮肤病，效果非常好。湿热就是体内既有湿又有热。这样的人脸上常油腻，不清爽；嘴巴里也是黏糊的，还会有口气；时常感觉疲惫，怎么补觉都补不回来，甚至有一种越睡越困的感觉；大便总是不成形，容易黏马桶，很难冲下去等症状。湿热在不同的人身上可能会有不同的表现，但不管身体出现什么不一样的症状，只要舌边有齿痕，舌苔黄腻，那就是有湿热。表证的表现有怕冷、发热、无汗、头痛、身痛、鼻塞等。

麻黄连翘赤小豆汤：麻黄 6g，连翘 9g，杏仁 9g，赤小豆 30g，大枣 12 枚，桑白皮 10g，生姜 6g，炙甘草 6g。

麻黄有一个很厉害的作用是解表，就是说它的药性可以走到皮肤，能够打开皮肤的毛孔，把盘踞在身体里的寒气赶出去。生姜也可以散寒，受寒感冒以后，先想到的就是煮一碗热气腾腾的姜汤。连翘可以清热，又能把瘀滞的气血透散开。气血瘀滞会长疮长疹，就像交通堵塞一样，所有车辆黑压压聚成一片，气血都堵在一个地方，疏通不了，那就要让它往外冒，看上去又红又肿，用连翘就能透散。杏仁润肺气，加强肺主皮毛的功能，又是仁类药，含有很多精华的物质，能够让干涩的肠道变得滋润，把身体里的一些火热之气通过大便排出去。又有利水的桑白皮和赤小豆，可以把身体里的浊水、邪热引入膀胱经，通过小便排出去。最后用大枣、炙甘草来顾护一下脾胃。《难经》里说：损其脾者，饮食不为肌肤。只有把脾胃养好，才能彻底断了皮肤病的根由。如此一来，可以说是上下表里兼治。

来看两则医案，以便加深对这个方子的理解。

有一个患儿，国庆节期间，父母骑车带他回老家，路上吹了些冷风，到家次日，就感冒了，紧接着身上起了一团一团的小疙瘩，叫他伸出舌头来看，舌苔黄腻，两者一结合，就是麻黄连翘赤小豆汤证。一喝下去，汗一发出来，感冒好了，风团也退了。

还有一少年，十七八岁，因为夏天贪凉，每晚临睡前都要把空调打开，没过多久，就觉得手臂瘙痒，仔细一看，竟然还有些小疹子。去看中医，一搭脉，发现这少年脉是浮的，再看舌苔，又黄又腻，就给他开了麻黄连翘赤小豆汤，少年连喝了 3 天，皮肤病就痊愈了。

有人可能认为这位少年没有表证，不需要用麻黄连翘赤小豆汤。古人对浮脉是这么理解的：浮脉轻手得，如木水中浮。就是说这个人的脉非常容易感觉到，就像一块漂浮在水面上的木头一样。说明此时的病邪刚好位于体表，正邪对抗的正激烈，所以脉搏跳动的非常有力，手指轻轻一搭就能感觉到。这个时候，即使没有畏寒怕冷的症状，也是表证。

但也不是人人都会把脉，那就牢牢记住一点，就是有热。换句话说，患者不一定要有畏寒怕冷的症状，因为风寒之邪是无处不在，又无孔不入的，有时候可能只是换个衣服的间隙，风寒就入体了。而身体里的这个热是要往外走的，要通过毛孔泄出去。身体感受到寒气以后，皮肤表面的毛孔会纷纷关闭，就像天冷了要关窗户一样，于是就形成了一种局面，里面的热不断地往外发，外面的寒拼命地往里钻，这个热就被寒气闭在了身体里，从而诱发了皮肤疾患。就像少年一样，舌苔黄腻，本身就有湿热，再加上夏天又闷又热，如果能出点小汗，反倒能把身体里的一部分热给带出来。然而他又整宿地吹空调，一下子就把汗孔给闭合了，热发不出来，郁积在皮下，就容易发疮发疹。《伤寒论》说：汗出不彻，热不得越，郁热在里。这种情况，用麻黄连翘赤小豆汤也是比较对症的。

最后总结一下，麻黄连翘赤小豆汤可以治疗湿疹、荨麻疹、痤疮、皮炎、玫瑰糠疹、皮肤瘙痒、带状疱疹等，只要辨证属于湿热的，都可以一用。

十二、名老中医专治鹅掌风、灰指甲验方

安徽省淮南市名老中医倪平佛老师治疗手癣有一个验方，现介绍如下。

【组成】鸦胆子（打碎）20g，生百部 30g，白酒、醋各半斤。此为治疗一只患手的用量，如患两手，药量加倍。

【制法】将药及酒、醋共放入大口瓶内，密闭，浸泡 10 天后备用。

【用法】将患手插入瓶中浸泡（浸泡过程中要注意尽量减少药液的挥发），每次浸泡 30～60 分钟，每日浸泡 2～3 次，约 11～12 天药液泡完即愈。泡至第 6～7 天时，患手皮肤将变得红嫩而薄，此是将愈之兆，不须顾虑，当继续浸泡至愈。

1. 鹅掌风

手癣（鹅掌风）主要由红色毛癣菌（约占 55.6%）、须癣（石膏样）、絮状表皮癣菌（约占 22.7%）等感染引起。本病主要通过接触传染，手癣感染的重要诱因有双手长期浸水、摩擦受伤、接触洗涤剂和溶剂等，故手癣在某些行业中发病率相当高。患者以青年和中年妇女为多，其中许多人有戴戒指史。

(1) 水疱鳞屑型：多为单侧起病。先从手掌的某一部位开始，为针头大小的水疱，壁厚且发亮，内含清澈的液体。水疱成群聚集或疏散分布，自觉瘙痒。水疱干后脱屑并逐渐向四周蔓延扩大，形成环形或多环形损害，边缘较清楚。病程多慢性，可持续多年，直到累及全部手掌并传播至手背和指甲，甚至对侧手掌。有时水疱可继发感染形成脓疱。与足癣相比，手癣较少继发严重的细菌感染。

(2) 角化增厚型：多由水疱鳞屑型发展而成。患者常有多年病史，累及双手，也可为单侧。皮损一般无明显的水疱或环形脱屑。掌面弥漫性发红增厚，皮纹加深，皮肤粗糙，干而有脱屑。冬季则常发生开裂，有时裂口很深伴出血，疼痛难忍，影响活动。促使手掌角化增厚的因素除皮肤癣菌外，还与长期搔抓、洗烫，肥皂、洗涤剂、各种化学物品、溶剂刺激以及不当治疗有关。

2. 灰指甲

甲癣，俗称"灰指甲"，是指皮肤癣菌侵犯甲板或甲下所引起的疾病。甲真菌病是由皮癣菌、酵母菌及非皮癣菌等真菌引起的甲感染。甲真菌病常见二型：①真菌性白甲（白色浅表型甲真菌病），此型病损局限于甲面一片或其尖端；②甲下真菌病，又分远端侧位型、近端甲下型，此型病变从甲的两侧或远端开始，继而甲板下发生感染。

甲癣常由红色毛癣菌、须癣毛癣菌、絮状表皮癣菌等各种真菌引起。少数由其他丝状真菌、酵母样菌及酵母菌引起，偶尔也可由孢子菌、镰刀菌及土色曲霉等引起，大多见于营养不良的甲。

(1) 甲下型甲癣：常从甲板两侧或末端开始，多先有轻度甲沟炎，后来逐渐变成慢性或渐趋消退。甲沟炎可引起甲面凹点或沟纹，持续不变或渐累及甲根。一旦甲板被感染，即可形成裂纹、变脆或增厚，呈棕色或黑色。本型常见。因甲下角蛋白及碎屑沉积，致甲变松及甲浑浊肥厚。

(2) 真菌性白甲（浅表性白色甲癣）：为甲板表面一个或多个小的浑浊区，外形不规则，可逐渐波及全甲板，致甲面变软、下陷。无任何症状，无甲沟炎，常于甲床皱襞皮肤处见有脱屑。

(3) 白色念珠菌引起的甲癣：多见于家庭主妇、炊事员及经常接触水的人。多合并甲沟炎，起于两侧甲皱襞，可有皮肤红肿、积脓、压痛。附近的甲变为暗色，高起，并与其下的甲床分离，随后整个甲板波及。

十三、扁平疣治疗验方：消疣汤

扁平疣是一种临床常见的皮肤病，治疗相当棘手。1985 年秋，我去河南洛阳串亲，从表哥那里得一药方，我将其命名为"消疣汤"，运用于临床，疗效确切。

【组成】马齿苋 30g，板蓝根 30g，红花 10g，当归 10g，金银花 30g，连翘 10g，紫草 10g，赤芍 10g，防风 10g，甘草 10g。

【功效】清热解毒，活血祛风。

【主治】扁平疣。

【方义】本方以马齿苋、板蓝根、金银花、连翘、甘草清热解毒，红花、当归、紫草、赤芍活血凉血，防风祛除风邪。诸药相和，清热解毒，活血祛风，使疣去肤平。

【药理研究】现代医学研究证实，扁平疣是感染疣病毒后所引起的一种顽固性皮肤病。笔者认为该病患者多素体瘀热壅盛，感染风毒后毒瘀结聚，随风外窜皮肤，久聚不去。

曾治梁某，女，26 岁，农民。患者半年前不知怎么长了一脸扁平疣，大小不一，非常难看，1999 年 7 月 25 日求我治疗。观其面部有大小不一的扁平疣数十个，舌脉正常。予消疣汤原方 5 剂，每日 1 剂，一煎二煎口服，三煎洗面。5 剂用完后，疣去肤平。

又治安某，女，34岁，干部。2001年9月25日初诊。不知从何时起，脸上长了十几个扁平疣，曾多方求治，未见成效，查其舌脉正常。我即开了消疣汤5剂，嘱其一煎二煎口服，三煎洗面。谁知患者拿到药方后，心里犯了嘀咕，她见方子实在平常，心想以前蝎子、乌梢蛇服了不少，都没有成效，这个方子实在太平常，太简单了，服了也不会有多大成效。不服吧，这么远来了有碍情面；服吧，肯定也起不了什么功效。思前想后，抓了3剂。让她没想到的是，回家服了3剂，脸上的疣竟然痊愈了，她赶紧又买了5剂，药尽病除。

第5章 皮肤病外用制剂配方

一、金黄软膏

【组成】大黄 41g，白芷 41g，姜黄 41g，黄柏 41g，天花粉 82g，陈皮 16g，苍术 16g，生天南星 16g，甘草 16g，厚朴 16g，冰片 2g，凡士林 672g。

【制法】上药打细粉用凡士林调匀。

【功效】清肿止痛，清热解毒。跌打损伤、软组织损伤、骨折是骨伤科常见的疾病，局部痛肿疼痛，行为受阻，严重影响患者的正常生活。此膏是我院研发用于治疗跌打损伤、软组织损伤、骨折肿痛等的外用中药制剂。

二、祛疣洗方

【组成】板蓝根 30g，木贼 15g，地榆 15g，白芷 10g，露蜂房 10g，马齿苋 45g，细辛 12g，五倍子 15g，桃仁 10g，甘草 10g。

【制法】取本方诸药加水 1000ml，包药煎煮 20 分钟，滤过，即得。

【功效】清热解毒，祛湿杀虫。用于寻常疣、扁平疣、尖锐湿疣。

【用法】先用热药熏洗，然后用温药液揉搓、湿敷患处，治疗扁平疣可用罨包疗法，同时用电吹风机加热，每日 1 次，每次 30 分钟，或将药液加入离子喷雾机中使用。

三、生发酊I

【组成】米诺地尔 20g，丙二醇 200ml，氮酮 20ml，丹参注射液 20ml，醋酸地塞米松 1g，乙醇加至 1000ml。

【制法】取米诺地尔加丙二醇中加热溶解，再加氮酮、丹参注射液、醋酸地塞米松、适量乙醇至 1000ml，搅匀，即得。

【功效】生发。用于斑秃、脱发症。

【用法】涂搽患处，每日 1～2 次。

四、止痒洗剂

【组成】黄柏 12g，大黄 15g，黄芩 9g，苍术 12g，蛇床子 15g，大风子 12g，苦参 15g，当归 15g，川芎 12g，肉苁蓉 15g，玄参 30g，冰片 3g。

【制法】取本方诸药，加水煎至 2000ml，冰片后下，滤过，取汁，即得。

【功效】清热祛风，止痒滋阴，养血润肤。用于老年皮肤瘙痒症。

【用法】温热药液外洗皮肤，每晚 1 次，连用 1 周为 1 个疗程。

五、加味皮炎洗剂

【组成】黄芩 10g，大黄 10g，金银花 10g，黄柏 10g，连翘 10g，苦参 20g，艾叶 15g，马齿苋 20g，蛇床子 15g。

【制法】取本方诸药，纱布包裹，加水 1000ml，煎煮，滤过，即得。

【功效】清热解毒，燥湿止痒。用于脓疱疮、传染性湿疹样皮炎、天疱疮等。

【用法】温洗患处，每日 2 次，每次 1 剂。

六、复方紫草油膏（一）

【组成】冰片 20g，紫草 50g，地榆 100g，氯霉素 20g，氧化锌 320g，植物油 1000g。

【制法】取冰片、紫草、地榆、氧化锌、氯霉素细粉，逐渐加入，熬制后降至 50℃，加入植物油，搅匀，即得。治疗带状疱疹可加入 2% 达克罗宁、2% 阿昔洛韦，用以抗病毒、止痛。

【功效】消炎收敛，润肤止痒。用于急性湿疹、过敏性皮炎、婴儿湿疹。也用于带状疱疹、传染性湿疹样皮炎等。

【用法】涂搽患处，每日 2 次。

七、复方紫草油膏（二）

【组成】紫草 65g，金银花 65g，白芷 65g，冰片 10g，蜂蜡 30g，植物油 1000ml。

【制法】药物入油，煎煮至药枯、去存油，再加入蜂蜡搅拌烊化，至冷搅匀即成。

【功效】清热解毒，凉血止痛。用于湿疹、皮炎、药疹、烫伤、溃疡等。

【用法】外搽，外包，油纱布条换药多种用法。

八、复方地榆油膏

【组成】胡黄连 100g，地榆 100g，氧化锌 280g，氯霉素 10g，冰片 20g，植物油 1000g。

【制法】先将植物油加热至 150℃，倾入容器中，降至 50℃，另取冰片加数滴乙醇研细，取胡黄连、氧化锌、氯霉素细粉，加入油中，搅匀，即得。

【功效】消炎，收敛，止痒。用于急性湿疹、过敏性皮炎、婴儿湿疹。也用于带状疱疹等。

【用法】涂搽患处，每日 2 次。治疗带状疱疹可加入 2% 达克罗宁、2% 阿昔洛韦，用以抗病毒、止痛。

九、苍花百樟酊

【组成】苍耳子 30g，红花、黄柏、苦楝子各 6g，苦参 15g，百部 9g，樟脑 10g，冰片、硫黄各 3g。

【制法】上药加入 75% 乙醇浸泡 1 个月后即可使用。

【功效】蚊虫叮咬皮炎：以苍花百樟酊涂搽后，痒感轻或止痒，被叮咬后引起的红斑、风团、丘疹和局部充血红肿逐渐减轻或消退。治愈后不留瘢痕，无色素沉着。

单纯糠疹（桃花癣）：白色糠疹或白色斑逐渐缩小，糠状鳞屑脱落。皮肤恢复正常皮色，不留任何瘢，无色素沉着。

【用法】用消毒棉签蘸配制好的苍花百樟酊涂搽患处。治蚊虫叮咬皮炎 2～3 次即可止痒，治白色糠疹每日 2～3 次，连用 5～15 日即愈。

【不良反应】有 1%～2% 的患者会出现潮红加重，并有轻微疼痛，不需要特殊处理。停药 1～2 日后即可缓解，继续用药仍然有效。无其他不良反应。

十、复方雷锁辛酊

【组成】酮康唑 2g，间苯二酚 1g，水杨酸 3g，蓖麻油 1g，二甲亚砜 5ml，75% 乙醇 100ml。

【制法】取酮康唑溶于二甲亚砜中，另取其他药物溶于乙醇中。

【功效】用于头部脂溢性皮炎。

十一、大黄地榆洗方

【组成】大黄 30g，地榆 30g，车前子 30g，黄柏 30g。

【制法】取本方诸药加水 1000ml，包药煎煮 20 分钟，滤过，即得。

【功效】清热解毒，收敛止痒。用于急性湿疹、皮炎糜烂渗出期、传染性湿疹样皮炎、足癣合并感染等其他糜烂渗出性皮肤病。

【用法】浸泡、沐浴、湿敷、罨包敷患处，每日 1～3 次。

十二、蛇床子七味洗方

【组成】蛇床子 15g，威灵仙 15g，当归尾 15g，土大黄 15g，苦参 15g，缩砂壳 10g，老葱头 7 根。

【制法】取本方诸药加水 1000ml，包药煎煮 20 分钟，滤过，即得。

【功效】清热解毒，收敛止痒。用于阴囊湿疹、外阴瘙痒、女阴溃疡。

【用法】先用热药液热熏洗患处，然后用温热药液浸泡、沐浴、湿敷患处。

十三、菊花四味洗方

【组成】野菊花 250g，花椒 120g，枯矾 60g，芒硝 250g。

【制法】取花椒加水 5000ml，煎煮 10 分钟，加野菊花微煎去渣，再加入枯矾、芒硝溶化。

【功效】清热解毒，杀虫止痒，消炎防腐。用于银屑病、皮肤瘙痒症、泛发性神经皮炎。

【用法】用温水稀释药液，沐浴，每日 1 次。

十四、除湿洗方

【组成】枯矾 15g，葛根 30g，苦参 15g。

【制法】取本方诸药加水 1000ml，包药煎煮 15 分钟，滤过，即得。

【功效】祛湿敛干，敛汗止痒。用于手足多汗症、腋部多汗、间擦疹等。

【用法】用温热药液浸泡、沐浴、湿敷患处，每日 1 次。

十五、重楼酊

【组成】冰片 20g，重楼 500g，60% 乙醇适量，达克罗宁 10g。

【制法】取重楼粗粉，加 60% 乙醇适量浸过药面，浸泡 7 天，压榨过后，加冰片、达克罗宁溶解，再加 60% 乙醇适量至药渣中，滤过，溶液相加混匀，制成 1000ml，即得，或可加 0.1% 地塞米松或 1% 氢化可的松。

【功效】清热解毒，杀虫止痒，消肿止痛。用于虫咬皮炎、桑毛虫皮炎、蜂蜇伤、隐翅虫皮炎等。

【用法】涂搽患处，每日数次。

十六、消斑酊

【组成】补骨脂 20g，白鲜皮 10g，骨碎补 10g，白蒺藜 5g，斑蝥虫 1g，菟丝子 15g，赤霉素 0.1g，乙醇 1000ml，二甲亚砜 400ml。

【制法】取本方诸药材粗粉加 75% 乙醇浸泡 1 周，压榨滤过取药液加 30% 二甲亚砜、赤霉素、乙醇至 1000ml，混匀，即得。

【功效】活血，祛风，消斑。用于白癜风、脱发症。

【用法】涂搽患处，每日 2 次。

十七、复方重楼软膏

【组成】重楼 50g，黄连 30g，雄黄 60g，琥珀 90g，明矾 90g，蜈蚣 20g。

【制法】取本方诸药研为细粉，过 100 目筛，混匀用麻油调成糊状，即得。

【功效】清热解毒，燥湿。用于带状疱疹。

【用法】用生理盐水清洗局部，并用灭菌棉球揩干，将药膏涂布在灭菌纱布上敷贴患处，胶布固定。每日敷药 1 次。

十八、黄连软膏

【组成】黄连粉 10g，凡士林 90g。

【制法】取黄连粉与凡士林调匀，即得。

【功效】清热解毒，消肿止痛。用于单纯疱疹、脓疱疮等感染性皮肤病。

【用法】直接外用或摊在纱布上贴敷。

十九、乐尔肤搽剂

【组成】苦参、蛇床子、重楼各 20g，黄柏、白鲜皮、地肤子、防风各 15g，川椒 10g，冰片、薄荷脑各 5g，二甲亚砜 200g，曲安奈德 0.5g，水杨酸 50g，丙二醇 50g，水溶性维生素 E 20g，乙醇 1000ml。

【制法】取苦参、蛇床子、重楼、黄柏、白鲜皮、地肤子、防风、川椒加乙醇 500ml 浸泡 1 周，过滤去渣，将水杨酸、薄荷加入乙醇中溶解，曲安奈德加入二甲亚砜溶解，与余药共同加入，溶解，最后加入乙醇至 1000ml 搅匀，即得。

【功效】用于局限性银屑病、神经性皮炎、慢性湿疹、皮肤淀粉样变、汗疱疹、皮肤瘙痒症等。

【用法】外用，每日 2 次。

二十、复方颠倒乳膏

【组成】大黄 100g，丹参 50g，野菊花 50g，百部 50g，升华硫 25g。基质 5 号，制成 1000g。

【制法】先将中药饮片水煎，过滤至 640g 做水相，或加中药颗粒剂化水。将水相和油相分别加热，搅拌升温至 80～85℃，将油相加入水相中乳化，加升华硫，持续搅拌至 35℃，即得。

【功效】清热泻火，凉血解毒，活血化瘀，杀虫祛脂。用于痤疮、脂溢性皮炎。

二十一、急性中药水配方

【组成】鲜马齿苋 500g，甘草 50g，黄连 40g，黄柏 50g，苦参 50g，野菊花 50g，金银花 50g，连翘 50g，白芷 40g，硼酸 50g。

【制法】马齿苋洗净后，黄柏、黄连、苦参、野菊花、金银花加水 2000ml，浸 1 小时，大火烧开，小火煎煮 20 分钟，去渣过滤加硼酸 50g，羟苯乙酯 1g，溶解后装袋，每袋 250ml。常温或冰箱保存。

【功效】清热解毒，收敛止痒。用于急性湿疹、皮炎、糜烂渗出期、接触性皮炎、激素脸。

【用法】浸泡、湿敷，罨包敷患处，另每日用药液搽洗患处 4～6 次。

二十二、解毒洗剂

【组成】白矾 6g，雄黄 6g，20% 黄柏水 100ml，甘油 10ml。

【功效】清热解毒，燥湿止痒。用于急性湿疹、接触性皮炎。

（摘自张之超、王振才《皮肤病外用制剂方》）

书　名	作　者	定　价
朱良春精方治验实录	朱建平	26.50
中医名家肿瘤证治精析	李济仁	29.50
李济仁痹证通论	李济仁等	29.50
国医大师验方秘方精选	张 勋等	29.50
杏林阐微：三代中医临证心得家传	关 松	29.50
脉法捷要：带您回归正统脉法之路	刘建立	26.50
药性琐谈：本草习性精研笔记	江海涛	29.50
伤寒琐论：正邪相争话伤寒	江海涛	29.50
医方拾遗：一位基层中医师的临床经验	田丰辉	26.50
深层针灸：四十年针灸临证实录	毛振玉	26.50
杏林心语：一位中医骨伤医师的临证心得	王家祥	26.50
医术推求：用药如用兵杂感	吴生雄	29.50
杏林发微：杂案验案体悟随笔	余泽运	29.50
杏林碎金录：30年皮外科秘典真传	徐 书	29.50
医海存真：医海之水源于泉	许太海	29.50
医门微言：凤翅堂中医稿（第一辑）	樊正阳	29.50
医门微言：凤翅堂中医稿（第二辑）	樊正阳	29.50
医门凿眼：心法真传与治验录	樊正阳	29.50
医门锁钥：《伤寒论》方证探要	樊正阳	29.50
病因赋白话讲记	曾培杰等	18.00
岭南药王	曾培杰等	18.00
伤精病象因	曾培杰等	22.00
四君子	曾培杰等	22.00
杏林访师记	曾培杰等	22.00

书　名	作　者	定　价
针客	曾培杰等	22.00
醉花窗	曾培杰等	22.00
中医擂台	曾培杰等	28.00
芍药先生	曾培杰等	28.00
拍案叫绝	曾培杰等	25.00
悬壶杂记	唐伟华	29.50

中医要练童子功

书　名	作　者	定　价
汤头不忘歌	徐慧艳，周羚	29.80
四诊不忘歌	徐慧艳，周羚	29.80
本草不忘歌	徐慧艳，孙志文	29.80
针灸不忘歌	徐慧艳，周羚	29.80
运气推算歌	王文静，徐慧艳，孙志文	29.80
仲景方使用手册	周羚，王冠一，孙志文	29.80

古中医传承丛书

书　名	作　者	定　价
四圣心源	黄元御	19.80
圆运动的古中医学	彭子益 著，陈余粮 校	38.00
系统的古中医学	彭子益 著，陈余粮 校	33.00
古中医脉法精要	陈余粮	58.00

经方系列

书　名	作　者	定　价
经方讲习录	张庆军	48.00
打开经方这扇门	张庆军	45.00

幸福中医文库系列		
书　　名	作　者	定　价
用药秘传	王幸福	58.00
医方悬解	王幸福	58.00
医境探秘	张　博	49.00
医案春秋	张　博	58.00
医海一舟	巩和平	45.00
临证实录：侍诊三年，胜读万卷书	张　光	49.00
书　　名	作　者	定　价
医灯续传	王幸福	45.00
杏林薪传	王幸福	35.00
杏林求真	王幸福	35.00
用药传奇	王幸福	35.00
临证传奇1——中医消化病实战巡讲录	王幸福	35.00
临证传奇2——留香阁医案集	王幸福	35.00
临证传奇3——留香阁医话集	王幸福	35.00

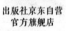